健康福祉产业融合创新发展的对策研究

齐 平 著

中国财经出版传媒集团

经济科学出版社
Economic Science Press

图书在版编目（CIP）数据

健康福祉产业融合创新发展的对策研究/齐平著．
--北京：经济科学出版社，2022.11
ISBN 978-7-5218-4366-8

Ⅰ.①健…　Ⅱ.①齐…　Ⅲ.①医疗保健事业-产业发展-研究-中国　Ⅳ.①R199.2

中国版本图书馆 CIP 数据核字（2022）第 223961 号

责任编辑：李晓杰
责任校对：靳玉环
责任印制：张佳裕

健康福祉产业融合创新发展的对策研究
齐　平　著
经济科学出版社出版、发行　新华书店经销
社址：北京市海淀区阜成路甲 28 号　邮编：100142
经济科学出版社电话：010-88191645　发行部电话：010-88191522
网址：www.esp.com.cn
电子邮箱：lxj8623160@163.com
天猫网店：经济科学出版社旗舰店
网址：http://jjkxcbs.tmall.com
北京密兴印刷有限公司印装
710×1000　16 开　18.5 印张　350000 字
2022 年 12 月第 1 版　2022 年 12 月第 1 次印刷
ISBN 978-7-5218-4366-8　定价：78.00 元
（图书出现印装问题，本社负责调换。电话：010-88191510）

本书是中国工程科技发展战略吉林研究院咨询研究项目“基于中医药产教融合构建吉林省健康福祉产业体系战略研究”子课题“吉林省健康福祉产业融合创新发展的对策研究”（项目编号：JL2020 - 005 - 05）的成果。

本书是吉林省统计局重大课题研究课题“吉林省医药健康产业高质量发展与策略研究”（项目编号：RTXMGL2022003 - 1）的成果。

序

党的二十大报告中提出："中国共产党的中心任务就是团结带领全国各族人民全面建成社会主义现代化强国、实现第二个百年奋斗目标，以中国式现代化全面推进中华民族伟大复兴。"实现党的中心任务需要依靠人民，坚持人民至上，增进民生福祉，提高人民生活品质，不仅是中国式现代化的现实反映，更是全面推进中华民族伟大复兴的重要依托。

健康是一个人最大的财富，人民健康是民族昌盛和国家强盛的重要标志。健康问题与增进民生福祉、提高人民生活品质紧密相连。同时，健康福祉也是人民最关心、最现实、最直接的利益之一，对能否实现全面建成社会主义现代化强国、实现第二个百年奋斗目标，以中国式现代化全面推进中华民族伟大复兴具有极为重要的意义。

当今世界处于百年未有之大变局，新技术、新业态不断涌现。全球新冠疫情的蔓延，不仅深刻地改变了人们的生活，更重塑了全社会的健康观念。在全民大健康意识形成与不断发展的背景下，全社会健康理念由以"治病"为中心，逐步转向覆盖人生发展全阶段的以"健康需求"为中心。新时代与新背景为我们留下了一个亟待解决的重要命题——如何通过满足人民群众日益增长的差异化健康需求，在保障人民健康的同时能够更好地助力中华民族伟大复兴。

作为一个具有悠久历史与传统的医药大国，中国具有丰富的中医药资源。随着国家整体科技创新水平的发展与进步，技术创新在健康领域的应用越来越广泛。有鉴于此，解决上述时代命题，需要结合中国实际，探索出一条极具中国特色的人民健康发展之路。传承与守正创新，则是能否实现这一目标的重中之重。这既需要融入发展理念中，又需要由理念转向实践的现实路径。这条现实路径，不仅需要兼顾传承与守正创新的效率，更应注重传承与守正创新的辐射范围。

健康福祉产业融合创新发展，是“传承与守正创新”发展理念结合实际的生动再现，它具备了涵盖人民健康领域全发展阶段以及与其他产业相互融合的突出特征。这两个特征，决定了健康福祉产业融合创新发展能够产生带动社会其他领域发展的辐射效应，能够在满足人民群众日益增长的差异化健康需求、保障人民健康的同时，涌现出驱动高质量发展的新力量，从而助力实现中华民族伟大复兴的目标。健康福祉产业融合创新发展，是探索中国特色人民健康发展之路回应时代命题的现实选择。

在党的二十大报告中，以习近平同志为核心的党中央审时度势，高度重视“健康中国”建设，将保障人民健康放在优先发展的战略位置，完善人民健康促进政策。本书通过聚焦健康福祉产业创新融合发展这一关键问题，在理论层面，进一步丰富了新时代人民健康领域的研究内容，力图为新时代人民健康事业发展模式与路径探索提供有益借鉴与启示。在实践层面上，通过提出健康福祉产业创新融合发展的对策，力求为各地人民健康事业面临的问题提供新思路与新模式。中国的发展离不开世界，推动构建人类命运共同体不仅是中国式现代化的本质要求，更是世界各国人民的前途所在。中华医药文化通过参与构建人类卫生健康共同体走向世界舞台是时代所需，而实现这一目标离不开健康福祉产业融合创新发展。本书在提出健康福祉产业创新融合发展对策的同时，以面向未来的视角对健康福祉产业融合创新发展方向进行了展望与思考。这些展望与思考，希望能为中华医药文化走向世界舞台探寻新方向、新路径，为进一步弘扬中华医药文化奠定良好的物质基础与环境氛围。

高质量发展是全面建设社会主义现代化国家的首要任务，健康福祉产业承担着持续服务社会经济高质量发展的时代重任。本书对健康福祉产业创新融合发展的关键因素、内在机制、发展前景、关联效应进行了深入分析，也为相关部门出台推动经济社会高质量发展的针对性举措提供了科学可靠的决策支持。

全小林

2022年11月

前　言

健康是人民的基本需求，是人民群众日益增长的美好生活需要的重要内容。党的二十大报告明确指出："江山就是人民，人民就是江山。""要推进健康中国建设，把保障人民健康放在优先发展的战略位置。""增进民生福祉，提高人民生活品质。"健康福祉产业必须跟进时代发展所需，实现融合创新发展。从整体来看，我国发展健康福祉产业的资源环境优越，基础条件比较完备，具有良好的发展前景。健康福祉产业市场空间巨大，可持续性强，产业关联度高，是供给侧结构性改革的重要内容。把握健康福祉产业的发展机遇，以健康福祉产业引领我国经济创新转型发展已成为势在必行的战略措施。大力发展健康福祉产业是立足国情，着眼未来，顺应历史，顺应民意而实施的民生战略、发展战略、长远战略。

本书从全局出发，分析我国健康福祉产业融合创新发展的整体框架，探索健康福祉产业融合发展的模式与路径，结合实际为产教融合推动健康福祉产业创新发展设计相应的保障机制，同时运用大数据智能化等分析手段，针对健康福祉产业的发展趋势与未来业态，以吉林省为例进行科学预测，在此基础上结合产业融合模式、实现路径与保障机制，创新性地为我国健康福祉产业未来发展提供前瞻性建议与未来思考，将会对社会经济发展产生深远影响。

本书具体从以下几方面展开研究：第一，健康福祉产业融合发展的模式与路径分析。阐述健康福祉产业融合发展的理论基础，结合国内健康福祉产业发展的具体情况，分析其驱动因素，明晰健康福祉产业融合发展的作用机制。在此基础上，结合健康福祉产业融合发展亟待解决的关键问题，为健康福祉产业融合发展提供科学合理的模式，给出切实可行的路径。第二，构建产教融合推动吉林省健康福祉产业创新发展的保障机制。分析国内外医药健康产业发展趋势，从政策保障、法治保障、人才培养与人才流动保障、科技创新激励、风险防控等方面，进行健康福祉产业体系运行机制设计，最终为产教融合的人才培养与流动系统、科技研发与创新系统以及产业发展系统的良好运行提供制度保障，形成有利于产教融合推动健康福祉产业创新发展的制度环境。第三，以吉林省为例对健康福祉产业发展进行预测分析。从产业经济学的视角切入，选择吉林省为研究案例并对其健康福祉产业的发展态势进行深入分析，对健康福祉产业中的细分产业进行实证研究，形成吉林省健康福祉产业发展前景预测。在此基础上，剖解吉林省健康福祉产业发展的关联效应，从产品、技术、劳务几方面对前后向效应进行分析，阐释健康福祉产业发展对吉林省的战略意义。第四，提出健康福祉产业融合创新发展的对策建议。结合前述理论与实证分析得出的研究结论，从政府、企业、社会三个方面为我国健康福祉产业融合创新发展贡献相应的对策建议，并从智能化健康服务体系、共享型健康福祉产业、整体健康观、数字产业发展与安全保障等角度，前瞻性地提出健康福祉产业融合创新发展的思考，为未来我国健康福祉产业高质量发展的思路做出重要补充。

本书基本实现了以下目标：第一，助力实现健康福祉产业内部以及健康福祉产业与其他相关产业间的融合发展，更好地发挥健康福祉产业的自然资源和市场空间优势，弥补技术创新缺乏与市场经验不足的缺陷，进而提升我国健康福祉产业竞争力，实现高质量发展。通过详细的科学论证促进健康福祉产业与其他相关产业的融合，增强社会经济的可持续发展能力。第二，通过构建产教融合推动健康福祉产业发展的保障机制，形成有利于中医药传统产业转型升级、鼓励新兴服务业创新发展的产业政策导向，形成有利于人才培养与流动、科技创新与进步的组织文化环境，形成有利于健康福祉产业发展和风险防控的社会经济环境。进而有效提升健康福祉产业人才储备及人才质量，增强企业经济效益与产业生命力，为健康福祉产业融合创新发展保驾护航。第三，通过分析及预测健康福祉产业的发展前景，多角度为我国健康福祉产业融合创新发展贡献相应的对策建议与未来思考，推进健康福祉产业体制机制创新，推动健康福祉产业快速成长，开拓市场空间，促进健康福祉产业创新发展，同时形成产业成长的外部辐射效应，对经济转型、社会发展、健康文化普及产生良好的社会效益。

2022 年 11 月

目 录 Contents

第一部分　健康福祉产业融合发展的模式与路径分析

第二部分　构建产教融合推动健康福祉产业创新发展的保障机制

第四部分　健康福祉产业融合创新发展的对策建议

第一部分

健康福祉产业融合发展的模式与路径分析

第一章

健康福祉产业发展的理论基础

第一节 相关概念辨析及理论阐释

一、健康福祉产业内涵及分类

从疾病发展的规律上看，人类的一生大致可以分为未病、已病、末病三个阶段。为了应对这一挑战，“三养”，即养生保健、健康养老和疾病康复的概念应运而生，这也是健康福祉产业的关键所在。“养育和呵护”贯穿着人的一生，人类从婴幼儿期开始，一直成长到青年期，都离不开养育与陪伴；从成家立业、生儿育女，一直到幸福养老，都离不开呵护与关怀。由此不难看出，人类的整个生命周期都与健康福祉产业密切相关，每个人的一生都需要各种健康服务。这种服务不仅包括基本的医疗服务，还包括更加高层次、多样化、全方位的健康管理与促进等服务，健康福祉产业对提升居民健康水平至关重要，健康福祉产业的融合发展有助于人民健康需求得到更好的满足。关于健康产业的概念与内涵可以从三个方面理解：

一是产业链角度。如医疗产业，可以理解为凡是以能够促进个人健康为目的而形成的产业都可以称为健康产业。医疗产品的生产销售、健康服务产业等产业链都属于健康产业范畴。因此，健康产业是一个宏观概念，涵盖医疗物资和器械生产、健康保险服务和健康人才教育等方面，是一种综合产业体系，是由众多与健康直接关联的子产业联合构成的产业链条。这条产业链的前端由一些“未病先防”的产业组成，包括健康体检等；产业链的中端则由治疗疾病的相关产业组成，如医疗服务、药品和医疗器械等产业；产业链的末端则由健身和养生保健等能够促进个人健康的相关产业构成。吕岩（2011）也有着相似的看法，他指出卫生健康产业主要由制造产业和服务产业所构成，如中国传统的中医药制造业和保健品制造业，此外还有以医疗服务业和健康保险业等为代表的健康服务业，以上产业共同组成了一个较为完整的产业体系，包含了健康管理与促进、疾病治疗与康复等多个领域。苏汝劼等（2018）从健康产业提供的产品和服务出发，结合其在产业链上所处的位置，并通过向上下游拓展延伸，分析其上下游相关产业，如药品研发、医用设备生产、健康人才的培养等，以此来判定健康产业的范围。

二是传统产业划分的视角。宫洁丽等（2011）将卫生健康产业看作多个子行业的统称，其中包括各种与人类健康相关的研发生产与服务提供等行业。根据范月蕾等（2017）的观点，所有与健康相关的制造业以及服务业均属于健康产业的范畴。其中，以药品、保健品的研发制造产业以及医疗服务产业最为典型。根据张车伟（2018）的观点，健康产业以健康服务业及相关部门为基础，同时还涉及药品、医疗器械等健康制造产业，他还提出健康产业在发展过程中会与其他产业不断融合，创造出健康产业全新的业态与模式，进而满足人们全方位的健康需求。

三是消费者需求视角。王晓迪等（2012）提出，健康产业就是指可以生产健康有关的商品或提供服务的产业，而这个行业以保障和促进健康以及疾病防治为主要目的，主要包括两种，分别为健康相关领域和卫生专业领域；他们认为对健康产业进行概念界定要始终坚持以人为本的服务宗旨，进而分析健康产业所提供的产品或服务模式。张俊祥等（2011）认为，健康行业由常规健康业务与非医学性健康业务所组成，涵盖了四个主要子领域，分别为健康、药物、保健品以及健康教育业务，这四个产业群体构成现代健康行业的基础。

根据王之虹教授提出的健康福祉产业的内涵，将健康福祉产业按照以下分类方法进行划分：

（1）健康福祉产业是生命全周期产业，涵盖了人类从出生到终老的全过程，是对人整个生命周期的全方位护理，为处于人生各个阶段的不同服务对象提供健康服务。健康福祉产业可以分为：生命孕育期健康福祉产业、儿童健康福祉产业、青壮年健康福祉产业、老年健康福祉产业以及生命结束期福祉产业。

（2）健康福祉产业是健康全领域产业，具体涉及：遗传因素、环境因素、生活条件、生活方式、生活品位、精神生活等领域。

（3）健康福祉产业是生活全过程产业，贯穿着人的生活的全部内容，如穿衣、饮食、居住、出行等各方面。

（4）健康福祉产业是生产全方位产业，具体包括以下几个方面。新产业：健康福祉产业（健康管理、服务、介护、儿童、妇女、老年、残障等）。新业态：社区、居家、机构养老养生等。新模式：四季养生、候鸟式养老、连锁会员制等。新技术：无创技术、智能化、云服务、新能源等。

（5）健康福祉产业是社会全覆盖产业，具体包括以下几个方面。政：政策调控。学：人才培养。研：产品研发。产：产品生产。用：满足需求（弱势群体）。

二、健康福祉产业融合发展的理论阐释

（一）产业融合理论的提出与发展

20 世纪 70 年代，伴随着信息化时代的到来，电信和媒体这些最早应用计算机技术的一些领域逐渐出现了融合的迹象，并受到越来越多的关注。学术界对这一前所未有的经济现象展开了研究，讨论应该从什么角度以及如何对产业与产业间的这一经济现象进行定义与理解。

罗森伯格（Nathan Rosenberg，1963）在他关于美国机床行业发展的研究中发现，一个新的机械行业的产生，常常出现在相同的钻探技术标准被应用于不同行业之后。因此罗森伯格就把这些公司在大规模制造中，采用共同标准的过程叫作“技术融合”。产业融合概念最早应用于信息技术相关产业之间的整合。当时具有技术优势的公司（如苹果等）也先后对即将到来的产业融合进行了描述与构想，它们认为随着计算机和通信技术不断发展壮大，该领域将不断向数字化转型，而技术公司就可以增加新的产品种类和功能。当时的很多独立产业如计算机和媒体产业也不断进行融合，产业间边界变得越来越模糊。内格罗蓬特（Negroponte，1978）使用三圈理论将出版行业、广播电视行业和计算机行业的技术融合进行说明，论证了在三圈交叉处的产业融合现象，也预示着产业新业态的出现。而 1997 年，欧洲委员会发布的“绿皮书”指出，互联网技术、市场和产业联合已经形成了产业融合大趋势。小野良太和青木久美子（Ono Ryota & Aoki Kumiko，1998）通过对美国和欧盟等针对互联网发展的政策进行研究，建立三维坐标模型对产业融合进行了深入研究。互联网和信息化水平的快速提高，使产业融合在更广阔的范围内发挥着重要作用，也促进了更多产业融合现象发生。

从那时起，关于产业融合的学术研究范围与所涉及的产业领域不断在扩大。产业融合被认为是一种不仅发生在信息产业，而且也会发生在其他部门的经济现象。根据植草益（Masu Uekusa，2001）的说法，限制因素的放宽减少了行业和部门之间的沟通障碍和壁垒，技术进步促进了不同部门企业之间的竞争，从而促

进了产业融合。对于信息和通信技术部门之外的其他行业，技术发展和由此产生的产业融合的影响也同样显著，尤其是制造业和金融保险等相关产业的融合程度不断提高。周振华（2003）认为，产业融合可以看作是传统产业边界的逐渐模糊，不同部门之间通过竞争和协同作用衍生出新的关系，从而产生巨大的经济影响。岭言（2001）和卢东斌（2001）选择了高新技术产业和传统产业作为研究对象，认为高新技术产业与传统产业的融合对促进产业融合发展具有重要作用。跨部门的协同作用通过创造新的业务，促进若干部门的融合从而激发新的活力和动力，进而产生新的产品或模式。格林斯坦和卡纳（Greenstein S.，Khanna T.，1997）基于工业变动的视角发现，工业融合实质上是工业界限的变化，即与工业发展相适应的工业界限的模糊或消失。有很多学者也有相类似的观点，如琳德（Lind J.，2005）经过研究发现，工业融合可以理解为工业界限的再次划分。琳德认为，工业界限会随着技术的变革而不断变化，这就产生了工业融合的现象。马健（2002）则把工业融合定义为由于科学技术进步和管理放松而引起的工业界限的模糊或者再次划分。随着工业融合发展的进一步扩展，在工业界限的交汇处往往就会产生融合的经济现象。初始行业的技术性能与市场特征都会随着科技的发展而变化，由此带来公司内部运行机制的改变。越来越多的人开始展开关于产业融合的进一步研究，从信息技术相关的产业部门逐渐延伸到其他领域，并对融合过程中出现的问题进行了概述。马尔霍特玛（Malhotma A.，2001）认为，产业融合实质上是不同企业之间功能与制度的整合。其中，功能整合是指具有关联性的产业或部门所生产的产品具有互补性和可替换性；机构融合是指在研发生产与销售的过程中，产业与产业之间所产生的相关联系。根据施蒂格利兹（Stieglitz N.，2003）的说法，产业融合分为技术趋同和产业趋同。技术趋同是指使用相同的技术来生产不同的产品或服务，而产业趋同是指使用不同的生产技术来生产类似的产品或服务。

总的来说，产业融合是一个动态的过程。这意味着不同产业部门之间以及同一产业的不同部门之间不断相互影响和渗透，逐渐形成新的产业特征或产业形态。这在很大程度上又促进了产业的变革和生产的发展。产业一体化是经济全球化和经济竞争力提高的结果，对各个产业部门的创新、转型、结构调整和技术进步非常有利。产业融合已成为当今社会的常态。健康福祉产业内部各子产业不断融合发展涌现出新兴的业态，是典型的“产业融合”。通过将某一产业的一些元素如产品、服务加入至另一产业中，实现两个产业的融合。产业融合是经济高质量发展大背景下现代产业发展的一个重要趋势，这对两个产业的发展都有着极大的促进作用，这既是健康福祉产业不断发展的动力，又为产业发展持续注入活力，为健康产业可持续性发展做出贡献。以上通过对产业融合理论的全面分析，更加明晰了健康福祉产业的发展机制，这有助于我们更全面、更系统地分析健康福祉产业的各领域，为健康福祉产业融合创新发展提出建议。

（二）产业融合发展的相关理论

1. 产业创新理论

一是产业结构演变趋势理论。“配第—克拉克”定理，是由17世纪的英格兰经济学家威廉·配第首先明确提出的，他经过深入研究后发现，随着资本主义市场经济的发展，过去生产中的有形物质性商品，逐步转化为无形服务型商品，这揭示了产业结构演变的一个重要规律，是经济学研究上的一个重大突破。克拉克（Clark J. M.，1940）进一步完善和发展了这一理论。他将所有经济活动细分为第一、第二和第三产业，同时为产业结构的发展构建了一个完整而系统的理论框架。这一理论后来被西蒙—库兹涅茨（Simon Kuznets，1955）深入研究，他提出经济增长与产业结构的变化密切相关。

如今，发达国家的主导产业已经从传统产业转向现代服务业，这是由产业结构变化所引起的经济结构的变化，体现了产业结构理论。健康福祉产业是当下及未来经济社会中的重要产业，该产业近年来已经展现出日益增长的活力，未来还会有巨大的发展潜力。从这个角度看，传统产业可以在健康福祉产业融合发展的过程中找到新的突破口，利用产业融合发展为不同行业的发展注入动力，增加其在产业结构中的份额，从而促进产业结构的调整。

二是产业布局比较优势理论。20世纪30年代初，贝尔蒂尔—奥林对生产要素之间的关系进行研究并提出了相关理论，即在不同的生产领域或地区之间，会出现比较优势，因为这些区域之间的要素供应存在巨大差异，而且生产每种产品都需要其独有的生产要素配比，这些都是区域之间比较优势产生的原因。例如，各地对健康福祉产业融合发展的侧重点有所不同，只有通过每个地方独特的优势生产要素（如中医药种植或旅游资源优势）的有效投入，并在此基础上进行创新，发展独具特色的健康福祉产业融合发展路径，才能使产业的优势得到最大效应的发挥。对于健康福祉产业而言，这是同时具备社会效应和经济效应的重要产业，吉林省应当结合自身生产优势，推动吉林省健康福祉产业融合创新发展，促进吉林省经济高质量发展；同时保障民生福祉，维护社会的和谐与稳定。

三是产业创新系统理论。基于产业创新系统理论，我们在研究产业创新的相关问题时，有了可供参考的分析思路。许多研究者对产业创新进行了大量的实证研究，对于特定领域的创新也有很多可供借鉴的定性和定量的研究方法。健康福祉产业及其创新体系是一个较为新颖的研究课题，与其他产业的创新体系相比，健康福祉产业具有很多独有的重要特征。对于健康福祉产业这样一个复杂的系统，必须结合健康福祉产业的特点，明确如何建立产业创新体系，系统分析健康福祉产业与其他产业相比的特殊性和意义，同时结合吉林省健康福祉产业的基础和发展现状，明确健康福祉产业发展的动力机制和特点，以便更好地剖析健康福祉产业融合发展与产业创新体系建立之间的内在逻辑关系，进而更好地研究健康福祉产业融合发展的相关问题。

2. 产业协同理论

一是从无序走向有序。首先提出协同学理论的是美国物理学家哈肯，通过深入研究，哈肯首先提出了协同性的概念，即：协同特性是在复杂多变的开放系统内各子系统间相互彼此渗透，并不断地协同发挥的作用特性。在这个过程中，竞争与合作共同决定着系统内各子系统逐渐由不规则到规则、由无序到有序的发展进程。

二是组织与自组织。熵的概念是在协同效应中引入的，用来衡量一个系统的不规则程度——系统越混乱，不规则程度越大，因此熵也越大。当一个系统脱离平衡和规则状态时，就引入协同学来研究组织与自组织的关系。协同学通过将系统内部的耦合与相互作用作为研究对象，发现混沌状态和萌芽状态会产生有序性的功能。当物质和能量与外部环境进行交换时，有序的结构和功能得以维持。为了实现高度一致和共同运作的目的，许多子系统不断竞争和合作，从而形成了自发的有序结构。在这种情况下，不存在外部力量的控制。

3. 产业关联理论

产业关联理论从中观的视角来研究一个地区产业之间的质量关联和数量关系。尤其是对产业之间投入和产出关系的研究。产业关联的理论有很长的历史，而威廉·配第等指出各个企业单位的产品中有交叉关系，并把产品看作一种循环流，弗朗斯瓦·魁奈（Francois Quesnay，1758）提出的再生产理论是对前者观点的进一步延伸与讨论。瓦拉斯（Walras，1874）在价格调节机制的基础上，提出了经济系统的一般均衡理论。随后，里昂惕夫（Leontief，1951，1953）将国民经济列入研究对象，从经济发展角度分析消费、投资、政府转移支付等影响国民收入水平的因素以及这些影响因素对国民收入水平产生了怎样的影响。并且，他还通过使用消费系数、工资系数和归纳系数来分析一个产业或部门的内部因素变化对其他产业或部门的影响。里昂惕夫的中间消费思想，分析了不同部门之间的技术和经济联系，其中的投入产出理论可以从各产业的发展方向、类型以及特点等方面进行分析。具体情况如下：

从产业关联的方向来看，可以分为前向关联和后向关联。前向关联是指，当一个产业的产出、产值、技术水平等发生变化时，会引发与这些产业前向关联的产业的变化，从而产生新的技术或产业模式等。后向关联是指一个行业的产出、产值和技术的变化会引起与该产业或行业后向关联的产业或行业相应的变化。

另外，生产关系还可按照行业内不同的发展方式和性质加以区分，一般包括单行关系和多向循环关系。二者都是在行业领域内，先行产品和后继部门之间的供需关系。不同的是，在单行联络中，先行企业单位不再对后继产业组织的产品发生需求；但在多向联络中，先行企业组织单位对后继产业组织的产品仍存在需求。

第二节 健康福祉产业融合发展的驱动因素

一、内生驱动因素

（一）技术创新

健康福祉领域要想真正实现融合发展，就需要时刻把创新这一重要的内生驱动力放在首位。利用技术将替代性或关联性强的科技或工艺融入其他行业中，转变原有行业的工艺演进路径，从而将行业的成本函数改变，实现了产业融合的内生驱动。与此同时，生物科技及医学上的进步也改变了市场的需求总量和需求结构，为市场创造了新的需求空间，也为健康福祉产业间的相互融合创造了条件。

技术创新始于不同产业间在技术、工艺上的渗透与融合，使产业的边界逐渐模糊，最终实现产业融合。

20 世纪 90 年代开始，工业融合成为世界工业发展的主要浪潮。主要因素就是在各个领域的创新，包括信息通信和计算机技术的日趋成熟与完善，是所有创新科技融合的催化剂与黏合剂。电子信息产业发展成为新的产业，近年来正以每年 30% 的增长速度发展。技术革命带来的科技整合开始深入所有领域，引发了产业的大整合。创新与技术整合成为当今行业整合发展的推动力。以创新与技术整合为背景的行业整合，是对中国传统产业结构的根本性改造，是中国新工业化革命的历史性标志，是行业规模增长与经济效益提升的新动力。科学技术的快速成长，是人类健康福祉领域与其他行业结合的内在驱动，也深刻地影响了行业整合的深度与广度。伴随着技术的迅猛发展，创新也向不同领域快速扩散。生物技术、信息化、物联网正在逐渐向智能医疗、科技生活和健康保障行业蔓延。在

“互联网+”的大背景下，各种领域交融的程度与数量不断增加，领域内渗透交融的步伐也在不断加速，在当前技术环境下，其他实力强大的产业与健康福祉产业的融合程度更加紧密，融合效果也更为出色。

（二）需求增长

需求增长也是卫生和福祉行业融合的重要推动力。在世界经济增速减缓的大环境下，全球人口正面临着环境污染、疾病防控以及极端天气频发等问题，人们的健康意识逐渐增强，对健康产业的相关产品及服务的需求量也达到了前所未有的程度，这也促进了传统健康产业的转型升级，加速了产业融合发展的进度。健康产业的发展前景广阔，是全球性的朝阳产业。与发达国家相比，我国的卫生行业起步较晚，但由于人口基数和经济体量规模较大，加之目前政府部门将“中国经济发展”列入国家发展规划，卫生行业的发展空间仍很大。随着国民生活质量的提升，民众对健康的要求不再停留在“生病求医”层面，而是越来越关注怎样通过生活护理与慢性病防控提升健康水平。特别是当前中国面对着老龄化的巨大问题，人们对健康福祉产业的综合要求也在逐步提高。在《全民健身计划（2021～2025）》和《“健康中国2030”规划纲要》等计划指南的支撑下，健康福祉产业有着巨大的成长机遇。通过行业整合的企业能够保持更高的增长率，从价值创造方面提升企业质量，推动产业结构转型，以此推动体育产业与健康行业的整合提升。老人的基本消费需要也变得越来越重要，包括家庭生活、医疗、体育锻炼、交通、文化娱乐、游览、社会活动、心理咨询、通信、金融服务、社会保险等方面。由于受计生政策的影响，现在的家庭经济结构已经难以承受传统家庭赡养模式下的巨大赡养压力，而空巢老人和留守老年人数量正迅速增加，并越来越成为社会常态，要改善老人目前的基本生存条件，“社会养老”就至关重要。需求的变动促使产业间的边界逐渐模糊，此时应抓住机遇，积极培育新型养老产业，积极推进养老产业和健康福祉产业链的融合。

（三）劳动者素质提高

劳动力通常是指人的劳动能力，即蕴藏在人体中的脑力和体力的总和。通过提升劳动力整体素质可以全面吸纳和集成其他因素，从而提升劳动生产率，为经济社会建设增添更大动力、带来更大经济效益。一般来说，劳动力基本素质是指劳动力参与社会活动中的基本素质，包括劳动力经过社会训练与工作实践所掌握的基本知识和能力，具体内容包括以下8个方面。（1）基础知识：指职工学习的基础知识以及所处行业范围内学习的系统性基础知识；（2）专业技术知识：工人进行职业活动时必须具备的基本技术和能力，是评价劳动力从业资历和职业能力水平的主要尺度；（3）中国传统的人文素质：在所处的历史文化背景下，人们产生的对事物最朴素而内在、稳定的认识与了解；（4）职业道德：从事职务行为所需要的道德规范和标准，体现了员工对公司所承担的基本职责和义务；（5）创新：在利用已有科学知识与技术的基础上，继续创造产生文化、社会、环境意义的新观念和新技术，使这个国家保持生命力和发展的动力；（6）发展潜力：指劳动者隐藏在内的、不被发挥的经济潜力；（7）良好的身体素质：是指劳动者各方面人体功能的外在组合体现，如力量、耐心、速度、敏捷等基本人体功能，是判断一个人健康与否、健康状态好坏的重要基础；（8）良好的心理品质：指劳动者在劳动实践中，由于主客观双方的相互影响而逐步形成的内在心灵体验、意识和方式变化，如心态、品质和性情等内在方面，很大程度地改变着劳动者的做事方式、抗压能力，及其管理关系的方式。由此可见，劳动力素质不仅会影响劳动力本人的工作绩效和能力发挥，同时会影响到所属公司的收益规模以及人力资源作用能否合理利用等情况。

二、外生驱动因素

（一）管理创新

据彼得·德鲁克（Peter Drucker）指出，基于伙伴关系的公司关系是组织成长的关键力量。形成战略联合与跨行业投资能够推动产业融合，提高科技研发效率，减少行业生产成本，进而推动行业融合。健康领域主要为服务业，服务是所有生命体必不可少的一项活动，管理创新也是服务制造流程中的关键驱动力。除技术创新的政策之外，企业的技术创新无疑成为了行业成长的重要驱动。管理技术创新表现在公司组织与企业内部。就公司本身而言，在行业融合进程中，面临创新的需要，健康的公司需要兼顾既有业务和新兴业务的平衡，通过新的架构产生成长动能。而在公司内部，通过形成战略联合和跨行业合并，则能够释放公司成长的动能。目前广泛应用于车辆、电子信息、飞机等产业，通过形成策略同盟、跨行业兼并等方法获得发展动力。

（二）政府政策引导

健康问题一直是人们关注的重点，在我国“以人为本”的发展理念中，人民的健康状况是社会和谐发展的重要前提条件，也是建设中国特色社会主义现代化最重要的指标之一。最初，人们对健康的追求仅停留在“不生病”的低级层次。由于市场的发达和生活品质的提高，市民对健康的要求层次逐渐升级，这促进了健康消费结构的不断优化，心理健康、保健产品、健康旅游越来越受到人们的关注。人们的健康消费从“治病”向“保健、预防、健身”等多方向扩展，健康产业因此迎来了发展良机。

从产业政策的角度看，国务院办公厅、国家卫生健康委员会等相关部门不断出台政策文件，明确了健康产业未来的发展方向，积极推动健康产业、旅游产业以及体育产业的融合发展。2013 年 9 月，国务院印发《关于促进健康服务业发展的若干意见》，总结出应大力发展医疗产业、加快发展健康养老机构、积极发展健康保险等多项主要任务，并提出放宽市场准入、优化投融资引导政策，以及完善健康服务法规标准和监管等多项措施①，这对加快发展健康服务业，提升全民健康素质有着重要意义。2017 年党的十九大报告明确提出，实施健康中国战略，要完善国民健康政策，为人民群众提供全方位全周期健康服务。2019 年 9 月，国家发展和改革委员会、科技部、教育部等 21 部门联合制定印发了《促进健康产业高质量发展行动纲要（2019—2022 年）》（下文简称《行动纲要》）。《行动纲要》中指出，深化健康产业跨界融合，改造升级传统业态，壮大新业态，延长产业链，提高健康产业集聚效应和辐射能力，如推动健康旅游发展、推进国家中医药健康旅游示范区（基地）建设等。② 党和政府始终高度重视人民健康，本着人民生命至上的原则，带领全国人民有力抗击新冠疫情，有效保护人民的生命安全和身体健康。2022 年 5 月 20 日，国务院办公厅印发《“十四五”国民健康规划》，随着该文件的发布，我国将进一步促进健康产业与养老服务、旅游休闲、绿色食品以及数字经济等融合发展，推动健康产业高质量发展。

（三）竞争合作的压力

哈佛大学的迈克尔·波特博士（M. E. Porter，1990）在其著作《国家竞争优势》一书中提出了著名的“钻石模型”，他研究了世界上许多国家和行业的竞争力，得出结论：一个发达国家或部门的经济实力与它的技术创新方式之间有直接的关系，该模型又被称为全球竞争优势模型。根据波特的竞争优势理论，一个国家的产业发展需要创新不断推动，以及不断更新发展模式以适应经济环境的变化，同时也离不开产业政策合理有效地实施。只有这样，才能使得该产业获得比较优势，进而有助于产业的健康可持续性发展。和大多数产业相比，健康福祉产业

① 《关于促进健康服务业发展的若干意见》。
② 《促进健康产业高质量发展行动纲要（2019—2022 年）》。

的竞争力主要体现在其资源优势上。健康福祉产业通过不断融合发展，逐渐形成新的发展模式，从而不断取得竞争优势，最终能够提高产业的生产效率和经济效益，创新产品生产模式，提升服务水平，优化产业结构，不断拓展新的发展空间。

竞争合作理论由内尔布夫和布兰登·伯格（Branden burger & Nalebuff，1995）提出，这是一种企业管理理论，主要应用于解决企业内部以及企业和市场之间的竞争与合作过程中遇到的问题。该学说的主要观点为："竞争合作是在对过去的竞争和合作中的规则加以突破，并同时把过去竞争合作的优点加以整合的一种方式。"

乔尔·布利克与戴维·厄恩斯特（Joel Bleeke & David Ernst，2000）也就公司的竞争与合作策略展开了探讨，并指出未来的公司必须把竞争合作当成公司最长远的经营策略，而不能仅仅以投资或是简单的竞争为目的。竞争与合作理论强调竞争，但鼓励各主体加强双边或多边合作，并将竞争引入合作过程，以实现企业之间的资源互补，实现产出最大化，从而促进双方或多方的共同发展。

第三节　健康福祉产业融合发展机制分析

一、健康福祉产业融合发展内在机制

（一）竞争

健康福祉企业作为健康福祉产业发展的微观主体，在健康福祉产业的发展历程中承担着执行者的角色，发挥着主导作用。在激烈的市场竞争环境下，健康福祉企业与相关企业之间通过合作与竞争，可以在更大的范围内让更多的社会资源得以合理配置与利用，产生具有融合性的产品或服务，从而使得健康福祉企业及相关企业具有更强的市场竞争力。

健康福祉企业及相关企业竞争合作的目的是追求效益的最大化，在依托相关资源的基础上，健康福祉企业与相关企业为追求规模经济而进行跨产业的经营，从而为企业创造出新的消费市场，拓宽企业的业务范围，最终提高相关企业的经济效益。因此，健康福祉企业及相关企业从产业融合中获得规模经济、范围经济和效益最大化，是产业发展内在机制的作用使然。在竞争的过程中，市场主体不断进行实验、创新、调整，并且在较为开放的环境中汲取、扩散和传播技术与知识。这些过程对于加强不同产业间的企业互动、促进产业融合颇有裨益。

（二）协同

协同是指不同主体或系统间的协作与联合，协同可以分为不同的模式，如内部协同与外部协同。由于不同主体间存在差异，随着竞争加剧，不同主体的产品兼容性获得较大提升，使得很多企业会由内部协同向外部协同转变，加速推进企业间的合作实现协同发展目标。同时，协同与竞争相伴而生，竞争的激烈程度为协同的产生提供了更多可能。从协同的方式上，又可分为产业集群协同、制度协同和产业生态系统协同。

1. 产业集群协同

产业集群协同通常是指在一定范围内存在密切关联的企业或产业形成规模经济后，在发展过程中产生的互补性联合行为。如医药企业聚集后形成的医药产业集群效应，就是各企业为了降低成本和提高经营效益而形成的产业集群协同。现代产业集群以模块化产业集群方式形成新的协同特征，模块化产业集群具有明显的优势，如模块自身的独立性和协调性有助于企业的快速发展，模块的开放性特征能够促进产业间快速融合，进而更好地实现产业集群协同。

2. 制度协同

制度协同一般包括宏观制度协同和微观制度协同，是制度互补性和制度关联性的一种表现。制度协同的特征比较明显：一是制度协同能够有效降低成本。制度通过协同和互补性变迁，能够实现信息和知识的共享，降低获取信息和知识的成本，同时降低交易成本，有利于促进产业融合发展。二是制度协同能够改变营商环境，促进不同要素的帕累托改进，提升市场资源配置的效率。

3. 产业生态系统协同

产业生态系统一般由消费者、生产者和外部环境等要素构成。产业系统协同是指，产业链上的不同参与者之间通过合作实现联合与协同。如健康福祉产业系统协同就是由消费者、生产厂商和服务厂商等参与主体之间通过合作而形成的。由于模块自身具有开放性特征，产业生态系统也随之具有开放性特征。不同于产业集群协同，产业生态系统不强调空间范围的协同关系，而是通过模块实现整体功能的协同。

二、健康福祉产业融合发展互动机制

（一）主动融合

主动融合指的是健康福祉产业以获取新的健康福祉产业相关资源以及开拓新的

市场为目标，主动采取措施融合其他产业。在其他产业条件资源的基础上，进行生产与销售。在主动融合过程中，健康福祉产业的理念、品牌、服务等无形要素会逐渐渗透到相关产业中，进而使其产品及功能向健康福祉产业方向转变。例如健康福祉产业与农业的主动融合，就是将健康福祉产业的“养生、保健”等理念引入现代农业中，改造传统农业，生产多种健康农产品，致力于打造生态旅游度假休闲的新业态。

（二）被动融合

被动融合指的是健康福祉产业并非主动地采取方式进行融合，而是随着高新技术产业的发展，其无形要素会逐渐对健康福祉产业进行渗透，或者潜移默化地对健康福祉产业造成影响，进而导致产业中某一环节的革新。信息技术主动渗透到健康福祉产业的产业链中，促使传统健康福祉产业向智慧健康福祉产业转变，带动相关产品的生产与销售，如集旅游、健康、医疗和养老于一体的 App 的研发推广与使用。总之，健康福祉产业被动融合的结果主要由高新技术产业中的无形要素在其中的应用决定（如图 1－1 所示）。

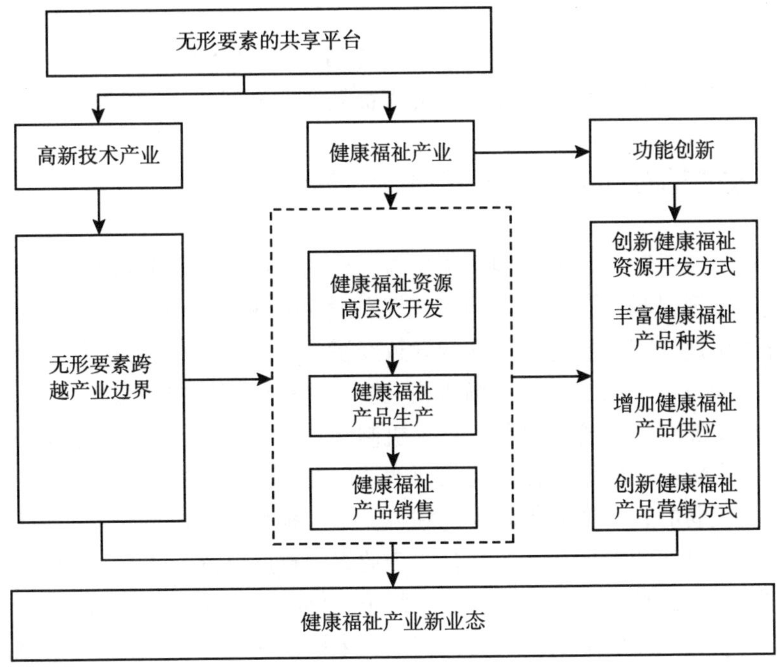

图 1－1　健康福祉产业被动融合机理

资料来源：作者自行设计。

（三）互动融合

产业链是互动融合的基础。互动融合是指主动融合和被动融合的过程同时进行。一方面，健康福祉产业的服务功能被引入相关产业中；另一方面，高新技术产业的无形要素逐渐渗透到健康福祉产业中，二者形成动态关联耦合关系，最终促进健康福祉产业实现更高层次、更深远的发展。

三、健康福祉产业融合发展组织机制

组织机制指的是推动健康福祉产业融合发展的主体及其通过分工与协作形成产业组织的机理与过程。微观主体对于利益的追求是促进健康福祉产业融合发展的重要动力，但这并不一定会导致融合行为的发生。微观主体若要将潜在利益内部化，必须具备一定的生产规模，具有合理科学的管理理念。

从静态均衡视角考察，新型经营主体敢于实施创新行为，重新组合生产要素，将潜在收益内部化。迫于市场竞争压力，新型经营主体不断引入新的生产要素，创新经营模式，形成经营网络，实现健康福祉产业的融合。从动态发展视角来考察，新型经营主体的规模扩大往往伴随着产业融合发展程度的提高。最终，微观主体的相互作用体现为宏观上的健康福祉产业发展。

四、健康福祉产业融合发展利益协调机制

健康福祉产业融合发展机制是指参与融合的主体之间的利益联结、调节和约束的机理和实现过程，它旨在解决不同主体之间的利益冲突。分工形态的不同，会使得分工协调机制有所差异，从而导致经济主体间的利益关系不同。分工协调机制可以分为三种。第一种是市场协调机制。这种协调机制的特点是市场经济规律起着绝对支配作用，价格机制、供求机制和竞争机制决定了主体之间的经济利益关系。实力雄厚的经济主体，自然而然地能在市场竞争中获得较多的利益。相应地，实力较弱的，只能获得较少的利益。第二种是企业协调机制。经济主体以企业内部生产单元的形式存在，并且受企业组织权威支配，主体之间分工协作完成生产过程。第三种是政府协调机制。经济主体除了受市场经济规律支配外，还要受到政府宏观调控的影响。政府机构主要采取法律手段、经济手段、行政手段协调各成员之间的利益分配，引导企业间良性竞争。

第四节　健康福祉产业融合发展的识别与水平测度

健康福祉产业的融合是否发生，产业融合的程度如何，对经济增长、产业结构和产业组织的影响程度也有很大差异。因此，我们有必要深入研究技术融合、业务融合与市场融合的存在性及融合程度。

一、健康福祉产业融合迹象的识别

（一）产业分类标准识别法

产业融合是以现有国际标准产业分类和国际专利分类为基础，在标准产业分类（SIC）代码之间越来越多的重叠以及不同专利种类（IPC 代码）之间的相互引用中发现的融合迹象。由于产业分类标准识别法主要植根于文献计量分析，用这种方法识别产业融合，特别是技术融合的一个优势是，不仅可以提供数据（例如专利和公开的数据库），而且还能提供明确的、结构化的指标和分析工具。在基于科学出版物的少数研究中已经确定了科学趋同性，其中使用了显示跨学科知识流动的共同引用以及指向科学学科之间合作日益增加的共同作者两个指标。相比之下，使用 IPC 共同分类、共同引用和共同受让人分析等，对于产业融合迹象识别的研究更为广泛。

（二）产业边界识别法

产业边界识别的依据主要有两个：一是原有产业边界的收缩或消失；二是相互融合的产业之间产业边界的交叉和模糊。信息产业是最早出现产业融合现象的产业，此后逐渐蔓延至传媒业、金融业、旅游业等其他领域。健康福祉产业在这个“浪潮”的带动下，已经明显表现出了跨界融合的迹象，新型业态不断涌现，如健康旅游、健康食品、健康管理等，新型企业组织结构不断演进，双边性质的健康福祉企业不断产生。

二、健康福祉产业融合发展水平测度

（一）测度指标的选取

行业融合的可操作化和量化仍带来各种挑战。在产业趋同的背景下，企业被迫开发和推出具有高度新颖性的产品和服务。因此，企业可能缺乏一些必要的技

术和与市场有关的资源来成功地开展这种创新活动，从而导致技术和市场能力的差距。他们主要关心的问题之一是如何缩小这些能力差距，最好是找到具有互补能力的合作伙伴。因此，产业趋同的指标必须明确考虑如何弥合由此产生的能力差距。企业扩展知识并获得与不同行业相关的新能力的主要措施是跨行业合作，这就要求我们基于不同形式的合作来筛选产业融合的合理指标。测度指标选取应该基于两个维度，第一个维度是区分融合是作为互补还是替代过程发生。第二个维度与时间有关，即产业融合的不同阶段，可以分为早、中、晚三个不同的时期。由于这些阶段之间的划分是困难的，因此这种分类应被视为连续的而不是逐步的分类，这也反映了产业趋同的动态性质。

1. 产业融合早期阶段

由于技术环境的动态性，产业融合的早期阶段具有高度的不确定性。因此，在产业融合的早期阶段，企业专注于灵活的合作类型，如战略联盟和合资企业。由于技术发展尚未完全完成，可以假定合作主要针对共同技术研究和开发，以缩小技术能力差距。其他行业领域的出现与环境有关，在这些环境中，合作不会影响公司的核心业务，因此，在互补的产业融合的早期阶段，联盟和合资企业作为更宽松的合作形式似乎更可取。然而，如果融合过程具有替代性质，则对受影响公司来说具有特别意义和重大挑战。现有行业领域的替换需要全新的行业结构，从而对公司的核心业务构成威胁。根据研究，公司主要倾向于在核心业务受到威胁时（即使在高度不确定的环境中）进行并购以填补其能力差距。人们会期望这些并购活动明确侧重于通过打破现有的行业边界并形成一个新的行业间（细分市场）来实现协同效应。在早期阶段，公司可能会考虑并依赖其他公司的参与，以充分应对高度的不确定性和快速的技术变革带来的冲击。

对于早期阶段，互补性融合主要指标为技术创新战略联盟数量，替代性融合主要指标为资本参与数量。

2. 产业融合中期阶段

如果产业融合进入中期阶段，技术变革的速度很可能会下降，新的标准即将发展，未来发展的总体不确定性可能会慢慢降低。由于新兴标准和技术变革放缓，技术发展的不确定性较低，这使得企业能够从主要以研发为导向的合作转向更加以市场为导向的合作。通过扩展其市场和客户知识，公司能够缩小其市场竞争力差距。因此，在互补产业融合的中期阶段，战略（市场）联盟和以市场为导向的合资企业似乎是最受青睐的合作形式。在替代性趋同的情况下，不确定性的减少鼓励更多的公司应对趋同过程的替代性质所带来的机遇和威胁。因此，公司越来越多地投资于新兴的跨行业领域，并加强其协作活动。实际上，与早期相比，处于中期阶段的产业融合并购数量可能会上升。

在中期阶段，互补性融合测度主要指标为市场战略联盟数量，替代性融合测度主要指标为市场相关的产业融合并购数量。

3. 产业融合后期阶段

后期阶段代表了一个新的产业（细分市场）的形成，可以补充或取代以前的产业。新的产业结构（如法规和标准）正在建立，因此不确定性进一步减少。一个占主导地位的技术设计及其市场应用出现了，因此，在已经建立的新产业间细分市场中出现了更激烈的竞争。在互补性趋同的情况下，这可能会导致更多的产业融合并购，并通过整合迄今为止开发的新平台来加强新的产业结构。这也可以由那些进入新兴领域的企业来执行，只是很晚才开始。相比之下，在替代性趋同的情况下，新的结构将显现出来，这意味着只有极少数产业的融合并购在后期阶段仍然会发生。新成立的公司将重塑其业务部门和各自的业务领域，以在新兴的跨产业细分市场中定位自己。

后期阶段互补性融合测度主要指标是产业融合并购数量，替代性融合测度主要指标则是业务领域的重置数量。

（二）专利系数法测量融合程度

专利是不同产业间融合迹象的第一显示指标。我们在采用专利系数法测量融合程度时，通常会考察某产业及其相关产业在一定时间内所获得的专利数量情况，运用计量经济中的系数分析法来对产业之间专利份额的相关系数进行检验，以测量不同产业间的融合程度。以吉林省为例，2014～2021 年吉林省获得的国家发明专利数量如图 1－2 所示。

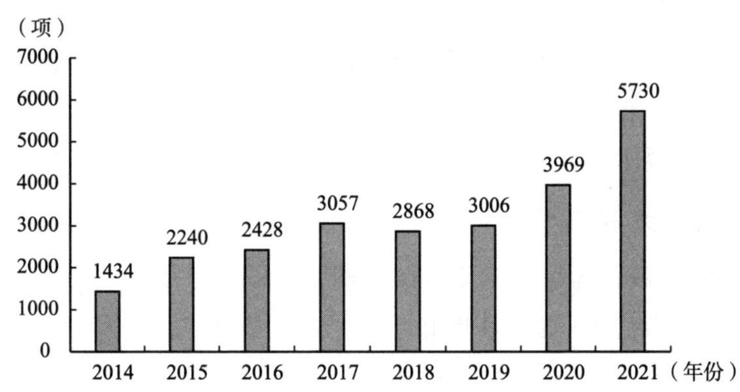

图 1－2　2014～2021 年吉林省获得的国家发明专利数量

资料来源：国家知识产权局官网，https：//www. cnipa. gov. cn。

2021 年，吉林省获得国家专利 5730 项，专利数量增长率为 44%，其中发明主要集中在长春市。[①] 在吉林省的专利中，高校专利占比最高，其次是公司专利、科研机构专利。

（三）投入产出分析法测量融合程度

投入产出法主要是借助关联性来近似反映融合程度，通过测度产业间投入产出比值，利用直接消耗系数、影响力系数等指标来近似反映融合程度，并根据指标数据划分区间，区分高、中、低度的融合。

譬如，徐盈之、孙剑（2009）以制造业中的信息产业投入额在其总产出中的比重作为信息产业与制造业融合度的指标。贺正楚等（2012）构建了投入融合度和需求融合度两个指标来衡量融合均衡度。

除上述方法外，常用的研究方法还有赫芬达尔指数、熵指数法等。

第五节　健康福祉产业融合发展前景预测理论基础

本书对健康福祉产业融合发展前景进行预测，主要采用了结构方程模型和主成分回归分析法两种方法。

一、结构方程模型

（一）结构方程模型的定义

结构方程模型是一种统计技术，使用统计数据和定性因果假设的组合来测试和估计因果关系。我们也可以将其定义为基于变量的协方差矩阵来分析变量之间关系的一种统计方法，是多元数据分析的重要工具。

（二）结构方程模型参数估计方法

结构方程模型的参数估计基于对协方差结构的分析。不同拟合函数构建方式产生了不同的参数估计方法。最常用的估计方法主要有以下三种。第一种是极大似然估计，也是使用最多的方法。它有如下几个优点：（1）在大样本下，平均而

① 国家知识产权局官网，https：//www. cnipa. gov. cn。

言是无偏估计；（2）随着样本量增加，估计结果保持稳定；（3）在大样本条件下，具有最小方差，所以估计是有效的。第二种是偏最小二乘法。这种算法比较适合复杂模型及小样本使用。第三种是贝叶斯法。这是一种最为稳健的估计方法，但采取这种方法时，应尽量采取信息先验。其他估计方法还有蒙特卡洛方法等。

（三）结构方程模型在经济学中的应用

由于结构方程模型拥有诸多其他模型不能比拟的优势，因此它被大量应用于经济研究。例如在宏观经济学领域，可以用来研究经济增长问题。

现如今，处理结构方程模型的软件数量颇多，常见的有 Amos、MPlus、Lisrel、R 语言等。其中 Amos 无须编程，均为图像编辑，并且与 SPSS 互联，可以处理潜变量、模型的整体拟态检验、多群组分析等，操作比较简便、易学；MPlus 功能最全面，使用的是语法程序，相对 Amos 而言，操作上更为复杂一些，可处理潜变量的调节、中介、阶层线性、混合模型等；R 语言虽然免费，但上手成本较高，且不够稳定。

二、主成分回归分析法

（一）主成分回归分析法的概念

主成分回归分析法是以主成分为自变量进行的回归分析，它是分析多元共线性问题的一种方法。其主要步骤为用主成分分析法对回归模型中的多重共线性进行消除后，将主成分变量作为自变量进行回归分析，然后根据得分系数矩阵将原变量代回得到新的模型。

（二）主成分回归分析法的 SPSS 实现步骤

（1）对所有变量进行标准化；
（2）对所有标准化后的自变量求主成分；
（3）选择前几个主成分；
（4）计算主成分得分；
（5）y 与主成分进行回归，求出 α 系数值；
（6）求出 β 系数，即可得出消除多重共线性的标准回归方程。

（三）经济与金融领域的应用

经济和金融领域是典型的自然科学与社会科学相结合的领域，具备“复杂”

"高维""相关性强"等典型特征。当我们想要对其中的某个关键指标进行预测时，该指标往往受到多方面因素的共同作用，而这多方面的因素又存在很强的相关性。这个时候，利用主成分回归分析法对于数据结构进行精简并做出进一步预测是十分必要的。比如经济学中，时间序列数据在所有数据中占有较大的比重，虽然单一指标时间序列的预测问题已经在理论上得到了深入的研究，并在各类实际问题中得到了广泛的应用。大部分的预测问题都可以用 ARMA 和 GARCH 等模型得到解决，对于数据结构也会有清晰的描述。然而现实生活中，实际的经济问题既需要对多个经济指标同时进行预测，又需要考虑这些指标之间的相互关系。此时，我们就很难再利用单变量的时间序列模型进行分析。为此，我们需要将多个指标简化为不相关的少数几个指标，主成分回归分析法可以适用于这类问题。

在金融领域，应用主成分回归分析法的一个典型例子是在用多因子的方法进行选股时，需要通过财务数据、量价数据、资金数据等多方面的数据（称为因子），来预测下一期股票收益率的走势，从而判断是否将该股票纳入股票池。这就需要准确地寻找出对股票收益率有显著贡献的因子。然而，多个因子间往往存在共线性，也就是较强相关性，起到的作用类似。例如财务因子中的 *PB* 和 *PE*，分别代表市盈率和市净率，本质上都是该股票估值的体现。除此之外，过多的因子会使得股票收益率的预测变得更为复杂，从而难以进行股票筛选。因此，一个比较理想的处理方案就是将这些因子降维，重新组合成少数几个相互独立的因子。这样的因子虽然没有明显的经济学意义，但对于选股却有显著的效果。而这个过程正是进行主成分回归分析的过程。

第二章

健康福祉产业融合发展的模式分析

第一节　健康福祉产业融合发展现状分析

一、医养融合发展现状

2013年，国务院印发的《关于加快发展养老服务业的若干意见》强调，积极促进医疗卫生与养老服务融合发展，以提高居民健康水平。2019年，国家中医药管理局、国家卫生健康委和民政部联合颁布了《医养结合机构服务指南（试行）》，拟定了机构设立、服务流程、服务内容等方面的标准。可见，医养融合发展是中国应对老龄化挑战、完善社会保障体系、提高人民健康幸福生活水平的关键手段。医养融合即为“医疗+养老”融合发展，它是养老服务领域中的一种新型业态，是经过一系列产业间融合发展实践探索而来的成果。这种融合模式主要是将医疗和养老服务结合起来，形成一种新的医养结合服务业态，这种业态具有超强的弥合性和桥梁性，能够消除传统医疗服务与养老服务分离所产生的弊端，为我国积极应对老龄化挑战及提高人民生活质量提供新模式和强支撑。

当前，国内学者普遍将医养融合发展模式概括为4种：在公立医院中设置老年养护病房、在养老机构中提供医疗服务、社会经营的医养服务机构以及居家养老群体的医养服务购买。从现实角度看，全国各地因在经济状况、人口结构、医养基础设施等方面存在较大差异，因此，在医养融合发展的开展时间、发展形式、发展程度上也不尽相同。其中，北京市、青岛市、重庆市、吉林省颇具代表性：北京市是“在福利院中提供医疗服务”的代表，外科、内科、康复科等7个临床科室，以及超声科、检验科等5个辅助科室已在大部分福利院中普及。2012年以来，青岛市大力发展长期护理保险制度试点，医养服务行业发展迅速，形成了“医疗+养老+保险”的“青岛模式”。重庆市以“在医疗机构中设立养老部门”为发展重点，形成了“医中有养”的“重庆模式”。为积极应对较其他省份更加严峻的老龄化挑战，吉林省在医养服务行业发展上则更加注重均衡性和多元化。自2016年以来，吉林省开始积极地进行医养融合机构建设的试点工作，在不断的探索和发展过程中，吉林省主要形成了以下3种医养融合模式。首先是在养老机构中设置医疗机构模式。其主要做法是在具备一定条件的养老机构中增设医务室，并且考虑将其纳入医保体系，成为医保定点机构，使得入住养老院的老人既可以便利地得到专业医疗服务，又可以通过居民或者城镇职工医保进行费用结算扣除，最大程度上方便了老年人群体的养老和就医。其次是在医疗机构中设置养老机构模式。其主要做法是在一些医院中有针对性地增设养护院，使老年人在医院内得到专业的医疗救治，等病情稳定或康复后又可以回到养老机构生活，这极大地兼顾了老年人的就医和养老问题。最后是医疗和养老机构合作模式。这一模式的主要做法是专业的医院与养老机构达成合作，实现便捷的双向转诊服务。

二、健旅融合发展现状

2017年，财政部、中医药局、卫生计生委等5部门联合颁布了《关于促进健康旅游发展的指导意见》（以下简称《指导意见》）。[①] 这是“健康旅游”第一次在国家层面被提出，《指导意见》指出，到2030年，形成较为完善的健康旅游服务体制，提高健康旅游服务能力，优化健康旅游产业发展环境，提升健康旅游产业发展层级，吸引更多国内外游客到我国“健康旅游”。健旅融合即为“健康+旅游”融合发展，顾名思义就是健康产业与旅游产业相互融合发展，以达到产业之间相互支撑、相互促进的发展格局。这一融合发展模式是在以自然及人文资源为依托来开展旅游服务的同时，增设特定的医疗、养生等服务，以提高人们的健康水平与生活质量，这在很大程度上缓解了城市医养负担、促进了健康福祉产业的多元化发展。《指导意见》将健康旅游服务产品分为4类：（1）高端

---

① 2017年5月，根据全国卫生与健康大会精神以及《“健康中国2030”规划纲要》《国务院关于促进健康服务业发展的若干意见》《国务院关于促进旅游业改革发展的若干意见》等文件精神，国家卫生健康委、国家发展和改革委员会、财政部等5个部门联合发布《关于促进健康旅游发展的指导意见》。

医疗服务。在公共基础设施完善、医疗资源丰富的城市，激励社会力量提供以体检与治疗为中心的世界先进医疗服务，建设集保健、预防、诊疗、养生、康复于一体的现代化国际健康服务产业园区。(2) 中医药特色服务。基于中医药产业特色与优势，促进旅游资源与中医药资源协同发展，形成参与度广与体验性强的中医药健康旅游产品服务体系。同时，加大开发中医药观光旅游、中医药文化体验旅游、中医药特色医疗旅游、中医药疗养康复旅游等旅游产品的力度，推进中医药健康旅游产品和项目的特色化、品牌化。(3) 康复疗养服务。基于当地资源特色与优势，融合旅游观光、诊疗与康复产业协同发展，开发特色健康旅游线路，打造多样化服务形式，以形成集慢性病疗养、老年病疗养、健康疗养、职业病疗养等特色服务于一体的产业融合发展格局。(4) 休闲养生服务。依托各地旅游和养生资源，将休闲度假和养生保健、修身养性有机结合，拓展养生保健服务模式，针对不同人群需求特点，打造多样化旅游产品与服务。

健旅融合发展作为健康和旅游相结合的新兴产业，实现了产业的跨界融合，具有医疗、娱乐、疗养等复合属性。随着中国经济的飞速发展、人民健康意识的不断提高，新一代老年人对“身体健康+生活品质”的需求不断被激活，并转为现实消费力。这标志着健旅融合发展存在着巨大的机遇与空间。然而，我国健康旅游产业起步较晚，仍处于探索发展阶段。2010 年 6 月 16 日，中国第一款健康旅游产品在上海市问世，这是中国在国际健康旅游产业中踏出的第一步，也是中国进军国际健康旅游行业的里程碑式进步。但是，相较于印度、泰国等健康旅游发达的国家，中国在运营经验、医疗服务、护理技术、旅游场景、专业人才、社会参与度等方面还存在一定差距。

三、农林健融合发展现状

农林健融合发展已上升到国家战略层面，积极推进农林健深度融合发展已成为全国和各地区实现“健康中国”战略的重要途径。依托于我国丰富的农业资源和森林资源，各种农林健融合发展模式应运而生。其中，食品营养健康产业、中药保健养生产业、生态旅游观光产业最具代表性。

近年来，中国农业已由传统发展模式转向现代发展模式，尤其是在供给侧结构性改革推动下，产品安全、产出高效、资源节约、环境友好的现代农业发展迅速，其健康属性为农健产业融合发展提供了条件。例如，中药农业与大健康产业融合发展迅猛，中药保健产品市场占有率迅速上升，具有中国特色的药食同源食品已有百余种，东北人参、贝母、鹿茸，西北枸杞、虫草，广东凉茶，逐渐成为农林健行业中的名片。在“健康中国”和“美丽中国”双战略背景下，生态度假、森林氧吧、温泉疗养、户外健身、旅游养老等林健融合产业蓬勃发展，极大满足了国民对健康的多元化需求。这不仅促进了国内经济发展、推动了产业结构创新发展，而且提高了人们健康素养的文化教育活动，兼具经济效益和社会效益。

四、体健融合发展现状

2014 年，国务院颁布了《关于加快发展体育产业促进体育消费的若干意见》，强调“要积极拓展体育产业生态化建设，通过‘体育 +’模式促进体健融合发展”。之后，在 2016 年和 2019 年，国务院先后颁布了《“健康中国 2030”规划纲要》和《体育强国建设纲要》。可见，“健康中国”和“体育强国”已上升至国家战略层面，通过体健融合发展强化居民健康意识、提高国民身体健康素质，对实现“健康中国”战略意义重大。

在中国，大部分体育项目被视为大众消费产品，如体育健身、体育竞赛、体育彩票等都有来自各阶层的消费群体。而健康产业多被误认为是奢侈消费产业，特别是产业中的保健食品、健康用品等并非大部分人群的生活必需品，而属于奢侈消费产品。然而，体育产业和健康产业因为共有的健康属性而存在着许多重叠领域，基于这些交叉领域，国内体、健产业已在运动医学、康复医学、疾病预防等方面展开了融合发展。体健融合发展主要通过现代健康的理论和手段，指导参与者合理训练运动、科学预防疾病、专业康复疗养，最终提高全体国民的健康意识与素质。体育能提高健康水平、健康可以促进体育发展的良性互动观点已被大众所接受，这为中国体健融合发展提供了最强支持。目前，上海、云南、江苏等地已在发展体育健康产业上取得了一定成绩。其中，上海市先后成立了上海运动与健康产业协同创新中心和中国体育与健康产业研究中心，常州市建成了颇具规模的体育健康产业园区。截至 2020 年，中国体育产业总产出、增加值分别为 27372 亿元和 10735 亿元。从体育产业内部结构来看，体育教育与培训、体育传媒与信息服务两个业务板块发展较为迅猛，总产出分别为 2023 亿元和 847 亿元；增加值增速位列所有业务种类前两名，分别为 5.7% 和 18.9%。[①] 这不仅说明了体健融合发展的强大势头，更为中国在数字经济时代和后疫情时代背景下高质量融合发展体育与健康产业提供了思路与依据。

---

① 国家统计局，http：//www.stats.gov.cn。

但是，目前中国体健融合发展仍存在以下挑战：一是产业链集中程度不高，小、弱、散问题较为突出；二是缺乏高端供给，如具备核心技术与高性能材料的相关设备较为匮乏；三是产品和业态层次不高，具体表现在较为落后的体育器材和参差不齐的网络服务平台上；四是缺乏专业的复合型人才。

第二节　健康福祉产业融合发展存在的问题

一、产业融合程度较低

中国健康福祉产业融合发展存在起步较晚、进程较慢、融合程度较低、融合深度和广度不够的问题。具体为健康福祉产业的融合发展大多仍停留在两个产业之间简单的合作上，并没有找到产业融合发展的适当路径，而且融合发展所涉及的产业广度不够，这直接限制了我国健康福祉产业的融合发展。比如，在医养融合发展上，医疗机构受各种因素影响，并不会积极主动去开展养老服务业务，即使开展也仅限于如简单对接巡诊的低业务层次，介入程度不深入。这限制了双方“一体化”运作，更与老年群体所期望的“医疗＋养老”融合介入医养服务存在较大差距，最终导致我国医养融合程度低的短板。

二、产业融合发展不均衡

中国健康福祉产业融合发展中明显存在不均衡、不协调问题。由于传统医疗产业和养老产业发展起步较早，各自已形成相对成熟的产业基础与发展模式。随着人们生活水平的提高和老龄化程度的加剧，多元化医养市场需求促进了相关单位对医养融合发展领域的探索，并使医养产业融合模式趋向成熟、产业规模不断壮大。另外，虽然政府以政策倾斜、资源配置等方式大力支持发展中医药产业，促进了与中医药相关联产业的发展。但是在与健康福祉产业融合的其他领域，比如旅游产业、房地产行业和现代服务业，尤其是健康管理服务业，仍存在融合程度较低、规模较小、路径较单一等问题。综上所述，健康福祉产业融合发展是不均衡的。

三、产业融合动力不足

中国健康福祉产业融合动力不足主要体现在以下几个方面。首先，市场需求层面动力不足。我国健康福祉产业属于新兴产业，市场需求存在一定时滞性。虽然现代居民健康意识越来越强、健康需求趋向多元化。但是我国各地区经济发展水平在全国范围内参差不齐，使得健康观念仍处于建设与加强阶段的群众在面对诸如健康旅游、健康管理服务等费用较高的服务时，存在一定的经济压力。所以，我国健康福祉产业融合发展的市场需求层面存在动力不足问题。其次，供给层面动力不足。虽然越来越多的企业主体加入到健康福祉产业融合发展中，但是从行业整体来看，除了传统医养融合领域发展相对较好以外，其他诸如健康旅游、健康地产、健康管理服务等领域仍处在发展初级阶段，产业融合发展规模较小，直接导致相关产品和服务供给不足，加之这些领域相关产业支持政策较少，最终导致健康福祉产业融合动力不足。最后，由于复合型人才不足带来的产业融合发展内在动力不足。人才是发展的第一资源，尤其是在产业融合发展中，需要大量复合型人才的支撑。比如健康产业与旅游产业相融合，需要从业人员既有健康养生方面的专业知识和技能，又精通旅游服务业方面的知识。而我国相关专业人才较为匮乏，各地院校也很少开设相关专业，这给健康福祉产业融合发展带来内在动力不足的挑战。

四、产业融合要素支撑能力较弱

产业融合需要人才、技术、土地、财政、金融等要素的支撑，但是中国健康福祉产业在融合发展过程中各要素的支撑能力仍比较脆弱。

从人才要素角度来看，我国仍比较缺乏专业人才，这在医养融合发展中尤为突出。发展有深度的医养一体化运作模式，首先需要经过专业培训、具备一定知识基础的医学人才作为支撑，而当下满足这些综合专业产业需求的相关人才在数量和质量上都处于较低水平。另外，在健康产业与旅游、文化、体育等产业融合发展的领域中，既懂得市场营销与高级管理，又兼备一定健康专业知识的复合型人才更是缺乏。可见，缺乏高质量复合型人才资源直接影响了健康福祉产业的融合发展。

从技术创新角度来看，中国在医药制造领域的技术创新水平虽然在逐步提高，但是在健康福祉产业融合发展过程中仍缺乏专门的外在技术服务平台作为支撑，加之健康福祉产业发展规模较小带来的行业内在科研创新能力不足问题，最终导致技术、产品及服务在融合发展中难以有机融合以实现产业集聚效应。

从土地要素方面来看，开展体育健身、发展休闲农业和健康旅游以及建设相关配套基础设施都需要用地。但土地的使用往往涉及从申请到审批的复杂程序，这在一定程度上制约了健康福祉产业的融合发展。

从财政和金融要素方面来看，政府在推动健康福祉产业融合发展中，在财政和金融要素上的支持力度有限。一方面，除了中医药产业发展得到相对较多的财政支持外，其他产业的融合发展，则很少能得到政府财政支持。另一方面，参与健康福祉产业融合发展的相关企业主体在筹融资上也没有明确的产业优惠政策支持。

第三节 健康福祉产业创新融合发展模式分析

一、医养教融合发展模式

产业发展，教育先行。由上文分析可知，中国在健康福祉产业融合发展过程中无论是相关复合型人才还是大众健康理念都比较欠缺，而且近年来国家也在大力倡导“产学研”相结合，所以健康福祉产业在融合发展过程中要更加注重教育问题，以医养教融合发展模式，充分利用医药产业、自然资源、教育资源等优势，围绕医疗、护理、康复、养老、药学、旅游等专业群，统筹发展医养教融合项目，积极打造具有中国特色，且集医疗、养老和教学于一体的健康福祉产业医养教融合发展模式。医养教融合发展模式与传统的医养融合发展模式存在很大差异，前者把“教”纳入融合过程，一是可以优化教育资源配置，大力支持高校、科研机构和相关产业共同推动健康福祉产业学科建设，促进各层次人才培养，并推进校企共建培养培训与实习实训基地，实现人才精准培养和输送；二是可以形成人才集聚外部效应，在世界范围内引进健康福祉产业研发、管理、技能、营销等方面的优秀人才和团队，吸引高端人才带团队、带技术、带项目、带资金落户中国。以“教”为切入点，保证健康福祉产业融合的可持续性和有效性，提高产业融合发展的广度和深度。具体模式如图 2－1 所示。

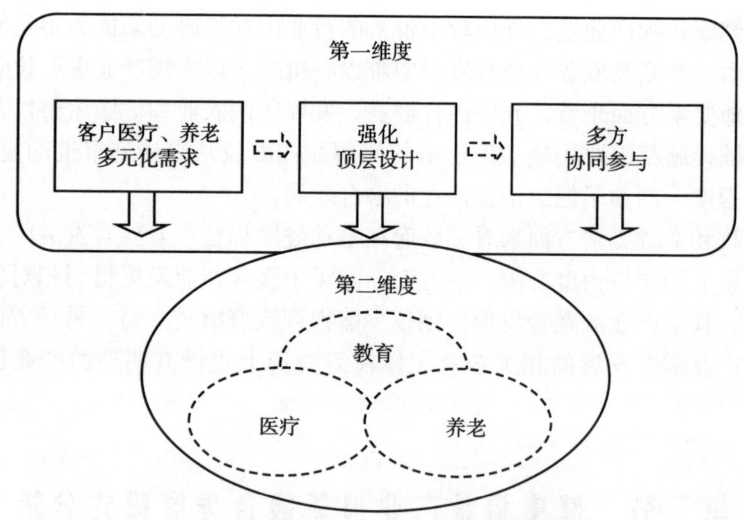

图 2－1　健康福祉产业医养教融合发展模式

第一维度：以客户需求为中心，强化顶层设计，多方协同参与。在考虑客户需求上，不能局限于传统的生活护理服务、文娱服务、精神心理服务，还要涉及疾病预防、医疗、大病护理、康复、临终关怀等方面，即以“一站式健康管理”思维建立全周期与全方位的客户需求体系，并以此为中心强化顶层设计，完善制度保障，打造政府统筹、多方协同参与的融合发展体系。政府应通过行政工具积极加强组织规划能力，促进各相关方之间的融合发展，特别是加强医疗单位、养老机构和教育系统三方深度融合，做到整体推进、程序简化和注重质量。其他参与主体在发展目标、理念、战略、战术上和产业整体保持一致，以自身优势为切入点嵌入产业融合发展过程。

第二维度：打造“医”“养”“教”三位一体的融合发展模式。中国“医”“养”“教”三个产业在各自发展上已取得一定成绩，虽然融合发展仍处于初级阶段，存在融合广度较窄、融合深度较低等问题，但其已具备了融合发展的现实基础。即依托医疗医药产业和养老产业，以教育为抓手推动健康福祉产业高质量融合发展，形成“医”“养”“教”三位一体的融合发展模式。“教”可以分为两个方面：一方面，高校等教育培训机构培育专门的复合型人才，特别是专业医学院校的纳入，能极大整合学校教学科研资源与专业医学毕业生人力资源，为医疗和养老产业持续不断输送专业人才，为健康福祉产业融合发展提供智力保障。例如，可以在各类医学、健康院校开设相应的养老服务专业，还可以利用财政专项资金投入，建设人才培养基地，有针对性地为医疗、养老产业发展培育技能和管理型服务人才。同时，对于现有的从业人员，可以组织其去专业院校或医疗机构深造，以提高服务素质。另一方面，对健康服务受益群体展开医疗保健知识的教育普及，促进其由被动接受健康服务向主动树立健康意识转变，监测自身健康状况，选择对应的健康服务，实现市场健康福祉产业资源最优配置。

二、科技赋能融合发展模式

当下，我国已步入数字经济时代，截至 2021 年，我国数字经济规模达到 45.5 万亿元，同比增加 16.2%，高于同期 GDP 增速 3.4 个百分点①，已成为国民经济发展的主要引擎和稳盘支撑。以数据为核心的前沿科技，如人工智能、5G 传输、云计算、区块链等技术，正以全新方式从生产要素到资源配置、从经营理念到商业模式、从产业结构到组织生态等方面，驱动各产业朝智能化生产、个性化服务、多线程协同方向发展，激活与释放了经济稳健增长、产业高质量发展的潜力，并以空前力量扩大了产业活动边际、打破了行业业务边界、推倒了行业数据壁垒，使“单链”上下协同、“多链”左右融合以打造产业生态系统成为可能。

对此，以数据为核心生产要素、科技为第一生产工具、健康福祉产业为活动载体，加快推进工程研究中心、院士工作站、科技创新中心、重点实验室、产业技术创新战略联盟等各类平台建设，完善健康福祉产业相关技术转移服务、成果转化平台。如向外构建一站式健康管理信息共享平台，向内打造智能一体化管理系统，赋能健康福祉产业高质量融合发展势在必行（见图 2 -2）。第一，打破数据壁垒，构建一站式健康管理信息共享平台。通过统一医疗、康复、养老、人身保险等机构数据库端口，在权限内向群众开放信息录入、查看等管理接口，基于区块链加密技术和 5G 传输技术，实现数据跨行业实时与加密流通共享，打破行业数据壁垒，构建一站式健康管理信息平台。第二，数据成像，高质效融合。利用人工智能、云计算、5G 传输等科学技术，描绘出客户健康画像和产业融合生态谱。基于客户健康画像从市场需求终端制定健康福祉产业融合战略方针与实施方案，实现产业向以客户健康为中心的方向融合发展。同时，依托产业融合生态谱，精准呈现健康福祉产业融合的广度与深度状况，并通过模型构建技术量化产业融合过程中的潜在风险，以此主动改变风险曲线，实现将风险分散在日常经营过程中。第三，基于人工智能技术打造智能一体化管理系统。该系统包括政策方针、实施方案、权责划分、进度跟进、成果预测、风险预警、违规监督、建议提

① 中国信息通信研究院：《中国数字经济发展报告（2022 年）》，http://www.caict.ac.cn/kxyj/qwfb/bps/202207/t20220708_405627.htm。

出功能，本质是产业融合发展的保障系统。

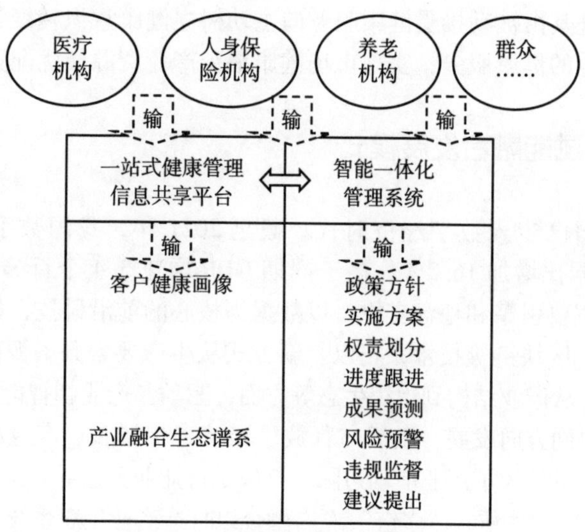

图 2－2　科技赋能融合发展模式

三、头部企业引领融合发展模式

过去 40 多年，我国凭借劳动力等生产要素低成本比较优势嵌入全球产业链，推动了经济的飞速发展，并建立起全球唯一覆盖全部联合国产业分类的工业体系。同时，在政府功能与市场作用的双重影响下，各种优惠政策和优质资源不断涌向能拉动当地经济发展的优势企业，因此形成了分布于各地各产业的头部企业。头部企业是指某产业链中不仅在企业规模、市场地位、创新能力等方面具有绝对优势，而且在产业链主导力、产业生态影响力上显著领先其他企业的少数企业。头部企业的存在势必会通过优化资源配置、提高营商环境、提供知识溢出价值等方面引领当地产业高质量融合发展。

健康福祉产业虽然在中国起步较晚，仍处于探索发展阶段，但是依托丰富的自然资源与庞大的医药产业生态圈，不少“小巨人”“隐形冠军”等头部企业“隐藏”在健康福祉产业中。这些头部企业的存在势必会成为健康福祉产业融合发展的重要支撑和引领力量，具体模式如下：一是“单链”强化模式。发挥头部企业产业链主导能力，在“单链”层面上通过优化资源配置实现强链、固链。例如，引领建设信息共享平台，打破企业间信息流通壁垒，实现信息在企业间共建共享，以降低管理、生产、销售等成本。同时，发挥自身创新与行业地位优势，强化产学研深度融合，整合高校、科研机构和上下游企业，引领打造协同创新平台，形成集产业链上中下游、大中小企业于一体的共性创新型产业链。二是“多链”融合模式。发挥头部企业整合能力，积极打通相关产业链融合渠道，实现信息互通、资源共用、业务同担、成果齐享的多元化健康福祉产业集群。综上所述，头部企业可以通过“单链”强化、“多链”融合的模式，引领我国健康福祉产业融合发展。

四、产业生态系统动态衍生驱动融合发展模式

产业生态系统是指由不同行业融合组成的产业集群与内外部环境互相作用而形成的复杂系统结果。其中作用过程是多因子影响的、动态的，结果必然会衍生出物质、信息与能量在系统中的流通交换，最终促进各产业的融合发展。本书基于以上理论，立足于社会、经济与生态三大系统，从宏观、中观和微观三个层面，以资源最优配置、空间科学布局、发展稳健有序为目的，打造产业生态动态衍生系统以驱动健康福祉产业高质量融合发展。

宏观层面上，遵循政府统筹、市场驱动、多方协同参与的总体思想与原则，即根据相关政策体系与市场需求状况，围绕健康福祉产业高质量融合发展目标，朝数字化、智能化、网络化、绿色化融合发展方向，合理布局产业结构。第一，在明确驱动健康福祉产业高质量融合发展的目标下，强化头部企业和高竞争力产业链的发展，充分发挥其驱动作用。第二，打通产业链间融合发展堵点，高效驱动产业融合发展，并形成产业正向集聚效应。第三，注重利用产业集聚产生的扩散效应加强对中小微企业发展的扶持或补齐产业生态链短板，实现产业生态链的补链、强链与固链。中观层面上，通过打造保障机制完善产业生态系统协调体系，实现产业融合发展的有序性、稳健性和协同性。同时，引入产业资本投融资机制，以“金融服务实体经济”的理念，为产业融合注入资金，实现健康福祉产业融合发展的可持续性。微观层面上，一是在强化头部企业再发展壮大的同时，发挥其引领作用，实现“一强全强”。二是注重企业数字化发展，为畅通“单链”信息共享、打破“多链”信息壁垒奠定客观基础条件。

五、产业资本孵化融合发展模式

以健康福祉产业融合发展为经营模式和科技赋能的协同创新、双重创新复杂融合可能会使产业融合过程面临除市场风险、操作风险等固有风险之外的新型衍生风险，给融合发展可持续性带来严峻考验。而近年来发展迅猛的产业资本

(CVC)，凭借其“沿着产业思考”的优势可以为健康福祉产业持续化融合发展提供强大保障。基于此，本书提出产业资本孵化融合发展模式（见图2-3）。在宏观层面上：首先，健全相关法律法规，营造良好的产业资本运作环境；其次，优化产业资本市场结构，实现产业资本的畅通流动和高效配置；最后，完善相关监管机制，通过产业资本跟踪监管方式实现专款专用。在中观层面上：拓宽产业资本筹资渠道，丰富产业资本投资方式，特别要坚持科学投资理念，兼顾以平衡投资促进产业协同发展、针对投资实现产业发展突破瓶颈的双重目标。在微观层面上：在企业发展维度上，实现头部企业引领中小微企业发展、中小微企业协同头部企业发展的动态互助效应；在行业维度上，通过行业数字化、智能化、可持续化、协同化发展，为产业融合发展奠定客观基础；在生态维度上，以健康福祉产业融合发展为目标，打造涵盖医疗、养老、旅游、保险等产业的产业生态系统。

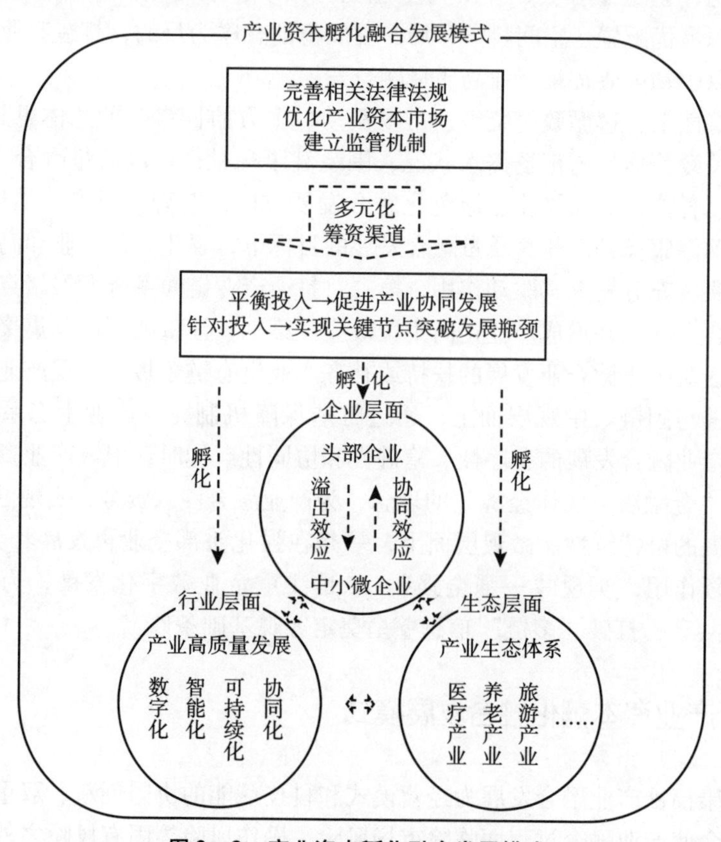

图2-3 产业资本孵化融合发展模式

第三章

健康福祉产业融合发展的实现路径

第一节　健康福祉产业融合发展的目标

“健康中国”属于我国重点推动的国家战略。2019 年，我国先后出台了《国务院关于实施健康中国行动的意见》《健康中国行动（2019—2030 年）》。2021 年，国务院又出台了《国务院办公厅关于加强全民健身场所设施建设发展群众体育的意见》。这些政策文件的出台，主要体现了两个核心内容：一是预防疾病；二是促进健康。而且，其着重点在后者。也就是说，要通过促进人民的健康，进而从源头上减少疾病的发生，实现“治未病”的目标。因此，为推进健康中国建设，要落实好国家、地方政策要求的各项任务，促进健康福祉产业融合发展，才能实现健康中国源头转换。然而，由于我国经济社会发展起步较晚，我国的健康福祉产业无论是与国内其他产业比较，还是与国外的福祉产业对比，发展都比较滞后。例如，近百年来西医在现代医学领域已经取得了长足发展，在微生物领域更是遥遥领先。但相比较而言，我们的中医领域存在着中医药人才匮乏、药方疗法创新性不足等问题，总体发展缓慢。此外，对于健康的理念而言，我国目前也还在逐步追赶中。很多人对于健康的理解尚处于初级阶段，尤其对心理健康、身心健康等健康的理解不够到位。然而，每个行业都有其必须遵循的发展规律，健康福祉产业当然也不例外。只有秉持“传承精华、守正创新”的理念，实现古今交融、中外结合，才能实现健康福祉产业可持续性发展。以中医药行业为例，推进中医药现代化、产业化，坚持中西医发展并重，推动传统行业和创新行业相互补充、协调发展，借鉴各学科优势，形成学科间互补互促，是中医药行业发展的必经之路。当然，健康福祉产业并不仅仅是医疗行业，而是涉及多个行业融合、发展的新型业态。因此需要由点到面地从"单一产业"到"完整产业链"，完善健康福祉产业内部结构优化升级，提升健康福祉产业链、供应链现代化水平，实现产业高数量增长向高质量发展转变。

针对确定以何为健康福祉产业的阶段性目标，从而推动健康中国战略的落实。经研究梳理，我们认为，我国健康福祉产业融合发展的目标如图 3 - 1 所示，到 2030 年，争取做到以下三方面：第一，充分发挥我国中医药在"治未病"中的主导作用、在重大疾病治疗中的协同作用、在疾病康复中的核心作用。[①] 第二，坚持创新驱动和融合发展，对国家现有的医疗资源配置进行优化。实现分级诊疗制度，推动医疗服务精准到位，助推我国中医药健康服务蓬勃发展。第三，实现从"疾病医治"向"健康促进"推进，从"治疗"向"预防"转变。凸显"治未病"的作用，引导人民群众积极参与体育活动、养生活动，使用养生保健类产品等。与此同时，重视学习管理自身情绪，做到身体健康与心理健康同步发展。医疗单位、保健行业、健身中心等各行业主体应为人民群众提供全方位的"大健康"服务，让大众真正从产业中汲取资源、享受社会优质服务，从而打造健康福祉"中国坐标"。

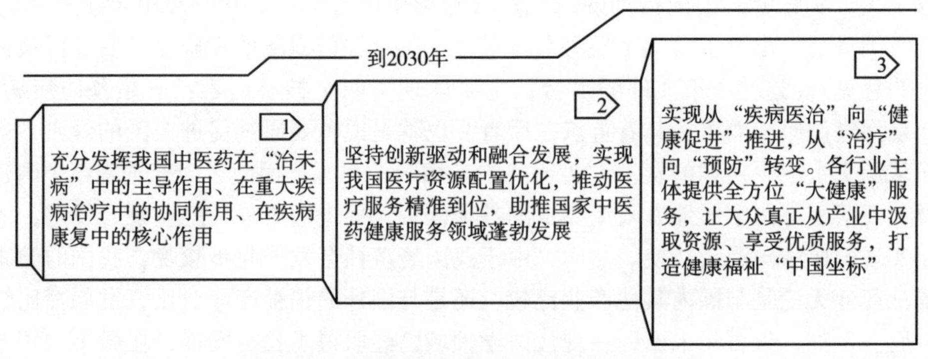

图 3 - 1　我国健康福祉产业融合发展的目标

第二节　健康福祉产业融合发展的思路

我国健康福祉产业融合发展的思路如图 3 - 2 所示，主要是针对我国健康福祉产业融合发展存在的问题（产业融合程度低、产业结构不平衡、产业供给不充

---

① 顾彦.《"健康中国 2030"规划纲要》发布　看健康中国如何"三步走"？[J]. 中国战略新兴产业，2017 (21)：80 - 81.

分、产业融合形式单一、科技创新能力弱），通过提升产业融合程度、推动产业结构均衡化、实现产业供需平衡、创新多种产业融合形式、增强科技创新能力，从而有效实现国家健康福祉产业融合发展。

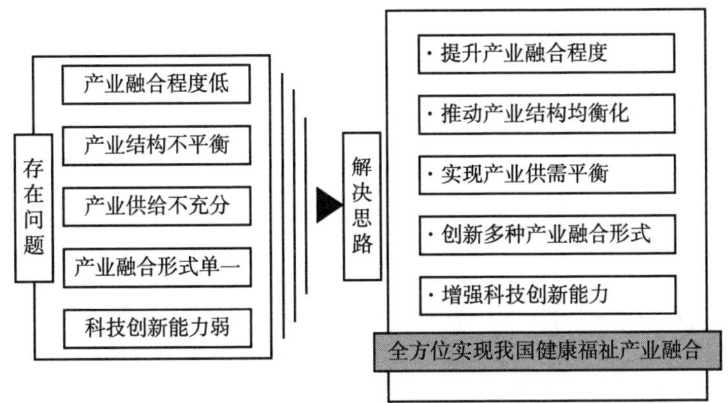

图3-2 我国健康福祉产业融合发展实现路径的思路

一、提升产业融合程度

健康福祉产业链贯穿全生命周期，囊括民生各领域。由于健康福祉产业涵盖范围过广，导致产业出现点状分布、条块分割、多头管理、分散经营等问题。再加上不同产业的交流度低，也造成“信息孤岛”局面，严重影响健康福祉行业整体产业链的健康发展。因此，需要健全统一规划与管理制度体系，为同类产业合理有效整合提供制度依据。通过建链、延链、强链、补链等手段，补齐健康福祉产业中间环节，为健康福祉产业“强筋健骨”。与此同时，应加强产业间交流合作，使现有产业彼此互惠互通，全方位增强产业融合程度。例如，建立医疗机构与养老机构合作体系，实现“医养融合”。再通过发挥职业院校人才库作用，为医疗养老产业输送人才资源，实现“医养教”融合。

二、推动产业结构均衡化

健康福祉产业属于复合型产业。横向角度来看，目前我国产业间相互关系不够紧密，构成不够合理。例如，以养生为中心的健康服务业，医药行业的优势以及人才、资源投入量明显不同，这就导致健康福祉行业整体产业链在健康管理、养生服务、保健品等方面存在较大短板。纵向角度而言，以与老百姓最密切相关的医疗卫生为例，我国东、中、西部地区由于人口密度、经济发展水平不平衡，导致区域间的医疗卫生资源配置不平等。对标以上问题亦可以从两个角度进行路径分析：横向需加大短板产业投入，创设品牌活动，创新合作模式，依托先进产业的资源优势带动短板企业精准补短，“以优带劣”实现各产业协同发展。纵向则需要对各地区的资源分配进行基础性的分析，根据各地区实际情况细分产业优质资源，共同促进健康福祉产业资源整合与协同创新，推动产业结构均衡化，实现产业共建、共享、共融。

三、实现产业供需平衡

一方面，快节奏的高压生活，让年轻人养成了熬夜的习惯。科技产品又让很多人成为“机不离手”的“低头族”，诸多坏习惯成为各类疾病的导火索；另一方面，人民随着生活水平的提高，对于身体健康的重视程度明显上升。在此现状之下，对医疗、护理、保健等方面产品、专业人员的需求量不断提升。因此，需重视解决人民的健康需求与健康产品提供不平衡、不充分的矛盾，实现健康福祉产业供需平衡。例如，中医药在“治未病”上具有优势，但目前专业人员的数量不足、质量参差不齐，不能满足社会需求。这需要通过开设中医药专业课程、兴办中医药职业技术院校、集中培养中医药人才等方式不断夯实中医药专业人才队伍。此外，还要注意根据各地区的实际情况、各领域的供应短缺项、各类人群的需求不同，采取不同的政策支持，从而解决“供不应求”问题，实现健康福祉产业供需平衡。

四、创新多种产业融合形式

产业融合，不单指同一产业中的不同行业融合，还包括在结构上处于不同层次的产业相互渗透。目前，我国产业融合形式更多还处于第一阶段。例如，在同一产业中，以不同主体带动本产业融合，引入高校、企业、政府等多方主体共同参与，从而实现机制的融合发展。因此，需要深化改革、统筹发展，创新多种产业融合形式，促进其他类型产业的部分要素与健康福祉产业相融合。从产业价值链角度看，健康福祉产业融合发展可以采用互动延伸型融合模式、重组型融合模式、渗透型融合模式等。① 以传统农业与健康产业为例，可将传统农业中的生态

---

① 翁钢民，李凌雁．中国旅游与文化产业融合发展的耦合协调度及空间相关分析［J］．经济地理，2016，36（1）：178－185.

资源作为两大产业间的桥梁，依托自然环境，开展徒步旅行、户外实践等活动。又可以保护森林、乡村资源为前提，开展森林康养等养生活动，有效减轻人民群众的生活压力，保障个体身心健康。①

五、增强科技创新能力

前文提到了产业供需不平衡，不仅是“数量”的不足，更是“质量”的未达标。一个产业的科研创新能力强弱决定了该产业能否可持续发展，健康福祉产业亦是如此。应加强健康事业与现代科技相融合，从顶层设计到成果惠民全流程注入技术支持。同时注重主体发展与协同创新，依托关联行业已实现的新型技术助力本行业的升级。就像坚持中医药的健康事业不能也不可能光靠本行业“长驱直上”，其发展必然需要其他领域的共同发展。比如，现代西医的发展，必然也能促进中医药健康事业的发展；基因工程、人工智能、VR 技术、医疗检测设备升级等，都能为中医药健康事业发展提供重要的基础，从而推动中医药事业的智能化、便捷化。

第三节　健康福祉产业融合发展的实现路径

一、从外部推动到内部自发融合

（一）从政策引导到市场自发融合

虽然业界对健康福祉产业的未来非常看好，但由于其具有很强的公益属性，在前期发展阶段需要大量的投入，而利润率、回报率不高，无法快速带来回报，难以吸引太多的主体尤其是实力还不够强大的企业以及本身生存压力大的社会组织参与进来。

（1）前期。一是需要政府相关部门牵头。政府部门作为主导方，不需要太关注回报的问题。因此，在前期由其作为强力推动方，意义重大，效果也明显。政府部门数量多，且各机关单位分工不同。因此，可以成立相关的领导小组。一方

---

① 兰勇，李玲孜．传统农业与健康产业融合发展路径研究［J］．农业经济，2022（5）：90－92.

面，由政府各相关部门、工作人员组成；另一方面，也可以邀请部分具有社会代表性的专业人士、社会组织、大型企业共同参与。领导小组成立后，即可迅速开展专项大调研，对健康产业发展现状进行摸底，探究产业链内部要素强弱态势，了解社会供需情况。二是在充分调研的基础上，制定健康福祉产业的短期、中期、长期发展战略规划，形成完整的顶层设计架构，为产业的起步发展、长期发展营造良好的发展环境和发展氛围，引导产业朝着最终理想目标迈进。逐步实现我国健康福祉产业规模化、市场化，努力打造具有特色的健康福祉产业集聚地。三是在摸底调研的基础上，针对行业现存的问题，制定相应的优惠福利、补贴政策。积极释放发展健康福祉产业的信号，稳妥制定出台行业政策，为各行业的稳步发展提供保障。四是做好政策落地，依照政策要求迅速推动工作的落实。同时，对于工作的进展情况、遇到的问题及时反馈，审时度势修订相关政策制度，确保顶层设计不架空、政策落地提质增效。

（2）后期。在稳定的宏观顶层设计架构基础上，建立健康福祉产业市场长效机制，从政策单方面扶持局面转变为市场主体广泛参与。前期主体基本上都是政府部门，而当健康行业越来越受到业界认可，且基础打牢之后，就可以吸引更多的市场主体共同扶持产业运行发展。比如前期依靠政策精准扶持的健康服务型企业从“起死回生”到“东山再起”，可以吸引其他大型的国有或者私营企业加大健康福祉相关资源要素投入。前期所打造的立足国家战略支持、具有重要实践意义与社会意义的“健康产业活动”也能引导社会组织、高校等共同参与进来。各主体既互相配合，又能各取所需。只有这样，整个行业才能实现蓬勃向上的发展态势，也才能逐步走向期待的市场化道路。

（二）从社会机构平台搭建到市场资源自发配置

健康福祉产业单纯依靠政府部门的力量是远远不够的，只有政府与社会机构协同发力，才能集聚充分的人力、物力资源。因此，社会机构平台的搭建，对健康福祉产业的启动具有非常积极的作用。鉴于健康福祉产业的公益属性，搭建各类社会机构平台，并扶持平台逐步发展壮大，有助于吸引大量慈善组织、公益机构加入。既实现资源渗透，又能够提高产业链安全指数。

（1）前期。积极建构行业协会、社会机构等社会组织。通过他们的参与，协助政府共同推进产业的发展。而行业协会等社会组织的参与，同样也需要政府的支持。一是通过扶持政策吸引，甚至培育这些社会组织，为这些社会组织提供必要的人力、财力、场地等支持。二是支持社会组织搭建产业发展的公共服务平台和网络。三是支持社会组织制定产业发展的行业标准，作为“标准制定者”，社会组织的权威必然得到很好的树立，也为未来其自身发展，以及其所推动的产业的发展打下扎实的基础。四是授权社会组织行使一定的行政和公共服务职能，使其权威性进一步增强。

(2) 后期。推动市场资源自发配置。当健康福祉产业发展到一定阶段后，行业协会等社会组织将有更细化明确的定位分工，部分社会组织将逐步转向后台监管工作。因此，既可以明确由特定的行业协会等社会组织作为监管责任主体，行使监管职责，也可以由政府有关部门来行使监管职责。负责的工作包括制定市场准入、产品备案规则，执行严格的审批程序，对市场竞争的合法性进行有序的管理等。此时在产业发展后期，市场上必定会有大量主体积极踊跃地参与。各市场参与主体充分竞争，通过市场进行资源的调配，能推动产业实现有序、积极的市场化。如此，内部环境和外部环境都能保持良性有序，则产业的发展势必可期。

(三) 从市场倒逼发展到企业自发转型升级

目前，我国健康福祉产业链还未形成规模，行业分散度大。虽然有些产业已经完成了资源和链条的初步整合，成效已部分显现，外部正效应已得到初步释放，但仍存在顶层设计不全面、资金和复合型人才紧缺、企业深度融合性不够等问题。这些问题根本上是不同主体的利益出发点不同，相应诉求也不甚相同造成的。[①] 不同企业机构各自为营，因此构建健康福祉产业发展动力机制即协同与竞争尤为重要。从市场倒逼发展到企业自发转型，其遵循的循环流程如图 3－3 所示。

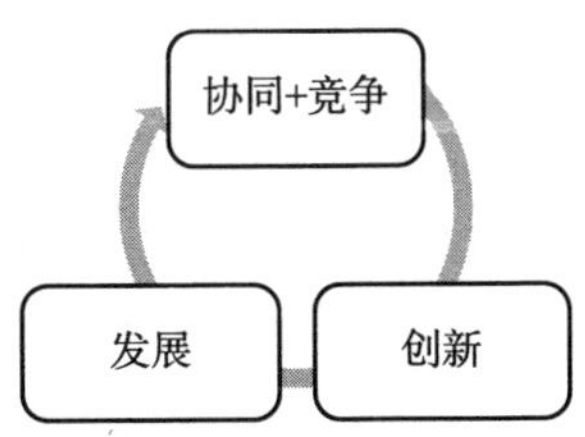

图 3－3 市场倒逼发展到企业自发转型发展流程

(1) 前期。在促进协同方面，需要产业中的不同利益相关者及社会主体树立协同意识和达成合作可行性方案。而协同的方向主要包括行动方向的一致性、服务理念的共通性、优质资源的共享性和产业监督管理的合作性。对于健康福祉产

---

① 王蕾．推进“旅游＋康养”产业融合发展［N］．吉林日报，2020－07－27（4）．

业中的利益相关者来说，"协同"主要聚焦于内部协同，是不同企业为满足人民群众的需求，实现"一条龙"服务而产生的合作。比如，养生保健品生产行业与康养旅游行业所面对的都是对养生方面有一定需求的消费者，那么这两类行业就可以找到共同点，以此为切入点寻求协同发展。而对于社会主体来说，"协同"是指外部协同，也就是指政府、公益机构、旅行社、慈善家等社会主体协同合作为健康福祉产业提供支持。只有形成内外"双协同"的模式，才能推动健康福祉产业运转提质增效。在推动竞争方面，优胜劣汰是市场正常运行所遵守的自然法则，良性竞争是避免淘汰的关键要素。虽然竞争贯穿企业生命周期的全过程，但同时它也是推动企业不断进步发展的动力源泉。在产业发展前期，就需要形成良性竞争模式，在自由的市场环境中，了解同行或同产业的工作情况、最新进展，以此实现对比提升。

（2）后期。经过初期粗放式竞争后，要想在市场竞争中立于不败之地，健康福祉相关企业必然需要遵循"竞争→创新→发展"的规律。在竞争中对比了解自身产业不足与优势，扬长避短，对工作重心、经营方式等进行调整。在前期形成协同与竞争共同推进的趋势之下，企业需掌握合作与竞争数据，系统分析市场环境变化、产品服务供应情况及消费需求升级等信息，对现有的资金分布、环境资源、专业人才等经营要素进行整合，全力推进新产品的研发生产，积极应对新一轮的市场竞争。基于健康福祉产业产品的综合性特点，必须突破单一产品开发设计的思路。一方面，强调产业链内部不同产业产品的多元化并行；另一方面，强调保健、养生等相似产业的融合联动转型升级。使不同行业的企业之间形成合力，共同打造具有地方特色的产品体系，形成独具"中国特色"的品牌标签。

（四）直接性的强干预向激励性的功能性干预转型

在干预手段上，有强干预，也有间接干预。如果一味地使用强干预，则会对市场化产生不利的影响。而且政策的冲击性太强，如果没有把握好尺度，反而会影响产业的稳步前进。但强干预又是必不可少的，在此方面，我国拥有丰富的经验，一直采用宏观调控和市场竞争相结合的手段。因此，在健康福祉产业方面，也很有必要采取两种方式，而且需要根据不同的时间采取不同的方式。

（1）前期。采用严格的行政审批管理方式，使用法治化手段等强干预的方式。这直接关系到一批新兴行业能否直接介入到健康福祉产业中。在审批阶段适当淘汰一部分不符合时间要求或是有实质问题的企业，并且对通过审批筛选后的企业进行多角度分类，对标不同的管理制度。例如，以行业基建的完整度为划分标准，对于底座较为薄弱、实践时间过短的行业实行更为严格的制度管理。

（2）后期。主要采取间接激励性的弱干预手段，以强干预手段为辅助，即两种方式相结合，相辅相成、双管齐下。具体而言，一是主要依靠顶层规划，制定政策与规范标准，从源头上引导企业，避免企业进入过剩传统行业，鼓励企业进入新兴行业，在“蓝海”中竞争；二是建立“负面清单”制度，同时配套打造与“负面清单”相配套的监管体系，从而确保在“准入环节”有严格的限制；三是制定各类规章制度，并健全完善已有的政策，在相关领域开展立法调研，广泛吸收各方意见，形成健康福祉产业的综合配套改革方案，推动产业的可持续发展。

二、从传统技术向高科技转变

（一）利用信息化手段促进转变

现代产业发展的趋势之一，就是各行业与互联网信息化的融合。比如，“工业互联”是“工业＋互联网”的结合，各种“云平台”是相关产业与互联网云平台的结合。因此，一是针对健康福祉产业探索“健康福祉产业＋互联网”的融合。例如，运动健康是健康福祉产业的重要内容，近年来上市的华为手表、小米手表等均有运动记录功能，可以将自己的身高、体重、跑步数据、心率等情况上传到云平台。然后通过云平台的 AI 计算，对个人在运动健康方面的数据进行充分分析，并给出一些在运动健康、瘦身塑形等方面的建议。因此，我国未来也可以考虑将健康福祉产业的内容与互联网、AI 技术、大数据等信息科技结合，更好地运用信息科技。以“数字中国”建设战略为引领，借力信息化技术，使健康福祉产业更好地整合资源，提高产业竞争力，更好地适应人民群众的需求以及时代的要求。二是依托信息化平台和技术，建立健康福祉产业与其他各行各业的联系，包括金融业、旅游业、家居行业、餐饮业等的联系。这就是所谓实现不同结构产业要素的融合渗透，从而打造新经济下互联互通的“全行业链条”。如此，健康福祉产业的内涵和外延才能得到进一步的提升。三是加强大数据在云服务中的应用，在“线下”积累足够案例和经验的基础上，逐步打造“名医网上诊断平台”“运动损伤云平台诊断”等平台，推动“云医院”的成立。这也可以有效解决人民“看病难”的问题，压缩轻症患者看病等候时间和出行成本等。四是汇聚百姓健康资源信息，统筹建设全员人口信息库、居民电子健康档案、电子病例数据三大核心数据库。[①] 支撑区域内卫生健康机构间信息动态共享及业务协同，

---

① 刘晓丽，王英安，陈卓．全员人口数据与人口健康信息系统共享研究［J］．中国信息化，2018（9）：99－100.

满足居民个人健康档案信息查询、增强自我保健和健康管理能力。五是根据人民群众的需求，在服务群众模式方面，逐步打造一批规范化、信息化、特色化、可推广传播的服务模式。同时，要注重建立界面友好型的小程序和系统平台，保证其好用、管用，让群众爱用。

（二）利用智能化技术促进转变

随着“智慧城市”总体定位的深入推进，以及人工智能、物联网、大数据等的融合发展，出现了多学科交叉的多种新型科研成果，依托人工智能技术赋能产业链也成为当前发展的主流。如何使科研结果转变为技术成果，再真正落实为人民群众提供智能化健康服务，以智能技术推动健康福祉产业的发展，是值得思考的问题。鉴于人工智能在我国健康领域已有初步应用，下一步就是在已有的技术基础上升级，以及从外到内为科学研发提供良好的土壤环境。具体而言，一是与各大高校、企业等联动建立健康服务 AI 高新技术研究中心，重点开展健康服务新型技术研究，同时发挥产业孵化器的作用，加快推进科研成果转化。二是建设 AI 智慧医疗系统。通过各种穿戴设备，收集心率、体脂比等数据，利用 AI 系统，对个人的身体健康提出建设性意见，如可以提供个人的短期、长期运动建议，从而确保人的健康信息的电子化、智能化；也可以与智能家居设备共享，比如为颈椎患者推荐更合适的床垫以提高睡眠质量，以及实现睡眠中的健康监测。三是定期进行心理测试，通过 AI 分析个人的心理状态，并提供意见，如系统觉察近期个人压力太大，则可提供一些减缓压力的建议，比如跑步、健身、旅游等；遇到严重情况或突发情况时，可以通过 AI 系统通知相应的医疗机构、心理咨询机构，减少因为生理或心理问题导致的健康问题。四是将医疗诊断等信息纳入 AI 平台中，将同类症状的患者进行比对，通过 AI 来给出更加合适的、更加精准的医疗方案。

三、从单极融合到多极融合

（一）技术密集型行业引领劳动密集型行业

产业组织的调整和集群创新是未来的发展方向，也是迅速提高产业竞争优势的重要原动力。当前企业集中分为技术密集型和劳动密集型，需协调二者在产业链中的占比与关系。具体做法为以下几个方面：一是在传统劳动密集型产业集群发展、集群创新上下功夫。传统劳动密集型产业在历史上发挥了巨大的作用，积累了很多竞争优势。应该说，能在飞速的历史变革、社会演变中最终生存下来的传统企业都是具有核心竞争力的。但同时也应该看到，随着经济社会的发展，一大批新兴的技术密集型企业不断涌现。因此，传统企业必须采取措施，在维持其优势的前提下，延续其生命周期。二是推动集群发展和集群创新，即具有一定竞争优势的传统产业，大力吸引国内外企业在本地区集中，形成传统产业集群。同时，利用人才交流、人才融合、资源结合、政策引导等措施，促进集群创新，促进集群企业技术发展。三是加强信息共享。通过搭建集群信息共享网络平台，使得集群内的企业能便捷地获取资源，并进行差异化、个性化发展，避免集群内"红海竞争"。四是构建集群产学研合作平台。促进政府、高校、社会组织、科研机构、集群企业之间的知识和技术交流、扩散、提升。五是加强劳动密集型企业的整合重组。在产业政策指导下，通过兼并、破产、收购、重组等方式，淘汰部分技术落后的劳动密集型企业，提升技术密集型企业的市场占有率，从而使技术密集型企业低成本快速扩张，优化产业市场的结构。六是通过财政补贴、减税、财政优惠等，鼓励技术型企业进行技改，提升技改在 GDP 中的占比。鼓励企业尤其是大型企业、新兴企业以及传统优势企业向技术密集方面发展，提升技术、研发的占比，提升企业的市场竞争力。

（二）新兴行业引领传统行业

传统健康福祉行业由来已久，且积累了一定的优势地位，比如中医药行业、运动行业等。然而，随着人民群众需求的变化，以及社会的快速发展，必然会有一批新兴的健康福祉行业出现。这些行业可以是与金融高度融合的行业，也可以是与互联网、高科技虚拟技术高度融合的行业。总而言之，随着健康福祉行业不断升级，必然会催生新的行业、新的市场态势、新的运行模式。因此，必须在新兴行业和传统行业之间找到融合点，推动其相互促进、相互发展。

一是在"革命"上下功夫，采取有效措施扶持、引导新兴健康福祉产业的发展。养老地产行业、医养融合行业、智慧养老服务行业等都是新兴行业，这些行业的发展有其必然性和必要性。在新的领域，如果不采取相应的扶持措施，不进行顶层设计、提前引导，一方面会影响新兴行业发展的稳定性，另一方面也会导致新兴行业难以占得市场先机。所以在政策方面，除基础性规范之外，还应该给予政策性支持而不是限制。同时，积极引进国际高端健康检查机构，在健康检查、健康监测、大健康综合管理等市场较空白处开拓新市场、新领域，"横向 + 纵向"开拓健康福祉市场新局面。二是在"革新"上下功夫，推进传统产业技术创新，维持核心竞争力。传统行业由于占有先机，在行业中的占比较高，人民群众接纳度较广。可以在原有基础上，加强传统产业技术创新和产品开发、工艺提升，通过技术引进和消化，吸收再创新，逐步实现生产设备自动化、智能化，大力发展医药流通产业、智慧物流体系、医药物流信息化等，使传统行业更加智能化，更具技术性，更具市场竞争力，更能适应时代的发展。

（三）医养教融合引领医养融合

在“医”“养”“教”中，“教”一直得不到重视，却是非常关键的环节。随着全球市场竞争压力增大，尤其是在第三次工业革命高峰阶段，全球创新驱动能力增强、数字化发展引领经济发展的今天，企业必须不断挖掘新兴技术、开发研制新型产品、推出全新服务，才能在竞争中占据“不败之地”。但一直以来，我国健康福祉企业因起步较晚，所以主要是从发达国家借鉴的新技术和设备等，久而久之形成依赖，将严重影响产业长远发展。同时，由于大部分企业自身研发实力有限，参与高校创新平台的能力不足，所以缺乏将外来技术吸收消化和再创新发展的能力。因此，随着我国经济社会的发展，国内有一定实力的企业开始意识到自身研发与联合研发的重要性，纷纷与高校联合建立研究院、实验室、工程中心等，参与合作研究，有的甚至提前进入相关项目的研发。一是解决科研组织参与产业的体制机制问题。由于目前我国的产学研体制机制、利益分配机制、知识产权保护制度存在不完善、不健全等问题，再加上企业大多以盈利为目的，而高校更注重通过企业的资金支持学术研发及人才培养，因此要实现企业、高校合作高效稳定，或是依托高校建立的合作创新平台，企业达到实质性参与非常困难。在尚未实现有效的产学研合作创新的情况下，亦即企业在产学研合作平台中的参与机制尚未建立之下，若要跨越式构建起产学研协同创新平台，企业的参与机制仍是需要解决的突出问题。二是建立统一的专门对外合作机构，协调各机构的职能和工作，加强科研成果向企业的转移和转化，弥补对接机制的缺失或失效问题，提高科研成果转化率。目前，我国虽然已大力推进产业园区建设，但是科研成果转化“脱节”情况依旧存在。相比于美国等发达国家而言，我国在促进科研成果从高校和科研机构向企业转化等方面存在很大的差距。因此，针对我国科技成果转化率不足10%，真正实现产业化的还不到4%，对比发达国家科技成果转化率高达40%～50%的巨大差距（具体如图3－4所示），以及科研成果经济贡献度不高的现状，我们应该清楚地意识到，高校与科研机构的研究，以及企业对研究成果应用之间的对接机制缺失或失效是我国科研成果转化为惠民产品难度高的根本原因。[①] 为应对成果转化难问题，我们应聚焦产学研合作实践，在

① 李张珍．产学研协同创新中的研用对接机制探析——基于美国北卡三角协同创新网络发展实践的考察［J］．高等工程教育研究，2016（1）：34－38.

"教"方面狠下苦工，向先进国家学习，加强基础研发向应用研发转变，基础研究成果通过市场机制转化为产业和行业发展优势，从而提高我国在基础技术方面的优势和竞争力。三是开展"医养教融合"主题学习活动。所谓"医养教"，从字面意义上理解就是"医疗""养生""教育"，而"教育"一方面代表着由外到内引进受过专业教育的专业人才，抑或是高端的经验技术，另一方面则代表由产业内部向社会输出的医疗、养生知识学习资源。因此，可将养生场所与学习场所相结合，或是增设老年大学学习点，使大众都能从健康福祉产业链中真正地享受到优质资源。

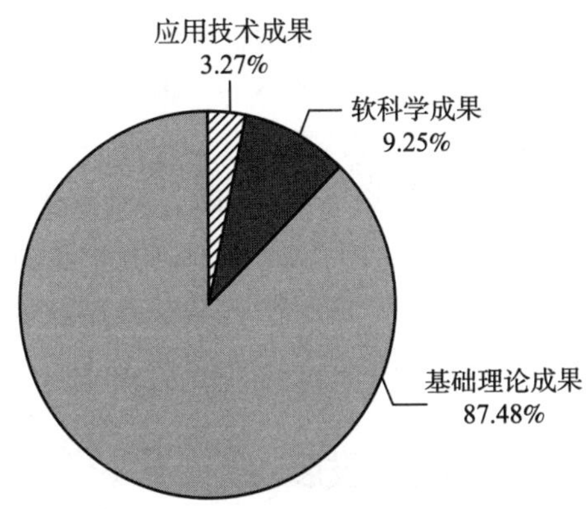

图3-4 我国科研成果转化情况

资料来源：苗圩．着力解决工业转型升级中的几个重大问题［J］．行政管理改革，2013（10）：4-8.

（四）通过融合促进健康福祉产业的整体发展

从健康福祉产业与其他行业之间相互融合的发展来看，健康福祉产业将经历三个阶段的融合。一是技术和产品实现融合。在共享经济下，各个企业的技术、产品实际上是有很高的相似度的，往往只是在个别技术方向和产品应用上存在差异。比如当前各公司指出的智能穿戴设备、VR设备、旅游服务平台等，其实核心技术几乎一样。随着各企业的不断发展、合并、提升技术等，整个健康福祉产业都在不断融合、不断发展、不断升级。在此过程中，技术创新虽然不是健康福祉产业融合的决定性内在要素，但对健康福祉产业融合发展起到了催化剂、黏合剂的作用。此外，对于一线城市以外的城镇而言，健康福祉产业更加需要运用信息化手段来开拓市场。在当前共享经济、共同富裕的环境下，地方特色的健康福祉产品需要借助互联网等通信技术实现迅速传播。尤其是对于当下的年轻人来说，了解健康福祉产品的来源大多是淘宝、京东等购物网站，抑或是商家以多种形式插入各类 App 的中插广告。以互联网渠道实现信息流通，吸引消费者浏览购买，最终实现利益转化，刺激产业链产值、回报率增长。同时，产品融合仅仅只是产业融合开始的一个重要标志，在产品融合的不断发展下，一系列的融合型产品将进入健康福祉市场，填补客户的个性化和多元化需求。可以说，健康福祉产业融合发展必定是未来行业发展趋势。二是业务实现融合。技术和产品的融合，推动了产业融合进入新的阶段，即业务的融合。[①] 健康福祉产业与其他行业之间可以实现相互的业务融合。例如，某公司开发了智能穿戴设备，在逐步占据市场份额的基础上，必然可以开发其他的业务板块，比如健身饮食板块。这些虽然不是完全一样的业务，但其实是有很强的相通性的。三是市场实现融合。健康福祉行业中，企业与企业之间虽然产品、业务不同，但往往拥有相同的消费者，例如年轻一代的消费者喜欢智能穿戴设备，喜欢跑步、健身、美食。那么，这些不同业务的公司可以用兼容、并购、投资入股等方式，将消费者相同的业务串起来，实现企业版图的扩张。产业市场融合有助于形成具有市场竞争力的企业，因此应该在政策上予以支持，例如我国的华润集团，基本上在健康运动、饮食、医药等行业实现了市场融合，具备很强的市场竞争力。

四、从粗犷式发展到集约式发展

（一）从低附加值向高附加值转变

（1）前期。健康产业多为低附加值的产业，投入产出比较低，内容结构及提供产品服务均较为单一。因此，大多的产品、服务、机构等本身发展空间小，且加上缺乏规范化管理，导致整体发展缓慢。对低附加值产业，应持有不断完善的态度，而非放任其自由发展。因此，需要制定详细的产业规范，加强低附加值产业依法管理力度，确保低附加值产业稳步前进，也为高附加值产业的发展奠定基础。

（2）后期。通过深化“放管服”改革，研发或引进高端技术增强产业附加值等方式，引领低附加值产业向高附加值产业转变或者是高附加值产业兴起。以医疗机构为例，加大医疗服务领域开放力度，推进非营利性民营医院和公立医院享有同等待遇，更好地应用国内外先进医疗技术和优质高端的医疗服务资源。通

① 黄坚．共享经济下旅游产业融合发展趋势及创新路径［J］．商业经济研究，2019（6）：180－182.

过资源整合、集团化经营、托管共建等方式，重点发展眼科医院、老年医院、妇产科医院、康复中心等紧缺和特需领域的医疗机构单位，提供更加高附加值的产品和服务，从而助推高端医疗服务业的发展。

（二）从批量生产向个性化定制转变

（1）前期。健康福祉产业链为提高产业的总产值，可以采用批量生产同类同质产品的方式，提供共性的简单服务，而这就需要拓宽同类产业生产链条。我们国家可以凭借老工业基地和优质的现有资源作为载体，大力招商、引商，吸引一批国内外知名、有实力的企业，以此拓宽现有的生产链和价值链。例如，长白山蕴含丰富的环境资源、矿物资源、纯净水资源、名贵药材等天然康养资源，同时还是多民族聚居地区，拥有大量的人文、地方文化资源，这为康养健康产品和服务创新提供了有力保障。[①] 在此基础上，完善研发孵化、中试生产、交易展示、物流配送等功能，就能更好地为生命健康产业孵化企业提供产业化平台。[②]

（2）后期。随着受众对个性化需求的提升，可以着力扶持一批主业突出、科研实力强、品牌带动作用明显、个性化变通弹性大的生产企业。重点发展高性能医疗设备和器械等产业，推出个性化产品定制服务，打造先进的生命健康制造产业基地，加快完善产业长远可持续发展的配套政策体系，引导健康福祉产业中的企业提供个性化产品和服务，营造出不同企业“各有所长”、产业整体“百花齐放”的态势。

（三）从兜售产品为目的向培育康养文化理念为目的转变

（1）前期。健康福祉产业在产品供应中主要还是销售医疗产品，而服务则是以提供健康、运动服务为主，这也比较容易让人民群众所接纳。因此，面对大众因工作学习给身体带来的种种“小毛病”，可以注重医疗产品的多样化。服务方面也要注重多样性和群众可接受性，可以推动体育比赛、开放运动场馆、进行体育培训等，例如，举办马拉松比赛、社区趣味运动会、广场舞比赛等。提升人民群众参与体育健康活动的积极性，吸引更多个体参与到健康福祉产业中来，不断增加健康福祉产业的受众范围，使产业逐渐深入人心。

（2）后期。应加强养生保健宣传，引导人民群众对身体健康的态度从“治病”向“预防”转变。随着大众对“治未病”理念的不断树立，以及对运动、心理健康、旅游等健康相关领域理解得更深化，就可以大力发展休闲养生保健产

---

① 王蕾. 推进“旅游+康养”产业融合发展［N］. 吉林日报，2020-07-27（4）.
② 郑代丰. 试谈健康产业发展路径选择［N］. 中国人口报，2020-07-29（3）.

业。加快体育服务综合馆、运动休闲基地、生态养老村等重大项目场所建设，推进都市山水休闲旅游产业开发。[①] 鼓励发展多种形式的体育健身俱乐部，培育户外健康疗养线路产品。促进体育运动产业与其他衍生行业相结合，发展体育产业新业态，打造富有活力的运动旅游基地和山水型城市休闲区。

（四）从健康福祉产业整体发展到经济社会全面发展

全面完善健康福祉产业链，做好建链、补链、强链工作，其最终目的是为人民群众带来幸福生活，为社会增强经济原力。

(1) 前期。坚持健康福祉产业发展为根本目标，围绕由点到面培育福祉产业融合发展。

(2) 后期。如果能把健康福祉产业链打造齐备，使之成为我国经济支柱产业，那么，其必然会对国家经济社会发展起到全面推动的作用，以此为契机，就可以努力推进其他与健康福祉产业相关的产业。

① 丁云霞．体育综合体服务供应链利益主体间的关系及其协调机制研究［D］．上海：上海体育学院，2019：3.

第二部分

构建产教融合推动健康福祉产业创新发展的保障机制

第四章

健康福祉产业产教融合存在问题

实现健康福祉产业创新发展需要高效利用产业资源与人力资源，挖掘产业创新发展的新动能，而产教融合则是实现这一目标的重要举措。当前健康福祉产业产教融合在不断推进的过程中既会面临机遇，更会面临阻碍推动健康福祉产业创新发展的相关问题，而要使产教融合在健康福祉产业创新发展中有效发挥作用，就必须明晰在健康福祉产业创新发展视角下产教融合面临的问题。鉴于上述情形，本章从推动健康产业创新发展这一视角出发，对当前健康福祉产业产教融合面临的问题进行分析。

第一节　打造新型产教融合体阻碍重重

推进健康福祉产业创新发展，需要集聚并挖掘一批新的产业资源、教育资源，并实现二者高效对接。而要实现这一目标，就需要通过对现有产教融合模式进行整合，打造一批能够集聚创新资源的以办学融合体与教学融合体为代表的新型产教融合体。就健康福祉产业产教融合推进的现实情况而言，当前在打造推进产业创新发展的新型产教融合体方面存在一系列阻碍，主要体现在以下三个方面。

一、人才培养模式与产业实际需求脱节

（一）学校知识传递存在明显滞后性

以学校为代表的人才培育机构大多仍沿用传统的授课模式，教材知识更新速度明显落后于产业更迭速度，健康福祉产业以产业融合创新发展为目标的新型课

程体系有待建立。人才培育过程与健康福祉产业中的头部企业、新型业态联系程度有待加深，复合专业型人才培育方式应用不足，导致学生进入社会仍需从头学起，学生理论水平与社会实践要求严重不匹配。

（二）人才培养定位模糊

由于对健康福祉产业创新发展需要何种类型的人才这一问题认识有限，健康福祉产教融合培育人才导向不够明晰，进而导致了当前的产教融合活动大都局限在围绕健康福祉产业某一细分行业人才（例如公共卫生人员、养老护理人员）供给上。培育人才单一化、同质化的特点突出，而对其他类别的健康福祉人才的培养不足，具备全产业链视角的复合型创新创业人才供给更为缺乏。

（三）推进健康福祉产业发展的人才配置效率仍有待提升

人才评价、流动机制仍有进一步完善的空间。主要体现在健康福祉产业人才标准与产教融合过程存在脱节现象，人才在健康福祉产业各环节的流动较为受限，存在相关障碍，信息不对称现象突出，既无法满足健康福祉产业发展的人才实际需求，也无法高效配置产教融合人才为健康福祉产业创新发展提供助力。

二、相关主体参与产教融合意愿有待提升

健康福祉产业产教融合涉及主体众多，不同主体利益的分歧不仅会对现有的健康福祉产业产教融合项目的推进产生负面影响，更会降低未来相关主体参与不同类别及区域健康福祉产业产教融合进程的可能性，最终无法实现健康福祉产业创新发展的目标。当前，影响健康福祉产业产教融合主体参与意愿的因素主要有两方面：一方面，对各个主体参与产教融合的作用、角色界定不清晰，在健康福祉产业新业态产生背景下对参与产教融合各方主体的利益协调机制建设较为缺乏；另一方面，对提升相关主体参与产教融合积极性的宣传工作有待进一步完善与提升。

（一）产教融合主体利益协调机制与参与意愿脱节

部分学者认为以学校为代表的人才培育机构较之企业参与意愿更强烈。[①] 但健康福祉产教融合活动主要推动主体的类型不同往往会导致同一产教融合主体参

① 白逸仙，王华，王珺．我国产教融合改革的现状、问题与对策——基于 103 个典型案例的分析［J］．中国高教研究，2022（9）：88－94．

与意愿不同。

具体而言，以政府为主要推动力量的健康福祉产教融合活动是否给予其他主体补贴，对其他产教融合主体的参与意愿影响较大。而以学校为代表的人才培育机构以及社会机构和企业共同参与的产教融合活动，投入收益比则是影响相关主体参与意愿的重要因素。

不同健康福祉产业产教融合主体在不同类型的健康福祉产教融合过程中的角色与定位选择不同，外部负效应在健康福祉产教融合活动中发生的概率会增大并将成为健康福祉产业创新发展的桎梏。但在现有的各层级健康福祉产业产教融合发展与引导模式中，缺乏充分考量各个主体在不同情形下的选择与角色定位差异，在此情形下的引导性体系建设以及利益协调机制完善效果并未达到理想状态，健康福祉产教融合活动无法向产业创新发展的方向推进。

（二）健康福祉产教融合宣传活动质量需提升

宣传活动质量的提升有助于树立参与健康福祉产教融合相关主体的心理收益预期，对提升健康福祉产教融合活动效率进而加快健康福祉产业创新发展速度意义重大。但在当前，较之于其他领域的产教融合活动，健康福祉产教融合活动并未形成长期面向全国发布推进情况的系统性白皮书。在宣传活动中，对健康福祉产业产教融合活动推进企业创新，实现并创造经济价值利润，服务地方区域创新发展的典型成果与案例宣传力度仍需进一步提升。对健康福祉产业龙头与链主型企业参与健康福祉产教融合活动的宣传力度应进一步增强。

三、提升产教融合效率与质量的阻碍因素突出

不断提升产教融合的效率与质量是实现健康福祉产业创新发展的重要途径，能否更有效地提升产教融合的效率与质量直接决定健康福祉产业创新发展这一目标实现的速度。当前，提升健康福祉产业产教融合效率与质量方面主要面临三方面阻碍因素：一是因参与产教融合人才培育机构数量有限导致的产教融合效率与质量问题；二是因产教融合数字化、智能化应用不够引发的产教融合效率与质量问题；三是因企业与教育系统的对接效率较低造成的产教融合效率与质量问题。

（一）人才培育机构数量有限降低产教融合效率与质量

当前，各地健康福祉产业产教融合的人才培育机构主要以各类不同性质的学校为主，而参与产教融合的其余重要研发创新主体（例如企业、各类研究所）的

数目较少，这就导致了人才培育机构数量有限。而完全依赖相关企业某一领域特殊需求进行点对点型的“订单”式人才培养模式是许多地区健康福祉产业产教融合的主要推进模式。以上二者共同作用最终会造成两个结果，首先是通过人才培育机构产出的人才在数量上无法满足产业创新发展的现实需求，其次是大量同质性的人才产出会造成人力资源与创新发展不匹配，甚至出现人力资本错配问题，最终降低产教融合质量与效率。

（二）数字化及智能化应用不够阻碍产教融合效率与质量提升

数字化与智能化应用的缺乏将会导致产教融合无法突破资源、地理距离、信息不对称的束缚，对提升健康福祉产业产教融合效率形成巨大阻碍。当前各地健康福祉产教融合数字化应用范围、模式较为有限，特别是如何对接产业需求端、提升创新效率路径仍有待进一步探索，各地区对产教融合数字化及智能化基础设施投入的重视程度仍需进一步提升。

（三）企业与教育系统耦合驱动不足

企业与教育系统之间资源互换与人才流动机制的缺乏、信息分享以及利益反馈机制的欠缺使得产教融合过程最终流于单方面推动，对产教融合质量与效率提升产生不利影响。当前，企业层面特别是头部企业参与教育办学的渠道与路径有待进一步完善，教育系统引进其他资源加快产教融合的渠道有待进一步完善。

第二节　产品融合体建设基础薄弱

能否通过产教融合过程，打造新的产品融合体，在培育人才的同时能够对已有的健康福祉产品进行进一步完善，对实现健康福祉产业创新发展意义重大。当前面临以下两方面问题。

一、产教融合中的创新理念需强化

当前，健康福祉产教融合主要是针对已有产品或服务的既定模式化培训，多是建立在已有市场需求基础上采取固定化的培养模式，例如培育护理人才、公共卫生人才等。但在产教融合过程中，对已有产品或服务的改进或创新并未作为一项重要宗旨或目的，与此同时，对参与健康福祉产教融合人员的创新潜力挖掘与培育意识并未得到很好的体现。具体情形主要体现在以下两个方面。

（一）仅注重人才培训的产教融合理念根深蒂固

现有的健康福祉产教融合活动大多数围绕着企业以及卫生相关事业单位的特定需求批量培养仅能具备某一特定技能的熟练工种型人才。此类产教融合活动不强调对人才创新能力与批判性思维的挖掘，在进行产教融合过程中往往不注重引导参与人员探索并应用其他领域知识及技能的意识，最终导致健康福祉产业创新发展缺乏创新型人力资源支撑，使得打造新的产品融合体无从谈起。

此外，在现有的健康福祉产教融合过程中，对于鼓励相关参与人员借助产教融合过程进行健康福祉产品性能改进以及进行自主研发创新的意识导向不强、推进力度不够，最终导致现有的健康福祉产教融合活动无法凝聚打造新的产品融合体的力量。

（二）产教融合过程滞后产业链创新

健康福祉产业不断发展，与之相伴随的是不断诞生的新业态以及与其他产业相互融合的不同产业链条。这些产业链以不断涌现的市场需求进行创新，从而产生新型健康福祉产品，成为推动产业创新发展的不竭源泉。

但与之对应的是现有健康福祉产教融合过程与产业链前沿距离过大，产业链创新最前沿的资本、需求信息、创新型人力资源无法及时传递到产教融合过程中，产业链相关企业研发环节与健康福祉产教融合活动的融合度不高，健康福祉产教融合培育人才无法实现向产业链创新前沿高效流动，造成新的产品融合体无法在现实中落地。

二、产教融合体系与区域创新体系亟待高效对接

健康福祉产业产教融合体系在建立的过程中，并未较好地结合全国各地产业特色优势资源、研发资源，在产教融合过程中对新技术、新产品的挖掘与改进程度依然有待提升。在健康福祉产业产教融合过程中，对健康福祉产业新业态、新发展模式的应用程度还有待提升。此外，健康福祉产业产教融合体系较为孤立，与各地区健康福祉产业产学研体系以及研发体系融合程度不深，融合的路径与方式较为受限。上述问题的存在最终导致健康福祉产业产教融合体系与国家以及区域层面创新体系对接效率受限，进而影响新产品融合体的打造。

（一）产教融合体系区域独有特色不明显

当前，国内不同区域在医药健康福祉产业具备不同比较优势，这些优势主要涉及自然资源、创新能力、市场需求乃至区位优势。这些比较优势直接决定了健康福祉产业创新发展路径。而要通过产教融合实现推动健康福祉产业创新发展的目标，就必须结合区域健康福祉产业资源优势，打造特色型新产品融合体系。

但就当前各地区开展的涉及健康福祉产业的产教融合活动而言，存在过度学习发达国家或地区健康福祉产业产教融合活动的倾向。健康福祉产业产教融合体系在构建过程中，目标指引性不强，与区域创新体系匹配度不高，结合区域健康福祉产业已有资源的针对性要素设置体现程度不够，导致各地区已有健康福祉产业产教融合活动存在模式化、高度雷同的潜在风险，无法为打造具备区域特色的创新产品融合体提供助力，最终导致无法为各地区健康福祉产业创新发展提供充足的创新支持。

（二）产教融合缺少对接区域创新体系中介载体

集聚各类要素的高新科技及创新创业产业园区、各类创新属性突出的创新型企业、以高校等科研机构为核心的创新研发体系是区域创新体系向外延伸的三个重要接口。但从健康福祉产业产教融合的推进情况看，缺乏同这三个重要接口对接的中介载体。将大数据、云计算、人工智能、场景模拟应用于健康福祉产业之内所产生的新业态能够同时吸引区域创新体系以及健康福祉产业发展资源的关注，可以充当产教融合对接区域创新体系“吸铁石”的作用，在此基础上打造中介载体会起到事半功倍的效果。

但从健康福祉产业产教融合现实推进的过程而言，健康福祉产业产教融合过程往往局限于传统产业视角，积极引入其他门类新兴学科的知识与手段的过程还略显不足。除此之外，产教融合体系外教育以及创新资源共享平台的缺失进一步弱化了新业态所起到的“吸铁石”作用，最终导致产教融合缺乏对接区域创新体系的中介载体，打造新型产品融合体的效率与速度极易受到负面影响。

（三）产教融合与产学研体系融合困难

产学研体系的核心是以大学为代表的高等院校与科研机构，而目前在进行产教融合的人才培育机构中起主要推动力量的是职业学校。高等院校与科研机构均未主动进行体系融合。背后主因在于作为引领二者进行融合的另一股重要力量，健康福祉企业在产教融合过程中的主体作用并未得到充分发挥。当前健康福祉产业产教融合活动并未很好地主动对接到健康福祉企业在完善新产品与技术、改进并推广产品特性等现实需求的过程中。在上述情形下，通过产教融合无法打造新的健康福祉产业产品融合体。

第三节　产教融合相关法律法规针对性不强

针对性的法律法规缺乏，是阻碍产教融合促进健康福祉产业创新发展的重要因素。具体而言，主要体现在以下三个方面。

一、产业属性突出的系统性法律保障不完善

当前，无论是国家层面还是省级层面都未结合健康福祉产业属性，制定健康福祉产业产教融合总体性法律与细分领域的产教融合实施细则。相关法律法规缺失不利于参与产教融合的各个主体明确自己的行为边界，更会降低健康福祉产业产教融合潜在参与主体的数量，对未来健康福祉产业产教融合在全国各地深层次更大范围的推进将会产生不利影响。相关法律法规不完善，同时也会阻碍参与健康福祉产业产教融合主体发挥力量，最终降低以产教融合带动健康福祉产业创新发展的可能性。

（一）健康福祉产业产教融合活动指导性法律缺乏

从国家层面而言，当前针对健康福祉产业特性并未探索出台特定的法律。同时在《中华人民共和国职业教育法》出台后，针对健康福祉产业产教融合活动的专门性法规或解释文件较为缺失。而在地方层面，各地健康福祉产业产教融合活动存在导向性不明确以及界限模糊的问题，对健康福祉产业产教融合发展方向以及延伸范围界定不足，对健康福祉产业产教融合辐射范围、产业创新发展的相关界限、业态模式限制的法规界定仍需进一步完善。健康福祉产业产教融合活动存在无序低效率发展的潜在风险。此外，在法律法规设立的侧重点上，对健康福祉产业产教融合过程中的问题过于聚焦关注，但却忽视了产教融合完成后所产生的溢出效应。

（二）产教融合过程中各主体权益界定不明确

一是对参与健康福祉产业产教融合过程中可能涉及的相关主体界定不清晰。当前在地方层面，结合当地医药健康福祉产业发展现实状况，清晰把握参与健康

福祉产业产教融合主体动态的能力不足。政府部门推进产教融合规划的动态调整性有待进一步提升，导致界定相关主体法律权益面临困难，法律法规文件制定不及时。

二是存在只从学校、企业两重视角出发，仅关注各自内部在进行健康福祉产业产教融合过程中面临的问题。当前从地方层面来看，对外部资源参与健康福祉产业产教融合的法律关注度有待进一步提升，特别是在资本归属、国有资本等各类资本参与方式以及企业主体作用向外延伸发挥等领域缺乏关注。对相关主体应享有的权利与义务界定不清晰，特别是在产教融合创新收益分配这一核心问题上界定不清晰。除此之外，对参与健康福祉产业产教融合相关人才的权益，特别是教师以及学生群体的保障型法规建设仍需完善，缺乏保障健康福祉产业产教融合人才持续供应的针对性法规。

二、产教融合型企业管理的法律依据不明确

（一）产教融合型企业法律界定不清晰

当前在全国层面上，对健康福祉产业产教融合型企业按细分业态进行详细界定的系统性法律指导性文件并未出台。而在省份及以下层面，除缺乏法律指导性文件外，并未结合自身所处区位优势设立合理准入机制。在上述情形下，健康福祉产业产教融合型企业评判权、不同细分业态准入资质、参与培育主体等问题在法律上界定不清晰。

（二）产教融合型企业管理法理依据空白

各层级对产教融合型企业后续追踪管理的法律法规内容有待进一步完善。健康福祉产业产教融合型企业管理的规则、范围、负责部门、管理方式缺乏统一性，法律依据不明确。对各个层级健康福祉产业产教融合协同政策系统的法律性文件有待进一步出台。除此之外，对健康福祉产业产教融合型企业后续发展追踪以及退出机制的相关法规空白有待进一步弥补。

三、产教融合法律机构建设滞后

法律机构建设是健康福祉产业产教融合法制体系建设中的重要一环，更是完善健康福祉产业法律法规体系的一项重要组成部分，健康福祉产业产教融合法律

问题援助机构建设应进一步加强。当前在这一领域主要面临以下三方面问题。

（一）法律仲裁机构需加快建立

当前健康福祉产业产教融合活动在国家及省级层面缺乏处理健康福祉法律纠纷类的专业法律仲裁机构。对健康福祉产业产教融合过程中发生的纠纷无法提供除法律诉讼外更好的解决方式，不利于产教融合主体进一步降低成本。

（二）专业的立法协助机构需抓紧设立

无论是在国家及省级层面产教融合法规中对健康福祉产业产教融合活动设立特定的法规解释说明，还是针对性地设立相关法律法规条目，都需要在立法的过程中引入产教融合主体代表参与立法以及出台法规条目解释的过程。但从目前实践情况看，在这一领域还存在较大程度的欠缺，背后的原因在于特定的立法协助机构缺失。此外，各层次立法机构的缺失还会导致国家和地方层面对健康福祉产业产教融合活动法律修缮方向不一致的问题。

（三）特定法律援助机构数量不足

在产业创新发展目标下，健康福祉产业产教融合活动不同类别的参与主体由于自身整体实力存在差异，在应对自身权益保护、对外交流信息获取等法律层面问题时往往存在缺陷，当部分参与主体自身能力无法应对相应法律问题时，特定法律援助机构数量不足将会极大地增加健康福祉产业产教融合主体应对法律问题的成本，不利于健康福祉产业产教融合效率的提升。

第四节 政策支持举措不完善

完善的政策支持是健康福祉产业创新发展目标下健康福祉产业产教融合活动重要的支撑。当前，健康福祉产业产教融合活动政策面临的问题主要有以下四方面。

一、健康福祉产业产教融合总体性政策支持较为缺乏

当前，在国家以及各省级层面并未针对健康福祉产业产教融合出台政策，针对性与系统性的政策支持手段有待进一步探索。与此同时，各地区的健康福祉产

业产教融合相关政策并未同国家级、省级层面的政策进行深度对接，产教融合进程持续推进存在动力不足的问题。各地政府在制定产教融合相关的政策时引导手段有待进一步优化与提升，具体面临问题主要有以下两个方面。

（一）各层级健康福祉产业产教融合活动统领政策匮乏

现阶段，在各级政府层面，针对健康福祉产业产教融合活动并未出台专门性的综合性政策保障文件、针对性政策实施细则，相较于其他行业或领域的产教融合活动政策制定推进进程而言，健康福祉产业产教融合活动统领性政策重视程度还有待提升。

（二）各层级健康福祉产业产教融合政策协调度不高

在缺乏统领性产教融合推进政策的大背景下，健康福祉产业产教融合支持政策空白领域较多，各层级之间健康福祉产业产教融合政策在制定与实施过程中的协调程度有待进一步提升。国家及省级层面对健康福祉产业产教融合活动扶持政策重点的一致性仍需进一步加强，目前对政策实施目标与引导手段的相互协调程度仍显不足。

二、教育政策仍需进一步完善

教育政策的针对性有待进一步提升，在产业创新发展目标下，当前健康福祉产业产教融合活动教育政策支持领域主要存在以下两方面问题。

（一）教育政策关注的主体范围有限

从当前与产教融合活动相关的教育政策扶持方向来看，包含健康福祉产业在内的各类产教融合活动仅聚焦提升职业学校、高等院校等的发展速度与质量来明确政策扶持重点。但就健康福祉产业产教融合推进现实情况而言，结合健康福祉产业特性对教师队伍进行针对性的培育与建设工作在各个层面缺乏系统性的推进举措。

而学生作为健康福祉产业产教融合活动中另一大关键主体，当前健康福祉产业产教融合教育政策在制定时对其参与产教融合活动的需求、选择意愿背后的影响因素缺乏必要关注，教育政策对学生参与健康福祉产业产教融合活动的引导性还有待进一步提升。

（二）挖掘教育系统外相关资源力度不够

这一问题主要体现在两方面，一方面，当前的教育政策对提升健康福祉产业行业协会与社会机构的参与程度不足，主要反映在国家及省级层面教育政策制定中对行业协会与社会机构参与健康福祉产业产教融合活动缺乏共赢的政策举措设计。另一方面，在教育政策上对国外教育资源、企业创新资源如何融入健康福祉产业产教融合过程缺乏从产业特性出发的针对性举措。

三、产业政策的引导作用有待进一步发挥

产业政策与健康福祉产业产教融合的贴合程度仍有待提升。这一问题主要体现在以下三方面。

（一）产业资源与教育资源融合度不足

在国家及省级层面缺乏将产业资源与教育资源高效对接健康福祉产业产教融合的系统性政策，其中两方面的产业政策缺乏较为突出：一是鼓励各类企业参与健康福祉产业产教融合的详细政策；二是引领传统校企合作转型模式延展升级，提升创新辐射力的产业政策。

（二）数字与智能化应用体现不明显

作为产教融合与健康福祉产业创新发展的重要中介，引领数字化与智能化融入健康福祉产业产教融合的政策仍需进一步优化。当前国家、省、市在健康福祉产业相关政策中并未对数字与健康福祉产业产教融合以及推进应用的方式出台相应措施。

（三）产业空间布局不合理

健康福祉产业产教融合体系与产业区域布局相结合的相关政策有待进一步完善，具体表现为省、市层面出台的与健康福祉产业相关联的政策中，并未强调围绕产教融合资源集中的地区进行建设健康福祉产业集群。

四、针对性较强的财税与金融政策需要优化

当前在各层次针对健康福祉产业产教融合的财税与金融扶持政策并未形成科学体系，各地区金融与财税政策的持续性有待提升。与此同时，在扶持手段以及如何引入外部资源上缺乏一定的配套性政策，保障健康福祉产业产教融合不断推进的财税与金融手段较为缺乏，相关政策需要进一步优化。

（一）财税政策实施效率不高

对健康福祉产业产教融合活动与其他领域的产教融合活动共同应用相同的财政补贴政策，并未结合健康福祉产业的特性进一步明确财政投入的重点，最终造成财政手段作用于健康福祉产业产教融合的效率不高，不利于健康福祉产业创新发展。而在税收政策领域，当前对健康福祉产业产教融合活动与其他领域产教融合活动一样，税收减免主体更侧重于各类职业学校以及产教融合型企业，而对健康福祉产业领域非产教融合型企业的税收优惠力度不足。

（二）金融政策手段不丰富

作为推进各类产教融合活动的一项重要手段与工具，金融政策能够解决包含健康福祉产业在内的各类产教融合活动面临的资金问题。当前在健康福祉产业产教融合活动各层级针对性金融政策缺乏的大背景下，还有以下三方面问题较为突出：一是直接与间接融资渠道政策缺乏，具体表现为在省级及以下层面地方间接金融体系政策供给不足，而直接金融政策仍有待出台；二是聚焦外部金融资源引入特别是战略投资者的政策力度有限；三是信用机制在金融政策中的应用程度不足。

第五节　提升科技创新水平路径探寻面临现实桎梏

通过产教融合打通并连接各相关产业，有助于实现健康福祉产业创新发展的人才链、资源链、产业链、创新链、辐射链，促进新技术不断改进推广，复合型创新人才不断涌现，进而形成推动产业创新发展的新力量，但这一路径有待进一步探索。而要实现这一目标，就必须在产教融合推进的过程中强化科技激励机制。在推进这一目标实现的过程中，当前面临的问题有以下两个方面。

一、创新型人才的驱动引领作用不足

当前在产教融合培育的创新型人才与健康福祉产业创新发展的适配性上仍需进一步提升，相关推动机制仍需进一步完善。健康福祉产业产教融合培育出的创新型人力资源较为分散，创新型人力资源与其他创新主体联动的辐射带动作用有待进一步加强。

（一）人才管理模式亟待高效创新

各层次创新型人才管理模式有待进一步建立，各地对健康福祉产业产教融合挖掘、培育、引进创新人力资源工作的重视程度亟需提升。与此同时，各层级针对健康福祉产业专业型人才实现创新自我发展的保障机制建设较为不足。

（二）创新成果转化与激励机制建设滞后

健康福祉产业创新型人才引领驱动作用的发挥，核心在于提升健康福祉产业培育创新型人才收益预期与参与创新活动意愿，而创新成果与激励机制在其中的作用不可替代。当前各层级已有的创新成果及激励机制与健康福祉产业的适配性不高。从创新成果的转化机制来看，存在“重单主体成果转化，轻多主体协同创新成果转化”的问题，除此之外，支撑成果转化的服务体系建设不完备。政府作用如何高效发挥则是另一个突出的问题。而从创新成果激励机制来看，则存在忽视营造创新激励软环境的问题。

二、通过产教融合打造创新平台能力有限

如何令健康福祉产业产教融合进一步提升辐射力，进而建立具有产业创新能力的载体与平台，是通过产教融合提升科技创新水平的关键。当前围绕健康福祉产业产教融合活动构建创新平台的举措与机制仍需完善，具体体现为以下两方面。

（一）创新平台建设与产教融合体系脱节

以产教融合人才培育机构为核心打造创新平台的具体应用模式还有待探索。从总体情况看，各地区健康福祉产业创新平台建设还处于萌芽与起步阶段。而各地区已有为健康福祉产业创新发展所应用的创新平台核心主体多是政府、企业与研发机构，以职业学校、高等院校等非研发机构主体的人才培育机构为核心参与创新平台建设的实践探索仍显不足。

（二）创新平台融汇其他资源能力较低

健康福祉产业产教融合过程融汇其他资源打造创新平台的能力有限，主要体现为在创新平台的建设中，各类参与健康福祉产业产教融合的主体资源共享与信息沟通效率不高，对接外部技术创新的渠道与机制较为缺乏。

第六节　风险防控机制建设问题突出

在健康福祉产业产教融合不断推进的过程中，必然会产生影响健康福祉产业创新发展的相关风险，构建相关风险防控机制就显得尤为重要。相较于其他领域或行业开展的产教融合活动，健康福祉产业产教融合风险防控机制发展与建设程度有限并面临一系列问题，主要体现在以下三个方面。

一、系统性的风险防控体系有待强化

从现实视角出发，无论是在国家还是在省级层面，系统性的风险防控机制有待进一步强化、构建与完善。特别是在突出健康福祉产业行业特性的风险识别、风险传递、风险预警机制建设上。同时，对风险防控体系参与主体及其应该发挥的作用应进一步明确。

（一）风险识别机制建设重视程度有限

在健康福祉产业产教融合活动整体进程中，对事前可能在宏微观层面面临的潜在风险缺乏足够重视；引领风险识别机制的核心主体不明确；参与健康福祉产业产教融合活动的各个主体在风险识别机制建设中应发挥的作用不统一。

（二）风险预警及传递机制建设体系化不足

信息化程度不足和健康福祉产业产教融合主体间交流渠道的缺乏，最终导致各主体对风险的前沿感知无法通过相关平台及时传递给其他主体。而系统平台化的缺失更会导致不同参与主体对风险的前沿感知信息缺乏集成点，最终无法实现前瞻性风险预警与及时传递。

二、风险防控体系建设的目标导向性模糊

风险防控体系建设目标不明晰将会极大浪费健康福祉产业相关资源，更会阻碍健康福祉产业产教融合活动提升健康福祉产业发展效率，当前风险防控体系建设目标导向模糊这一问题主要体现在以下两个方面。

（一）长短期风险防控目的不明晰

从长远的视角出发，对如何明晰已有宏观风险、聚焦未来深层次的潜在风险，并在此基础上建立健全相关风险防控机制这一问题应给予足够的重视。从短期来看，健康福祉产业产教融合项目推进面临的具体现实问题也应是风险防控体系建设一个不容忽视的方面。而当前在总体层面缺乏对健康福祉产业产教融合风险防范问题的方向性指引，在省级健康福祉产业风险防控领域并未形成以防控宏微观风险为特定目标的风险防控体系，风险防控政策较为孤立、缺乏前瞻性与明确的目标导向性。

（二）风险问题分类处理原则不明确

当前各地健康福祉产业产教融合风险分担及处理机制建设存在缺失，当面对超出现有风险防控机制承受能力的风险时，往往会面临无依据可循的现实情形，导致健康福祉产业产教融合风险防控机制面临风险分类处理不明确的问题。在上述情形下，市场主体极易对风险防控机制运行方式产生认知偏差，将会产生风险防控机制运行不协调、行动迟缓等一系列不良后果。

三、风险防控机制的动态优化性需提升

如何实现风险防控机制的动态优化，使其能够更好地兼顾并保障参与健康福祉产业相关主体的利益，风险防控机制的设立也应在这一点上予以着重考量。与此同时，如何将参与健康福祉产业产教融合相关主体的利益及时融入风险防控体系中以便提升风险防控的针对性，同时构建风险解决机制，在这一层面的差异性举措仍需加强。当前在这一领域面临的问题主要有以下两个方面。

（一）利益反馈渠道较少

参与健康福祉产业产教融合的多元化主体在不同阶段利益诉求不同，当利益诉求出现分歧时极易诱发风险，但在现实中，及时掌握各主体的利益诉求是风险防控机制建设中被忽略的一部分。利益反馈渠道缺少主要表现在两方面：一方面是能够积极推动多主体动态反馈自身利益的引领者存在空白；另一方面则是与利益反馈相关的正式与非正式制度的建设被长期忽视。

（二）主体内部风险防控机制建设被忽视

作为健康福祉产业产教融合风险防控体系的重要一环，产教融合内部主体风

险防控机制建设往往不受重视，许多主体内部针对产教融合活动的风险防控机制建设缺失。而在外部层面，缺乏督促与指导相关产教融合主体完善内部风险防控机制的主动引导者，同时串联不同主体针对产教融合活动的风险防控机制的总体网络建设工作还有待进一步开展。

第五章

国内外医药健康产业发展趋势与方向分析

第一节　国内医药健康产业发展趋势与方向分析

医药健康行业是当前国民经济的重要一环，它承接了传统和现代，融汇了一二三产业。医药健康产业是保障人民身体健康、改善生存条件以及延长生存寿命的重要支撑，对当前疫情防控、军队储备乃至推动整个国民经济的增长和社会的进步都有非常重要的意义。随着国内人民生存条件的日益改善和人民群众对保健的需求日益提高，中国的医疗健康行业也在蒸蒸日上。

2020 年新冠疫情突然暴发，各行各业都受到了一定的冲击和影响，但是医药行业的发展还比较可观，甚至还带来了一定的发展空间，例如新冠疫苗的研发等。综上所述，医药行业稳中求进，生产和各种收益也实现了较快的发展。主要体现在以下三方面。

一是主要经济指数仍保持高速增长态势。2021 年主要工业经济指标均实现了高速增长。中医药全国工业生产总值累计增长值为 23%，占全部工业总增长的 13.5%，较上年增长 15.3%。主要业务收入超 33707 亿元，相较之前来说有所下滑，但是较上年同期增加了超过 10 个百分点，对于工业经济的稳定发展起到了强心剂作用。主营行业总收入 33707 亿元，较上年同期增加了超 11%，增速可以说是近 5 年以来最高的。同时还有一个不容小觑的数据，那就是企业利润总额达到了 7087 亿元。①

---

① 唐仁敏．系统谋划和整体推动我国生物经济高质量发展［J］．中国经贸导刊，2022（7）：37－42.

二是医药健康产业发展创新的能力日益强大。现在各行各业都在追求创新，而中国医药产业也不甘落后。在医药研发方面进行创新，直接导致医药研究开发的资金占比上升，药的数量以及申报的效率也在不断增多。值得庆幸的是，2021年中国创新药以及创新医疗器械获得上市公司青睐的数量，也再次达到了历史巅峰，是近5年来最高的成绩。

三是生物药和疫苗行业是未来发展的大方向。2021年生物药品制造、基因工程药物和疫苗制造等领域行业的从业者实现的营业利润高达5918亿元[①]，相较于上年同期增长113.8%，助推整个医药工业利润增长，为医药行业的发展贡献了巨大力量。

改革开放以后，随着人民生活水平的提高，人民对自身的医疗健康以及寿命的关注也越来越重视，养老保险以及医疗保险的比重也在逐年上升。这也使中国的医药行业发展迅猛，强大的市场和人力资源使得中国一跃成为全球第二大医药市场。

早期我国医疗制药的基础优势表现在人力、原材料、场地等方面，在缺乏创新与研发实力的情况下，大部分制药工业从业者在仿制药领域大刀阔斧，拓宽存量市场。在该领域有限的市场中要“分得一杯羹”，出现了大量的仿制药品、品种重复批文、忽略产品自身质量竞争、行业风气混乱等情况。主要表现为以下两方面：一是因政府对药品采购的招标、采购、执行、交付的环节严查严打而不断降价；二是医保药价高于医疗机构自身定价，进一步压缩了购药成本，使医疗单位获利更多。因此，研制创新药不仅符合企业立足之根本，而且对推动医疗诊疗的进步有所帮助。

现在医药工业中最大的买单方就是国家医疗保险基金，从原来的无序粗放、迅速增长，现已经步入精细化控费阶段，使得医疗业务的整个发展过程中都面临全方位的调控，就连近期的国家医疗保险目录调整也把重心置于刚需诊断性药物上。在成本控制的情况下，普通药物、辅助药物的质量也会下降，效率会降低，最直接的结果就是导致大量制药公司的生产额和利润急剧下降。医药行业的一致性评价体系也在一定程度上使得科技以及财务方面本就缺乏优势的医疗企业失去市场。综上所述，只要政府对非专利的药物知识产权保护更加严密，审核更加规范，就能保证技术创新成为中国高质量医药发展的主导。

尤其是在2021年以来，国家已经看到了医药行业发展的前景，也因为新冠疫情影响，国家出台了一系列更加制度规范逻辑严密的新法规新政策，表5－1

① 王祎．去年中国医药工业营收超3.3万亿元　增速创近5年新高［EB/OL］.2022－05－10. https：//m. chinanews. com/wap/detail/zwsp/cj/2022/05－10/9750788. shtml.

展示了2021年国家颁布的这些药品新法规新政策。这些政策法规旨在通过对重点监管领域进行严格的执法，强化知识产权保护。整个医疗行业风险与机遇并存，在多方合力的创新推动下，未来创新将是制药行业发展的指南针。

表5-1　2021年国家颁布的药品新法规新政策

序号	颁发政策	颁发部门	主要内容
1	《药品上市后变更管理办法（试行）》	国家药监局	明确了药品持有人主体承担药品上市后变更管理的主体责任，与《药品管理法》明确药品MAH全生命周期责任制度进行衔接，保障人民群众用药安全
2	《国务院办公厅关于推动药品集中带量采购工作常态化制度化开展的意见》	国务院办公厅	推动药品带量采购的常态化，并对药品带量采购提出一系列要求
3	《关于建立完善国家医保谈判药品“双通道”管理机制的指导意见》	国家医保局 国家卫健委	构建医保药品谈判“双通道”
4	《以临床价值为导向的抗肿瘤药物临床研发指导原则》	国家药品监督管理局药品审评中心	对抗肿瘤药物的临床研发提出建议，以期申请人以临床价值为导向开发药物，促进抗肿瘤药物科学有序地开发

资料来源：智研咨询，https：//www. chyxx. com/？bd_vid=11604099795504802317。

中国的药企当前已经进入了改革创新和飞速发展的重要时间节点，经过医保爆炸式增长后，如今红利在慢慢地消失，而那些拥有高科技的药企也会随着政府价格的控费和降价等一系列日益上升的市场压力而被迫进入创新发展的行列。

一、生物药将成为各大药企重点布局的未来方向

在人类未知的待探索领域中，生物技术领域最实际，更为贴近人类的生活。面临食品、能源、环境保护等难题，人类需要借力生物技术实现。生物技术对于国民的健康安全有着不容忽视的作用，在全球抗击新冠疫情的斗争中，生物技术势必能够起到至关重要的作用。

生物制药是利用微生物、细胞组织、体液等来生产药物的方法。具体地讲，生物技术药物是指通过基因工程技术、单克隆抗体工程以及细菌工艺技术等方法将来源于生物体中的天然化合物进行提取处理后用于制作人体诊断、医疗及防护

的药品。

毫无疑问，当生物技术药物的治疗效果突出，随之而来的是丰厚的社会利润。生物技术药物在临床治疗方面对于一些可能严重威胁人体生命的重要病症的治疗效果十分显著，如遗传性疾病、肿瘤等。因此，虽然生物制药技术确实存在着前期投资巨大、研制周期较长等许多无法预见的问题，但同样也存在着其他生物制药企业很难复刻的绝对优势。可以想象，当其他生化药物专利到期时必然会导致仿制药的惨烈竞争。但由于生物制药的生产技术敏感而脆弱，且需要的生产工艺极其繁杂的特点，生物制药领域中的仿制品往往很难诞生。制药企业如果能够成功地度过专利保护产品的初期，随着时间的推移，不断占领自己相应的市场份额，那就一定能够在未来几十年中处于稳定的盈利模式。

2022 年，我国有上万家生产生物药的企业，2019 年生物医药产业总产值已超过 3.8 万亿元，这些都成就了我国第二大医药生产和消费王国的地位。值得一提的是，我国的生物医药产品出口涨势惊人，2017 年出口额占整个生物医药产业产值的 15.8%。[①] 其中，化学原料药占出口的比重最大，竟然高达 95%，成为促进产业增长最关键的“定海神针”，这也大大提高了我国在生物医药产业上的国际声誉。据统计，我国关于医疗卫生和食品药品的财政支出已经超过上万亿元，由此可见中国生物医药行业前景的宽广。

在生物制药的领域中，生物疫苗药物一直拥有着较高的知名度和关注度。在当前疫病肆虐的形势下，治疗性疫苗和新型疫苗已经成为大家主要的关注对象。过去大家对疫苗这种产品的理解都十分普通和单一，但是近年来开始有了新的振奋人心的发现，那就是将疫苗产品由过去的预防性转变成了医疗功能性，例如默克的宫颈癌疫苗。治疗的疫苗之所以能抓人眼球，是因为生物技术可治疗化学药物所不能治愈的病症，比如人们最谈之色变的癌症。这让疫苗行业也有了新的用武之地，所以各大药企都争先恐后地研发抢占先机。当前二类疫苗在市场主体中比较活跃，诸如乙肝疫苗、狂犬疫苗等我们家喻户晓的疫苗。现如今我国疫苗产品已获得世界卫生组织（WHO）的认可，也开始走向世界，未来开拓亚洲、非洲等地区市场也是一个不错的方向。[②]

生物制药作为一个极具潜力的行业受到广大资本与人才的青睐，越来越多的资金涌入，使得生物制药技术生产出来的药品占全国总量的一半以上。特别是对

---

① 国家发展和改革委员会高技术产业司．中国生物产业发展报告 2017［R］．北京：中国生物工程会，2018（12）：12.

② 中研网．中国生物医药行业现状及发展前景分析［EB/OL］．2022 - 01 - 14. https：//www.chinairn.com/news/20220114/104701226.shtm.

于合成分子这一类极具难度，不便于操作的药品，生物技术的优势就发挥得淋漓尽致。无论是以前还是现在，都能够预见生物技术会有更好的发展空间。

中国生物类似药市场增长如此之快的原因有三点：第一，中国进入人口老龄化，慢性病随着人口基数的增大而增长；第二，生物医药公司研发生产能力提高；第三，患者人群广泛。此外，中国研发的生物类似药倘若列入医保报销目录，扩大范围、释放成本效益，都将会推动生物药的营销和出口。

据统计，在全世界差不多有1/3以上的独角兽公司在中国，而更难得的是世界前五十的独角兽中，中国占到30%以上。国内的独角兽企业在生物医疗保健行业中已经脱颖而出，10亿美元级俱乐部的新成员纷至沓来。[①] 而外部环境也创造出了如此大的投资机遇，比如人口不断增长但却长期不被解决的生物医疗需求急剧增长、VC/PE的投入力度大等。近几年由于中国政府强有力的生物医药管理政策、并购等政策红利以及相关的政策，让中国生物保健行业的发展遇到了一个史无前例的大好时机。

在生物制剂方面，显然已经开始出现了重复建设的迹象，像CAR－T细胞疗法、单抗类似药等。资料表明，近年来，中国现已有多达20种上市的单抗类新药。根据权威媒体公布的药品审评数据报告可以预测中国已经进入了生物制品时代。生物制品申报数量和受理号更是达到了前所未有的巅峰状态。可以说，在国内研发的药品中，生物药已跃居第二大类。

二、研发管线将亦趋梯度合理化及产品丰富化

在大众的认知中，研发医药产品需要融汇多学科专业知识。不论是研究药物、培育中药材，还是将药物投入临床使用，每个环节都需要做到百密而无一疏，否则就会导致整体项目的失败。规范的医药监管体系就显得尤为重要。完整的医药监管体系不仅能为研发过程提供依据，科学客观地评价医药产品，也能有效促进成果转化、提高药品质量，降低医药负性事件造成的不良影响。在当前社会发展形势下，推动现代化医药监管体系建设是提升医药研发动力的重要一环，也是推动医药研发正向发展和医药产品日趋丰富的主要助力。

原研药的研发特点是高风险、耗时长及高投资，因为它涉及的领域涵盖化学、生物化学、晶体学、药理学、药代动力学、药物设计等多个学科。但是鉴于原研药的创新性特点以及对比仿制药更好更安全的疗效，有实力的大型药企持续

---

① 21世纪经济报道.2021全球独角兽榜出炉！中国301家企业入围8家估值超千亿［EB/OL］.2021－12－21. https：//finance. eastmoney. com/a/202112212221534549. html.

高成本的研发投入都是值得的。

近10年内，我国医药工业已经如火如荼地进入抢占创新药研发领域的阶段，如图5－1所示。药物临床试验在政策支持下，医疗机构中有序申报开展，创新药物研发、使用、改进一个个过程趋于正规流程化，这些都将促使研究员的研发动力越来越强劲。其中，2021年7月获批的临床新型药物种类有110个，将近180项。

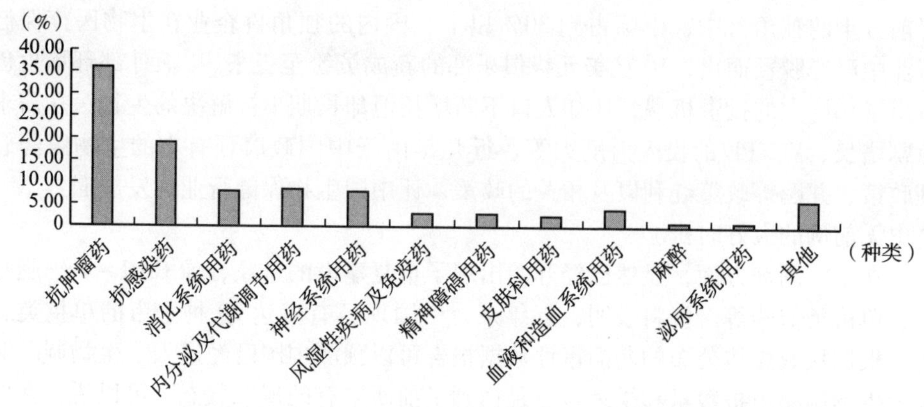

图5－1　近10年我国Ⅰ类新药注册申报品种数量情况

资料来源：药智网，https：//news. yaozh. com/archive/27404. html。

自研药物具有以下特点，研发周期较长，投资需要的资金人力成本也比较大，同时风险较高，成功率极低，但回报率很高。所以长期以来，拥有一定规模优势且资金雄厚的大型制药企业，往往花费了巨大财力才可以建设整个研发体系。

大型的制药公司要实现可持续性发展，也需要去研究好、落实好、设计好合理的梯度和丰富的产品研发线。因为每一款新的药物研究生产，成功率都非常低，尤其是从小分子筛选至先导化合物，再到临床前研究阶段，成功率不到33%。再接着从临床试验到应用于市场，这当中的成功率只有10%。正是因为成功率低，所以制药公司面临的挑战也是巨大的，因此必须有有效的梯度和多样化的产品研发线。

2020年至2022年上半年，我国在治疗新冠病毒的药物方面累计申请的专利占全球相关专利申请量的56%，授权指标占比70%，均为世界第一。① 这源于我国在新冠肺炎抗疫中的丰富场景，与数字医疗建设息息相关的，包括疫情流调监

① 潘少颖．创新加速！智慧芽发布《中国新冠医药研发趋势报告》［N］．IT时报，2022－07－29（005）．

测、医疗保健设备、智能采样检测等。

医药产业集中与否非常大程度地影响着药品研发的水平，如果生产相对碎片化，那么将出现低值药物过度重复的现象。因此，有效的自治能力和高效的产业整合是医药产业需要重视的方面。产业整合包括横向整合和纵向整合。横向整合是指并购大型企业，共同组建规模经济；纵向整合是指创新性企业和科研机构组建产业联盟，集研发、生产流程于一体，加强协作的有效性和生产的集约化。

三、医药行业内精细化分工和外包非核心技术业务将成为趋势

医药产业涵盖丰富的专业知识、技能，是以研究和开发为导向的产业。在各类工业分类支出中，全球药物研发的销售额占比近 18%。为应对新型药品耗费资金多、研发时间长、投入人力大、安全风险高的特性，医药研发外包公司（Contract Research Organization，CRO）顺势发展起来。CRO 是指通过合同形式向制药企业提供涉及药物研究各领域服务的一类学术性或商业性的科学机构。① CRO 最初起源于美国，后面遍布全世界。之所以能迅速蔓延开来，对制药企业来说，这是一种可借用外部资源，它具有高效率及专业化的特点，可以在短时间内迅速召集一批专业并且临床经验丰富的研究团队。CRO 可以有效控制研发成本，提升研发效率。10 年内，CRO 在我国的发展也随着研发新药主体的转变而变化。

如今，世界医药领域的竞争逐渐升级，药物研究支出也正在上升。为了让股东们看到药品利润的收益，制药企业只能在成本的控制和效率上“做文章”，这就要求自身核心业务专业分工十分明确和资源高度集中。可以说，现在药物化合物在产业链的各个环节，如研发、委托生产代加工环节，催生了一批能提供专业化服务的外包企业。在经济国际化的大潮下，对医药巨头来说医药外包是最佳方式。外包能够帮助公司专注于产品服务，借助国外人才与技术，提高产品推出效率和管理效益，从而提高产品利润。医药外包企业按服务阶段和业务层次的不同一般可以分为医药研发外包公司（CRO）和医药合同加工外包公司（CMO）两种。CRO，是企业侧重于实验室阶段小批量新药化合物合成，目前已经逐步演变成了不可或缺的部分，是药物价值和产业链中起着关键作用的角色。CMO，一般是受到生物制药企业的委派，进行产品所要求的工艺、配方开

① 王永宝，徐怀伏．对我国新药研发合同研究组织模式的思考［J］．中国医药技术经济与管理，2009，3（5）：49－52.

发以及包装等服务。近年来，大型药企常利用CMO企业外包来处理药品研制与经营中的部分工作，从而达到提高企业运作效能，减少经营成本，分散研发风险的目的。

此外，中小型新药研发企业的发展也进一步带动了极高的外包需求。CMO企业要想扩大市场，迟早要面向海外，成为国际医药外包机构。从本质上，它们的价值链可以说是一脉相承。研发外包（CRO）和生产外包（CMO）是医药外包市场的重要组成部分，它们经历了新药研发、临床试验到开放商业竞争的阶段。从初期小批量合成新药化合物，到最终开发制药工艺和药物制备，它能够协助制药企业克服实验室研究不能解决的技术困难，进一步改善生物制药技术，不断降低生产成本。对比医药企业研发，它最大的优点在于宝贵的研发经历能提高研发质量；大量生产可以显著提升企业的生产力，降低成本；掌握丰富的病例资料，更有效地匹配到特殊适应证的受试病例。

结合全球医药研发外包的发展历程，加上近年来全球CRO市场规模不断扩张，我国医药研发外包行业在未来有如下发展趋势。[①] 其一，医药研发外包行业规范度和集中水平亟须进一步提升。我国医药研发的外包公司虽然从数量上已经超越一些发达国家，但是发展水平和质量并不高；其二，中国药物研究外包产业的平台化发展趋势正在显现。中国药物研究发展是一个系统工程，要求企业从临床前研发、临床研究、药物登记与申请等全过程服务。药品研究外包公司需要进一步延长业务链条，为药物研究提供全方位平台化服务，才能取得更大进展。如图5-2所示，2017~2021年全球CMO行业市场规模都一直保持着12%的增幅。我们可以大胆地预估，2019~2023年年均复合增长率将会达到19.86%，并预测在2023年中国的CRO行业市场销售额将冲破1680亿元。[②] 相比过去7年，世界医药CMO行业的市场规模不断呈上升爆炸性的增长，复合年增长率为11.95%。[③] 虽然我国的药品CMO市场规模也在持续扩大，在世界CMO产业中的份额也随之上涨，但是目前看来比重仍处在较低水准，未来仍有较大的上升空间。

---

① 药智网. 浅谈什么是医药研发外包CRO及合同加工外包CMO［EB/OL］. 2018-05-06. https://bbs.yaozh.cn/forum.php?mod=viewthread&tid=300645.

② 李姨送. 国际化医药临床研究外包企业（CRO）P公司在中国的营销策略研究［D］. 对外经济贸易大学, 2021.

③ 健康界. 预见2022：《2022年中国医药制造外包（CMO）行业全景图谱》［EB/OL］. 2021-11-09. https://www.cn-healthcare.com/articlewm/20211110/content-1283225.html.

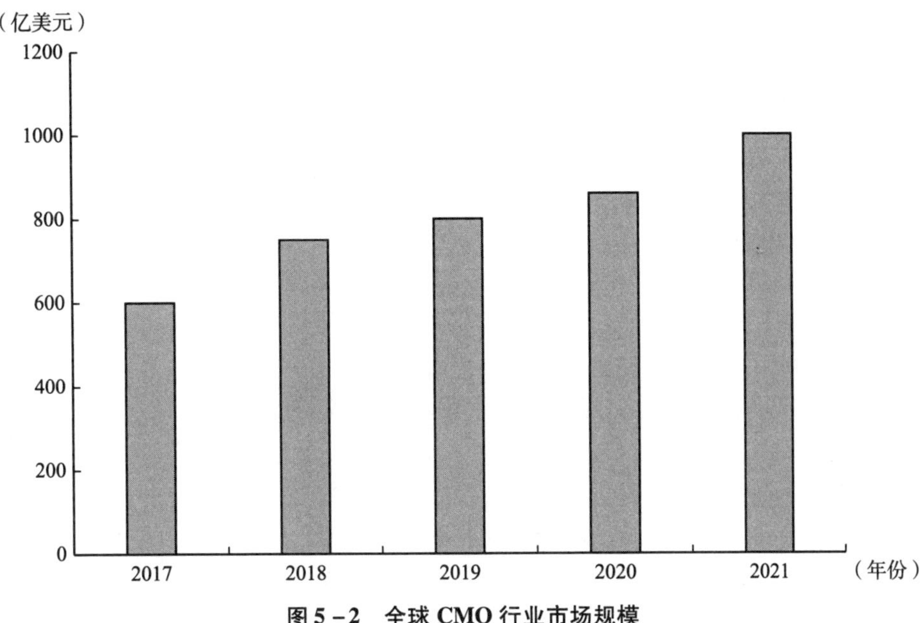

图 5－2 全球 CMO 行业市场规模

资料来源：中研网，https：//www. chinairn. com/scfx/20220530/100314789. shtml。

在这个竞争进入白热化阶段的新兴行业，医药外包企业想要生存就必须把握重点。因此，有许多企业通过兼并收购的方式，充分发挥自身优势，利用可调度的资源，最大限度地扩大市场份额，成功地将各阶段分散的医药外包业务整合为一。

四、医药数字化营销市场规模增速提升

随着各项新政策相继出台并不断加码以规范我国医药行业，其中关于民营医药行业在合规营销等服务管理环节建设上的一系列扶持性政策数量最多、力度和影响相对较大。政府监管部门正在逐渐向更深层次抓长效监管、促合规求创新发展，旨在使各传统销售药企逐步由传统的单一粗放式药品销售转向统一的合规服务营销新模式，实现互联网医药在线服务与营销推广行为真正公开合规，最终达到全面大幅降低药价的目的。目前，传统互联网医疗公司的产品和营销传播手段主要以线下方式宣传推广为主。例如，医药代表拜访、学术会议等，注重在实体店和医院出售相关药品，这种模式会造成一些灰色交易，行业规范亟须整顿。一方面，正是因为当前药企与一些大中医院还存在法律约束不到的地方，造成医院

药品售价普遍过高，患者负担重。国家宏观层面为了真正斩断整个医药市场腐败利益链条，破除目前以药养医为主的商业乱象，出台了一系列政策文件来引导规范药品行业秩序。另一方面，国内持续积极降低海外本土药价，在招标公告中公示所需的采购量、谈判药品、以“两张发票”简化流通环节、建立医药代表登记备案制度、坚持医疗控费、仿制药一致性评价等，2018 年 11 月首次在招标公告中公示所需的采购量，共选出 25 种药品，药价平均降价 52%，最多下降 96%。带量采购于 2021 年 4 月以相同形式开展共 5 次，未来将广泛推广。[①] 带量采购政策的全面实施，极大压缩了以往国内医药企业的获利空间，促使药企积极开展医药营销数字化转型，促进了国内医药营销市场的可持续发展。

2020 年初，新冠疫情成为医药数字化营销市场的催化剂，一方面，新冠疫情导致线下交流不便，线下学术活动减少，医药代表企业日常客户拜访渠道受阻，导致线下营销推广行为受到阻断，药企也亟需数字化的学术平台加持。另一方面，疫情催化了一系列线上活动，互联网医疗也迎来爆发期。互联网医疗是以线下网络诊所经营为发展核心，以整合医疗大健康领域全服务产业链资源为发展基础，通过深度整合医药大健康领域相关机构数据进行一站式全健康产品咨询服务，逐步建立新的线上全健康业务生态链、全健康产业链、全健康生态圈的新医药模式。从预约体检，到线上线下联动治疗，已形成线上线下医药互联业务信息互通、与医药健康行业服务一体化融合的健康云服务生态平台，并通过向医药健康数字化的转变，重构企业产品和经营模式，重塑健康价值链。如智慧化医疗可结合临床数据整合包括疾病类型结构和病历信息管理等，综合患者信息，打造更加客观、全面、科学、严谨的标准数据库，明确目标受众的需求和服务内容的趋势。依托医院流动终端资讯平台，病人可免费订购日后的慢性及常见病会诊、咨询及网上治疗等服务。利用大数据有效赋能，提高企业健康生态圈竞争力与获利水平，开创崭新的运营方式与经营业态。

与此同时，不少医生已普遍接受通过使用线上平台获取医学信息，开展医学知识交流。相关调查结果统计显示，一名医生每年约 7.5 个月的时间在网上进行学术研究和交流，每周约 15 个小时。自 2020 年，医生在线上观看医学相关视频、专著、刊物等进行学习的人数占比高达 98%。[②] 经过走访调研，医学工作人员普遍表示直播、网上研讨会等活动对其工作效率提升影响最大，医生对于创新

---

① 健康界 . 2021 爱分析 · 药企数字化趋势报告 [EB/OL]. 2021 - 06 - 03. https：//www. cn-healthcare. com/articlewm/20210602/content - 1227457. html.

② 华商网 . 药企加大数字化投入寻增量 [EB/OL]. 2020 - 07 - 31. http：//finance. hsw. cn/system/2020/0731/309756. shtml.

的数字化营销工具接受度与满意度逐渐提高，并已经养成了线上获取信息的习惯。新冠疫情对于整个医药电商营销及活动的线上平台化发展趋势而言只是其中一个重要外因。本质上，随着目前移动医疗互联网科技的快速创新发展，医生原有的问诊模式也已经被改变。

医药数字化营销，主要是指国内各大中型药企通过企业在线数字平台开展医生在线实时虚拟拜访、线上学术会议、最新临床研究学术课题进展成果的应用分析以及推广服务等。随着中国移动互联网时代的持续高速化发展以及其他互联网工具应用的逐渐兴起，传统企业的数字营销技术体系也获得了各种新媒体的应用补充方案。医药数字化营销的受众群体，主要是医生与患者，通过线上营销手段，实现对医生与患者的教育与影响。从服务医生端的角度来看，由于其具有信息低成本、多样化等方面的优势，更好地为广大药企负责人和基层医生代表搭建起信息发布和交流沟通互动的平台。另外，药企代表通过互联网，利用各种新型数字化网络信息工具平台，聚集培养更多优秀医药专业队伍和药学专家资源，真正打造世界中医药学术高地。从服务患者角度出发，医药数字化营销帮助患者获得用药建议、用药渠道等关键信息。另外，药企还能利用数字化工具，通过有效接触沟通，实施更优更全的患者教育，进而增加患者的依从性，这对医生、患者和制药企业都具有重要价值。

与传统数字医药产品营销手段相比，精准数字医学营销推广手段变得更加直接有效，可以轻松打破各种时空条件限制，更迅速有效地将信息推送给医患双方。根据最新数据报告显示，医药数字化营销借助线上精准投放内容进行的营销行为可以达到平均点击率为20% ~40%的效果。各种显著优势使得数字医学营销对医疗营销市场的渗透率呈现不断上升的趋势。2018 年，我国医药数字化营销市场仅占医疗市场，包括针对医生、患者、医疗机构等为对象的营销推广活动的0.8%。经过疫情的洗礼，2020 年渗透率上升至2.2%，预计到2025 年将进一步增至11.2%，未来数字化营销手段将持续向好发展。[①] 目前，国内受众较多的问诊平台有春雨医生、微医、卓正医疗、怡禾健康等，有超过50 万名医生在平台上注册执业，每年服务病人1 亿人次以上。除此之外，包括京东、阿里等互联网商业巨头也纷纷开启商业模式，插足互联网医疗这片年轻领域。根据阿里健康数据，每小时约3000 人在线寻医问药，上线当日累计访问人数约40 万人。[②]

除了引导医疗机构建立好本身品牌外，政府层面为了更好地帮助和解决中国

---

① 网易.《2022 年医药数字化营销行业报告》：数字智能驱动营销为转型终局目标［EB/OL］. 2022 - 06 - 13. https：//www. 163. com/dy/article/H9NQRH0M05118K9D. html.

② 腾讯网. 在线医疗、教育、办公从火爆到降温疫情之后能否留住用户？［EB/OL］. 2020 - 02 - 19. https：//new. qq. com/rain/a/20200219A07YMY00.

本地医疗资源长期相对短缺以及面临的诸多社会问题，也承诺将会鼓励这些医院和培训机构允许其注册的医生通过本地第三方互联网公司远程给其就诊病人和家属直接提供医学诊疗咨询意见等。与此同时，随着移动互联网数据营销和传统医生思维的转变带来的各种直接影响，越来越多在线咨询的基层医生们可能会逐渐倾向于在线上随时免费查阅学习相关信息资料、发表原创技术文章、在线报名参与国内外专业学术论文研讨交流、报名在线参与各种大型国际性学术会议的交流合作等。从而能够持续提升创新发展能力水平，进一步拓宽国内外产学研的对接资源和技术交流的渠道，这一切必将会最终催生出新的移动互联网医生平台模式和更大规模的数据。

五、老年神经退行性疾病健康用药服务领域仍有较大探索空间

随着中国社会老龄化进程的不断加快，“老有所养”成为全社会的焦点，广大群众也越来越重视健康问题。现阶段，老年人的数量大幅增加，老年人的健康和护理问题将成为人口老龄化和健康进程的重要问题。医疗需求与生活需求叠加的趋势将越来越明显，对精神文化和个人发展的需求也将越来越强烈。老年人的需求往往从以生存为中心转向以发展和享受为中心，从强调生命安全转向注重生活质量和精神享受。老年人也更渴望在晚年获得优质的保健服务和文化生活，这对发展多层次、精准的养老制度和社会服务提出了更高的要求。

神经退行性疾病是大脑和脊髓中神经元及其髓鞘损伤或丧失，时间越久病情会加重。一般情况下，慢性神经系统疾病通常分为认知障碍相关疾病（以阿尔茨海默病为代表的不同类型的痴呆）和运动障碍相关疾病（由帕金森综合征及其引起的不同类型的疾病）两类。事实上，在帕金森病、痴呆等运动障碍的同时也会并发认知障碍。现阶段医学水平提升延长了人类的平均寿命，人口老龄化加剧，神经退行性疾病的患者群体增加，这给患者家庭、社会养老及医疗工作带来压力。以阿尔茨海默病为例，2020 年美国有约 620 万人患有老年痴呆症。尽管形势不利，但抗阿尔茨海默病的研究并不乐观。根据美国研究和制药制造商协会（American Association of Research and Drug Manufacturers）的数据，仅在 1998 ~ 2017 年间，就有 146 项阿尔茨海默病药物临床试验失败，其中只有 5 项上市。[①] 现阶段，针对帕金森病的治疗方式只是减轻症状，减缓疾病的发展。由于人口老龄化，神经病变的发病率在未来 10 ~ 20 年将持续上升。如果没有得到有效的治疗，

① 符小梅，宋雷，方淑环等．中药调节内质网应激治疗神经退行性疾病研究进展［J］．世界科学技术，2022（024 -001）．

家庭和社会的负担是无法衡量的，因此迫切需要开发有效的临床药物和治疗手段。神经退行性疾病大多得病原因不明确，随着中医药登上世界医学舞台，越来越多的专家开始着眼于中医传统疗法，寻找新的医学突破。中药具有多靶点、安全性高、系统性特点，具有巨大的医学价值，许多临床前研究表明，药物或单体可以通过调节内部压力来保护神经元，有极大可能性可以治疗神经退行性疾病。

例如，单味中药及其提取物结构稳定，可通过改善 Aβ 沉淀，减少 tau 蛋白过度磷酸化、抗炎、抗氧化、诱导自噬，降低细胞凋亡等机制来改善阿尔茨海默病临床症状。黄芩、当归、人参、淫羊藿等提取物对阿尔茨海默病患者均有疗效。中药可通过抗氧化应激、促进神经器官再生、缓解神经炎症、改善线粒体功能和诱导自噬来治疗帕金森病。[①] 因此，中医以辨证论治为基础，在神经退行性疾病的治疗中，以多种方式和多功能化合物显示出独特的疗效。在传统中医中，肾虚是神经退行性疾病的关键。在辨证论治的基础上，运脾、营养血路、补肾等对消除退行性疾病、改善症状和预后具有积极作用。

六、我国营养保健品产业日趋成熟

随着国家社会经济水平的全面快速持续发展，关注人类健康事业已初步成为全民共识，大健康逐步被我国纳入国家战略。人们健康意识不断提高，保健品打开了消费市场。营养类保健食品主要包括普通保健功能食品、特殊健康膳食食品和特殊营养保健品。20 世纪 80 年代中期，我国保健品行业开始摸索前行，发展过程中暴露出各种问题，逐步走向成熟。根据欧睿信息咨询公司（Euromonitor）的一组最新研究数据显示，2017 年第一季度我国的营养保健品年消费平均支出为 25.1 亿美元，远远低于欧美等发达国家地区及港澳台，约为美国的 12%、日本的 17%、新加坡的 22%。[②] 中国是世界第二大医疗保健用品消费国，医疗保健用品的消费每年都在迅速增长。2019 年保健品消费达 2227 亿元。2013 ~ 2019 年同比增速保持在 10% 以上。但保健品渗透率有较大的增长空间，例如 65 岁以上老年群体，在美国渗透率约 72%，而我国仅有 23%[③]。从图 5 - 3 跨境网购用户跨境网购过的品类，看出我国保健品消费占比并不高。从图 5 - 4 看出，2019 年我国保健品人均消费金额，远低于美国、日本等国家，甚至低于中国香港地区。

---

① 刘倩倩，丁圣恺，商亚珍．中医药治疗神经退行性疾病的研究进展［J］．承德医学院学报，2021.

② 天风证券行业报告．“大健康”风口正劲，营养保健品行业迎风起势［EB/OL］．2018 - 11 - 06. https：//www. doc88. com/p - 3327858315062. html.

③ 梁旭荣．我国保健品行业现状及发展趋势分析［J］．中国盐业，2018（3）：5.

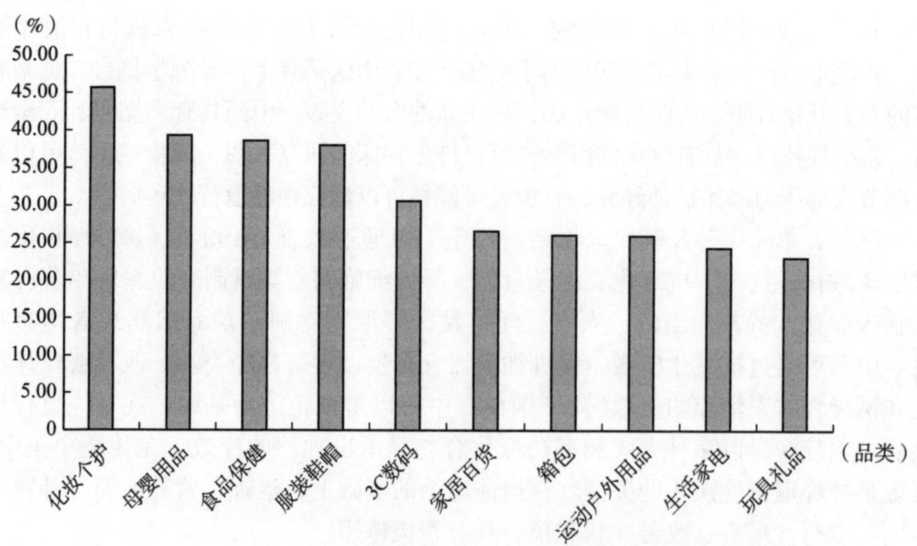

图5-3　我国跨境网购用户跨境网购过的品类

资料来源：艾瑞咨询，https：//www.iresearch.com.cn/Detail/report？id=2553&isfree=0。

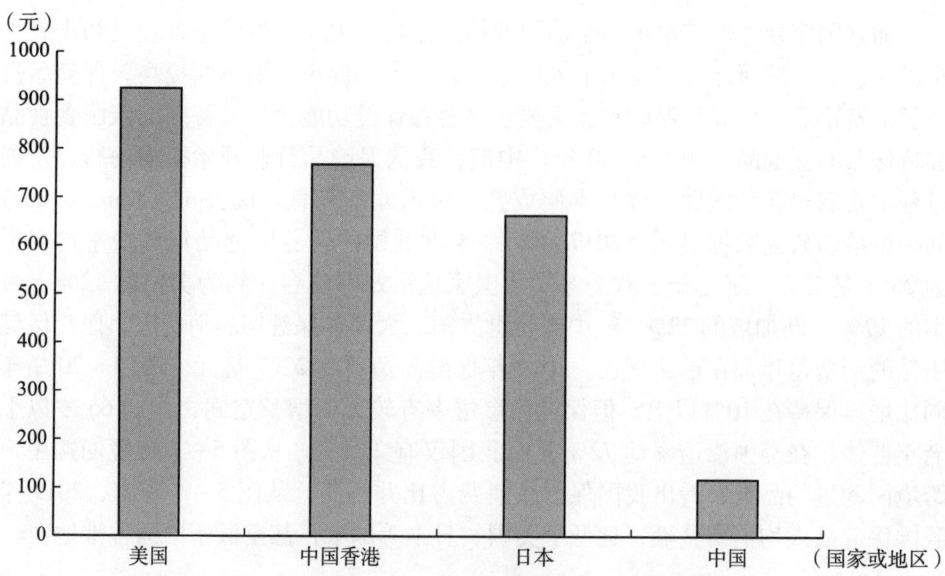

图5-4　2019年各国或地区保健品人均消费金额

资料来源：中国报告大厅，http：//www.chinabgao.com/freereport/81625.html。

保健品行业具有“高频、高利润、高防御性”等多种行业特性。与传统的快速消费品不同，消费者在选择医疗用品时的决策过程越来越复杂，使得积极消费变得更加困难，一旦形成使用习惯，就会持续购买使用。与化妆品相比，医疗用品大多数每天都需要使用，再次购买可能性更大，要求更严格；与药物相比，保健品“无副作用”的特性使其能够在不同的人群中找到受众，并从细分市场走向全面市场。随着经济水平的提高和民众对医疗用品消费意识和消费习惯的提高，消费者购买医疗用品的种类和频率将明显增加。保健品渗透率的提升有望带来明显的规模效应，我国保健品产业有巨大的发展空间。未来助推国内保健品市场增长的主要因素有：首先，人口老龄化进程加快。据日本统计局数据显示，健康产品的支出随着年龄的增长而增加，70 岁以上的人在健康产品上花的钱最多。中国发展基金会针对此现象预测，到 2050 年，国内 65 岁及以上人口比例将达 27.9%。[①] 我国进入老龄化社会是发展的必然趋势，对于保健类产品的消费相对刚性。中国老龄化和可支配收入的增长是国内保健食品行业发展的两大来源和动力。其次，消费升级带来市场增量。随着现阶段人们对健康、营养和其他保健功能的需求持续增加，从消费者对保健产品的需求来看，维生素和补充剂持续占领消费高地。体重管理和运动营养的市场份额相对较低，近年来运动营养增长最快。再次，国民健康意识有所提高，除了老年人以外，年轻人逐渐形成一批消费保健品的生力军。从 2017 年《中国城市白领健康状况白皮书》来看，我国白领亚健康比例高达 76%。“90 后”人群中有 21.9% 的人口长期使用保健产品，47.9% 的人偶尔使用。[②] 一些口服美容产品、运动营养产品更是受到年轻人的青睐。例如，女孩对身材管理的需求继续增加，导致对控糖甚至抗糖类营养食品替代品的需求爆炸性增长。膳食营养与代餐正在结合，代餐将成为下一个千亿规模的市场。最后，监管趋严为行业发展保驾护航。监管部门为保健食品行业发展营造良好的外部市场环境。目前，国家已持续出台相关文件，大力治理保健品欺诈和虚假宣传行为，净化保健品市场，提升受众对保健品消费环境的信心。

七、中医药健康产业将实现多业态融合与衍生新业态发展

随着健康产业的发展，中医保健产业与其他产业深度融合，孕育出许多新生

---

① 中金企信（北京）国际信息咨询有限公司——国统报告网. 2020～2026 年中国膳食营养补充剂市场竞争策略及投资可行性研究报告［EB/OL］. 2021－11－09. https：//new. gtdcbgw. com/newsinfo. php？id＝205585.

② 人民网. 养生“年轻化”保健品真的能保健康吗？2019－09－24. http：//health. people. com. cn/n1/2019/0924/c14739－31368954. html.

业态，催生了新趋势。

（一）中医药健康产业与其他产业融合形成新业态

现代中医的主要特点是中医的医疗信息和服务与中医旅游模式高度融合，形成旅游业新的增长点。中医药保健产业的新业态可分为以下三个方面：一是中医药保健产业与旅游产业融合，融入现代先进医学技术，创新旅游业务形式，形成一个更加完善的现代旅游服务综合体。各类中医药医疗旅游服务基地、疗养旅游项目、休闲旅游公园是这一类的典型代表。此外，各中医院还共同建立或经营国际合作交流的联合旅游教育基地，推出多条以优质中药和国家医疗资源为特色产品的旅游线路。二是指将生态养老产业经营与传统生态旅游业相结合。[①] 例如，广东省率先发展连接珠海、澳门旅游业的中医文化旅游，在大湾地区建设中医文化墙、中医种植园、体验博物馆和生态公园。开发营养品、茶叶、药品、日用品、中药、护肤品等特色旅游产品，让老年人在旅途中了解中药和养生知识。[②] 三是开展中医药与养生地产融合发展。目前，中医药健康业与旅游地产业形成的有效融合途径主要形式有这两类：一类是通过养老地产，根据老年产业的需求、社区老年产业的发展和对医疗配套设施的需求，初步建立了以老年人为中心的医疗保健模式。另一类是养生特色小镇，实现中医药文化旅游业与地方产业相结合。

（二）中医药健康业融合相关市场要素发展健康新消费业态

一是创新传统中医医疗机构，打造综合性高端专业医疗养生服务机构。现代市场机制和医疗投资促进高质量专业服务的形成，如体检、治疗和康复。近年来，许多中医医院在医疗服务中逐步增加了高质量的医疗服务，比如很多体检中心提供全方位的医疗体检项目和高端健康档案管理与服务。同时近几年我国各地中医医院也在尝试推出一些高端保健医疗相关服务产品。

二是构建区域卫生产业服务一体化平台。新型健康消费产业是将传统医疗服务或健康科技服务有机整合到中国特定的区域体系中，并构建新的区域健康科技服务信息平台。医疗和保健服务主要通过互联网来提供。依托高校周边地区的优秀医疗资源，提供尖端的综合医疗信息服务与实践教学、医学技术教育人员培训、医学学术教育、新技术产品展示与推广等，构建集卫生研究、教学、医疗管

---

① 徐颖剑，高矗群．云南中医药健康产业新业态发展研究［J］．经济研究导刊，2020（18）：3.

② 李文静，黎东生．粤港澳大湾区中医药健康养老产业融合发展探讨［J］．卫生经济研究，2020，37（1）：3.

理服务和卫生信息发布于一体的一流公共卫生服务平台。

三是进一步加快中医药行业全生态流程产业链的整合能力发展。"互联网+中医药"促进了我国现代服务中医药系统的生命周期产业链发展，使得全国医药行业整体发展的功能相互交叉、融合、创新，发展力度和升级速度得到显著提升。

（三）科学技术引领的经济新业态

在新的"互联网+"环境下，医疗卫生服务创新模式不断涌现。医疗技术创新必须充分满足新市场的未来需求，全面提高现有的传统医疗产品的运营效率，合理分工，提升产业链上下游内部要素整合能力，以及有效整合所有工业部门的跨境发展。

一是将线上线下多种经营模式结合，利用直播等形式，拓宽宣传渠道。例如线上线下深度结合发展的新型O2O电商模式。二是要适应当前移动网络远程医疗平台构建和未来移动终端远程智慧医疗系统，这两类移动医药科技新业态运用各种新型医疗信息化、智能化和医药技术装备，进行互联网移动端的远程智能健康与综合医疗的服务。三是智慧医疗如雨后春笋迸发生机。大数据平台的逐步发展，衍生出智慧医疗。当前，智慧医疗理念还仅处于探索起步阶段，通过应用终端或者微信小程序，使就医更加便捷。

第二节　国外医药健康产业发展趋势与方向分析

受全球老龄化、居民疾病比例上升等因素影响，世界医疗保健花费开支持续上升。由于人类对健康的重视程度日益提升，健康行业将会在比较长的时间里持续保持上升趋势。健康医疗行业大体包括生物医药、医疗器械和健康医疗服务三个范畴，而世界各国在各领域均有不同的发展侧重点，在世界范围内的生物医药中，中国、美国均处于该领域前列。

一、生物医药领域方面："AI+生物医药"产业的结合快速崛起

一款创新药从无到有需要至少十年的时间，但若利用AI技术，借助新时代人工智能技术，通过AI学习、图像识别等数字化技术手段，可以缩短新型药物研发的时间，也能够有效将新型药物的研发成本降低，提高新药研发效率。目

前，AI 技术已被一些大型制药公司列为研发新药物的工具。

2016 年 12 月，AI 技术开始活跃在医疗领域。近年来，“AI + 医疗”的应用场景也在不断丰富、拓展，渐渐广泛应用于药物与机体生物大分子的结合部位的发现、药物重定向、优化先导化合物、虚拟筛选、临床实验设计的优化、理化性质的预测等传统制药行业药物研制研发流程中。① 在 2020 年底至 2021 年，海外有关“AI + 生物”事件捷报频传。在 2021 年度，“AI + 制药”赛道甚至成为世界范围内，最受资本青睐的赛道之一。据动脉橙有关调研报告，2021 年全球融资事件达 307 起，融资金额超 99.32 亿美元。②

模型的构建以及从不规则结构或不完整数据中挖掘具有潜在价值的信息，该项人工智能技术被划分在最具颠覆性的药物发现领域中。而在药物研发的靶点发现与早期药物发现环节里，AI 人工智能被广泛应用在以下几个方面：数据集合的分析、假设的形成与新的见解产生；在数千种化合物中快速筛选以及识别潜在的候选药物；在健康群体以及病患群体的样本数据中不断对比、分析，发现新的生物标记物，从而寻找合适的治疗新靶点；预测分子间的专一、可逆的结合能力以及发现在药理方面的其他特性等。③

一般来说，新药研发要经历四个阶段。首先是药物发现；其次是临床前研究；再次是临床测试；最后是审批上市阶段。而 AI 技术辅助被广泛应用于前三个阶段，在早期实际临床试验的设计与处理环节中，AI 技术的参与有效缩减了实验时间、降低了实验成本和不确定性。

纵观世界布局，美国可以说是 AI 行业的佼佼者，同时又是重要参与者。美国 AI 技术研发公司总数为世界第一，在世界约 240 家的 AI 技术研发公司中，美国约占一半。这样的高占比为美国医药企业、医药研发机构乃至各路投资机构带去了便利，与各研发公司之间的联系加深。

中国作为“人工智能超级大国”在亚太地区首屈一指，虽然亚太地区在世界范围内只有不到 9% 的 AI 技术研发公司，但在这不到 9% 中，中国占据了 30%。这归功于中国政府的高度重视、大力支持以及各大投资机构的大力投资。其中，中国首都北京预计投资建设约 21 亿美元的 AI 智能开发项目，中国天津于本地 AI 行业也投资了约 160 亿美元，中国国内目前有不少于 10 家 AI 初创公司估值超过

---

① 李秀芝. 揭秘 AI 制药 [J]. 中国企业家，2021 (4)：94 - 100.

② 中商情报网. 2021 年 8 月全球及中国医疗健康产业投融资情况大数据分析 [EB/OL]. 2022 - 10 - 26. https：//www. askci. com/news/chanye/20210909/0911531582846. shtml.

③ 褚倩，于莹. 大健康产业与经济社会发展耦合协调研究——基于中国 2010—2020 年面板数据的分析 [J]. 财会研究，2022 (9).

10 亿美元。①

根据表 5 -2 国内外 AI 制药企业与药企的技术合作模式看，目前世界各国、各地的制药公司更倾向、更依赖于使用 AI 技术来助力药物研发。目前，根据国内外 AI 制药企业与药企的技术合作有关表格可以看出，AI 制药产业的龙头企业逐渐向各地传统的药企抛出橄榄枝，并促成了伙伴关系。比如，德国拜耳与瑞科森（Recursion Pharmaceuticals）合作，利用后者的 AI 技术平台发现药物，前者充分利用其专业性知识以及小分子化合物库及专业性知识。阿斯利康和比莱文特（BenevolentAI）合作，阿斯利康提供基因组学、化学和临床数据，比莱文特提供靶标鉴定平台和生物医学知识图谱。阿斯利康和比莱文特（BenevolentAI）合作，阿斯利康提供基因组学、化学和临床数据，比莱文特提供靶标鉴定平台和生物医学知识图谱。维亚生物与燧坤智能合作，维亚生物提供其基于结构的药物发现上的丰富经验以及新药筛选平台，燧坤智能提供基于大数据和人工智能技术开发的创新药研发综合平台 AI4D。

表 5 -2　　国内外 AI 制药企业与药企的技术合作

<table>
<tr><td colspan="2">国内外 AI 制药企业与药企的合作（不包含 CRO 服务）</td></tr>
<tr><td rowspan="2">技术合作药企提供数据库、专业知识等资源，与 AI 制药企业技术优势互补、共同研发药物</td><td>国外：
德国拜耳与瑞科森（Recursion Pharmaceuticals）合作，利用后者的 AI 人工智能平台发现药物，前者充分利用其专业性知识以及小分子化合物库及专业性知识。
阿斯利康和比莱文特（BenevolentAI）合作，阿斯利康提供基因组学、化学和临床数据，比莱文特提供靶标鉴定平台和生物医学知识图谱</td></tr>
<tr><td>国内：
维亚生物与燧坤智能合作，维亚生物提供其基于结构的药物发现上的丰富经验以及新药筛选平台，燧坤智能提供基于大数据和人工智能技术开发的创新药研发综合平台 AI4D。
中国药明康德与 AI 药物研发企业英矽智能（Insilico Medicine）达成协议。后者将新型药物研发管线于前者的有关新型药物研发的平台上进行实验</td></tr>
</table>

资料来源：《2022 年医药研发趋势年度分析》白皮书。

中国药明康德与 AI 药物研发企业英矽智能（Insilico Medicine）达成协议。后者将新型药物研发管线于前者的有关新型药物研发的平台上进行实验。

从表 5 -3 可以看出，国内外 AI 制药企业与药企的业务合作模式，传统医药

① 氖星智能．中国投资 21 亿美元建人工智能科技园区，可容纳 400 家公司［EB/OL］. 2022 -10 -26. https：//www. sohu. com/a/215224323_371013.

企业与 AI 药物研发公司间的双向合作：传统医药企业为 AI 药物研发公司提供其已有数据库以及其累积的专业知识。同时，传统医药企业需要借助 AI 药物研发公司的 AI 技术，用来提高研发效率以及压缩成本等。比如，制药公司诺华与微软（Microsoft）达成协议，通过借助 AI 方法加速发现药物。国际商业机器公司（IBM）与辉瑞合作，借助有关实验产生的庞大的数据及临床总结等，与传统药物企业开展业务合作。

表 5-3　国内外 AI 制药企业与药企的业务合作

业务合作（基于平台）AI 制药企业为药企提供平台及相关技术	国外： 制药公司诺华与微软（Microsoft）达成协议，通过借助 AI 方法加速药物发现。 国际商业机器公司（IBM）与辉瑞合作，前者借助庞大有关实验产生的数据及临床总结等，通过其机器设备分析并应用于潜在药物寻找上。 艾德姆（Atomwise）与礼来展开合作，礼来将使用原子智能的技术合成具有治疗潜力的分子
业务合作（基于平台）AI 制药企业为药企提供平台及相关技术	国内： 晶泰科技与辉瑞公司合作，为其提供小分子药物模拟算法平台。 英矽智能与辉瑞公司达成协议，前者为后者提供 AI 平台潘多美克斯（Pandomics），用于药物靶点发现。 阿尔脉生物科技有限公司为再鼎医药提供 AI 技术支持及有关平台

资料来源：中国医药创新促进会，http：//www. phirda. com/artilce_27854. html。

（一）多国出台新的战略规划

根据弗若斯特沙利文咨询公司（Frost & Sullivan）研究显示，2020 年世界医药市场规模达 1. 38 万亿美元，同比增长 5%。与此同时，世界各国纷纷出台相关的发展规划、战略、计划等，用以指导该产业加速发展。①

2019 年 6 月，日本政府发布《集成创新战略 2019》。② 此战略将医疗领域与非医疗领域两个领域重组，重点发展、扶持高性能材料、药物、塑料等生物领域，同时针对生物技术人才、有关生物资源库等方面也提出了指导意见。

2019 年 4 月，俄罗斯联邦政府批准《2019—2027 年俄罗斯联邦基因技术发展计划》，该发展计划是为全方位解决并快速发展基因编辑技术等，目的是在科

---

① 中外药企频频强强联手　共同瞄准开发仿制药市场［J］. 医药工程设计，2011，32（5）：23.

② 维科网. 全球医药健康产业政策举措出现了哪些特征？［EB/OL］. 2022 - 03 - 07. https：//www. ofweek. com/medical/2022 - 03/ART - 11106 - 8420 - 30552272. html.

技、农业、医学方面储备力量，同时为防止生物性紧急情况以及事件的出现，并进行实时监测。

2019 年 5 月，韩国出台了《生物健康产业创新战略》①，该战略明确提出在创新药的研发制造、医疗方面的技术、设备等方面突破提升，借此助力生物健康产业的出口。

2019 年 6 月，英国发布生物技术领域《实施计划 2019》②，该计划主要阐述了“前沿生物技术的发展、应对有关战略方面的风险挑战以及夯实基础”三个主题的发展计划。

2021 年 7 月，法国出台了有关医药卫生方面的“2030 战略”，着力打造大型科研“联盟”。计划利用其公共资金在科研项目里投入不少于 40 亿欧元，重在将法国打造成创新型医药卫生国家。

（二）医药市场持续增长

目前，世界生物医药产业呈集群发展模式。其中，美国是生物医药产业的第一梯队，欧洲地区以及日本等国家紧随其后，占据第二梯队位置。美国生物医药总产值占其国内生产总值约 17%，归功于它强大的研发能力以及先进的产业发展规模。美国借此领先其他国家及地区，一举成为生物医药发展大国。而英国，有 20 位生物医药科学家在技术研发领域先后获得了诺贝尔奖项，稳坐生物医药第二研发强国地位。③

2021 年，世界生物药市场规模达到了 4300 亿美元，在生物药与非生物药市场占比约 30%。预估到 2029 年，世界生物药市场规模将达到 6000 亿美元。④

（三）资本助力 AI 药物研发

2017 ~ 2021 年，创新药领域的 AI 制药企业融资事件合计达到 199 起，融资金额合计近百亿美元。其中，中国融资事件数共 82 起，占比达到 41%。足以可见国内 AI 制药企业在近几年的快速发展，而海外的融资事件主要以美国企业为主。从融资事件数及融资金额来看，2016 ~ 2021 年创新药领域的 AI 制药企业整

---

① 中外药企频频强强联手　共同瞄准开发仿制药市场［J］. 医药工程设计，2011，32（5）：23.

② 郑斯齐，韩祺，陈艳萍等. 近期国外生物经济战略综述及对我国的启示［J］. 中国生物工程杂志，2020，40（4）.

③ 董莉，郇志坚，刘遵乐. 全球生物医药产业发展现状、趋势及经验借鉴——兼论金融支持中国生物医药发展［J］. 金融发展评论，2020（11）：12－23.

④ 医药魔方. 美国生物类似药市场 2021—2022 概览［EB/OL］. 2022－10－26. https：//www. bio-platform. net/dynamic/news/aabc5ce2418648ec9e790108ee793443.

体呈现出连续增长的态势，年均复合增长率分别达到70%和153%。尤其是自2019年开始，更是呈现出一个爆发式增长的态势。与2019年相比，2021年的增长率分别达到了237%和866%。①

2022年上半年，创新药领域AI制药企业的融资热度依旧高涨，累计融资45起事件，金额达17.6亿美元。对比2021年同一阶段数据，融资事件数量几乎没有变化，但融资的金额却下降了36%。这主要是由于新冠疫情的影响，2022年3~5月融资情况总体出现了连续下滑的趋势。但随着疫情逐步得到控制以及国内部分地区的复工复产，6月该领域的融资热度又有了明显的回升趋势。②

（四）药企探路AI制药

2016年11月，欧洲最大AI新药研发公司比莱文特（BenevolentAI）与强生达成协议，后者借助前者还在测试阶段中的小分子化合物用作新型药物研发。

2017年6月，日本武田药业与马萨诸塞州初创公司（BERG）达成协议，前者为治疗研究肠胃病、肿瘤等方面学术以及中枢神经系统疾病，借助后者的AI技术来寻找小分子药物。

2017年6月，日本武田药业与加利福尼亚州创新药物设计平台公司（Numerate）达成协议，前者为治疗研究肠胃病、肿瘤等方面学术以及中枢神经系统疾病，借助后者的AI技术来寻找小分子药物。

2018年5月，以计算机驱动药物研发创新的AI医药算法公司晶泰科技与辉瑞制药确立战略协议。把物理模式场景及AI人工智能相融合，从而为小分子药物打造模拟算法平台，进一步扩大小分子药物适用覆盖范围，提升小分子药物算法的精确性，有效提高小分子药物研发效率，实现创新。

2018年6月，美国新一代AI药物研发公司英矽智能（Insilico Medicine）与中国医药研发服务行业龙头——药明康德就新药研发管线在新药研发服务平台测试一事达成协议。

2019年，诺华与微软联合建立一个有关AI技术创新方面的实验室，融合了前者有关的庞大数据资源、分析研判能力以及后者的AI算法算力，将AI技术渗透至新型药物研发研究、药物临床测试、药物生产及运营等一系列新型药物研发过程中。

---

① 刘晓凡，孙翔宇，朱迅．人工智能在新药研发中的应用现状与挑战［J］．药学进展，2021，45（7）：494－501．

② 茅鸯对，柳鹏程．药物研发领域人工智能应用与创新发展策略探讨［J］．中国新药与临床杂志，2021，40（6）：430－435．

二、医药器械领域方面：世界医疗器械市场规模保持稳步增长

从使用角度划分医疗器械的话，可将其分为五大类：制药、医用、检测等三种装备、耗材以及家庭护理。

欧美等发达国家及地区由于居民收入水平较高，医疗福利体系健全，相关技术及科研实力雄厚，故医疗器械等有关领域整体发展较早，且经过多年发展形成了较大的市场规模及稳定的需求。2016～2021 年，世界医疗器械市场规模从 3868 亿美元发展至 4890 亿美元。按照目前增长率推算，预计到 2024 年，世界医疗器械市场规模至少将达到 5530 亿美元。① 由于欧美发达国家医疗器械技术较为成熟，拥有较高创新能力，使得产品更新迭代速度加快，带动该领域市场发展；相比于欧美等发达国家，发展中国家进入医疗器械市场的时间尚且短暂，技术水平也比不上那些发达国家，在世界医疗器械市场中就有一定增长空间。

从设备的产品特性上，我们可以将医疗器械分为医疗设备以及医疗耗材这两大类。2021 年世界医疗耗材市场规模约 2495 亿美元，2021 年世界医疗设备市场规模约 2485 亿美元，整个医疗器械市场将被医疗设备市场占据半壁江山。②

在世界医疗器械细分领域中，占据整体医疗器械市场前三的板块为医疗影像设备、体外诊断器械以及心血管器械板块，占比分别为 13.8%、13.5%、11.7%③。

从世界市场来看，主要呈现以下三个特点：

一是市场潜力大。随着世界人口规模不断增长，人口老龄化速度加快，未来人们对健康的需求会越来越大，从而推动医疗健康行业的发展。同时，从经济实力以及群众消费能力不断提高的发展中国家来看，以长期发展趋势来说，世界范围内医疗器械市场将会以增长趋势发展。

2021 年，世界范围内有关医疗器械市场规模已经达到 4890 亿美元，预计到 2025 年，世界医疗器械市场规模可达到 5945 亿美元。④

由于对医疗器械使用的时间较早，美国、日本、德国、荷兰等发达国家、地区的市场规模比较庞大，对医疗器械产品的要求比较高，其市场需求量呈稳定增长趋势；中国、俄罗斯、巴西、墨西哥等发展中国家的医疗电子设备市场发展速度较快。

---

①②③ 杨山石，金春林，黄玉捷，陈珉惺，何敏．全球医药及医疗器械领域专利布局及创新趋势［J］．中国卫生资源，2020，23（3）：201－205，216.

④ 东方证券．2022 年医疗器械行业市场规模及发展机遇分析 国内医疗器械企业面临巨大的机遇与挑战［EB/OL］．2022－05－27. https：//www.vzkoo.com/read/202205271281b796548fca9ae0a196fd.html.

从世界市场来看，世界前30的医疗器械公司总销售额占世界医疗器械总销售额的65%；从国家或地区来看，美国在医疗器械领域处于领先位置，其医疗器械设备行业销售收入约占世界医疗器械总销售额的39%。随后是西欧、日本、中国以及其他国家或地区，分别为31%、9.5%、4%、15%。[①] 随着新冠疫情在世界范围内扩张，对监护仪、呼吸机、医学影像设备等医疗器械用品的需求量大幅度增长，以及世界各国对医用防护用品和核酸检测盒等医疗器械的采购需求，预计将在未来继续保持稳定增长的态势。根据世界医疗器械市场规模分析，药品市场规模占据医疗器械市场的1/2，并且发达国家是该产业的重要组成部分，医疗器械市场在未来还存在较大的发展空间。

二是市场集中度高。从世界范围内分布的医疗器械市场来看，美国、日本、德国、荷兰等发达国家、地区约占世界医疗器械市场的70%。其中，美国凭借综合系数高的技术水平以及全球领先的研发实力，成为医疗器械最主要的市场和制造国，占据世界医疗器械市场约40%的份额。随着人口老龄化趋势的快速增长，加上近年来各国各地区对临床医疗器械需求的不断提高，以中国、印度为代表的亚洲国家，近年来医疗器械市场发展迅速，其增长潜力也不容小觑。

2019年，国外有威望的第三方网站——QMED发布了《2019年医疗器械企业百强榜单》。2019年，世界医疗器械市场排名前十的企业总营收额约为1944.28亿美元，占世界医疗器械总营收的42.93%。其中，以308.91亿美元总营收独占鳌头的是美敦力。2022年，QMED再次发布《2022年医疗器械企业百强榜单》，此次世界医疗器械市场排名前十的企业，在2022年的总营收达3970.15亿美元。其中，美敦力再次以301.17亿美元的总营收额拿下榜首，连续五年在全球医疗器械中遥遥领先。[②]

对比2019年与2022年营收前100的企业名单，在医疗器械行业大力竞争格局下，世界医疗器械领先（前10名）的企业有较大变动。如表5-4所示，对比2019年与2022年的排位顺序可以看到，排名第一的依旧是美敦力，其次排名几乎没有变化的是强生；排名有所上升的医疗器械公司有雅培、西门子医疗；而GE医疗、史塞克排名则出现下滑。

---

① 北京研精毕智信息咨询有限公司．全球医疗器械行业发展分析：市场需求旺盛，欧美市场占比较高［EB/OL］．2022-04-28．https：//www.vzkoo.com/read/202205271281b796548fca9ae0a196fd.html．

② 前瞻产业研究院．2021年全球医疗器械市场发展现状及竞争格局分析　企业集中度较高［EB/OL］．2021-04-09．https：//www.qianzhan.com/analyst/detail/220/210409-4e4fa400.html．

表 5－4　　2019～2022 年医疗器械公司 10 强

排名	2019 年	2020 年	2021 年	2022 年
1	美敦力	美敦力	美敦力	美敦力
2	强生	强生	雅培	强生
3	飞利浦医疗	赛默飞	强生	西门子医疗
4	GE 医疗	雅培	西门子	飞利浦医疗
5	费森尤斯	GE 医疗	碧迪	麦郎医疗
6	西门子医疗	飞利浦医疗	罗氏	GE 医疗
7	嘉德诺	费森尤斯	GE 医疗	史赛克
8	丹纳赫	西门子医疗	史赛克	嘉德诺
9	史赛克	BD 碧迪医疗	飞利浦	雅培
10	依视路陆逊梯卡	嘉德诺	波士顿科学	百特

资料来源：智研咨询，https：//www. chyxx. com/top/1125035. html。

三是受新冠疫情影响世界对相关医疗器械设备需求量大幅增长。2020 年，全世界范围内广泛暴发新冠疫情，致使与防疫相关的医护用品、有关检测试剂等订单暴增，物价上涨，价格一路飙升，出现断供以及脱销现象。其次，随着经济增长，发展中国家对医疗需求的不断提高，有效加速世界医疗设备市场发展。2019 年世界范围内的医疗设备领域规模大概为 4520 亿美元。但由于受新冠疫情的影响，2020 年上升到 4960 亿美元，远高于以往水平。①

因为新冠疫情的波及，医疗器械设备市场涨幅快速，在呼吸机与监护仪上尤其明显：

如图 5－5 所示，2019 年，世界监护仪市场未受疫情影响发展缓慢，增长到 29.4 亿美元后，以 3% 的速度持续稳定增长。日本、德国以及美国相比较于其他发展中国家及地区，社会医疗体系比较完善以及经济发展相对发达，对监护仪的需求呈增长趋势；中国、印度由于人口众多，医疗保健体系仍在不断健全、完善，存在巨大的潜力。2020 年，由于新冠疫情的快速传播与蔓延，导致各地监护仪需求呈爆发式增长。特别是 2020 年上半年，预计 2023 年增长至 35.5 亿美元。而随着疫情发展形势稍缓，医疗资源得到补给，医疗设备需求下降，有时甚至出现供大于求现象，预计在未来三四年内继续保持稳定增长。

① 艾媒数据中心．2019—2020 全球及中国医疗器械市场规模及销售情况分析［EB/OL］. 2022－10－26. https：//www. iimedia. cn/c1020/69746. html.

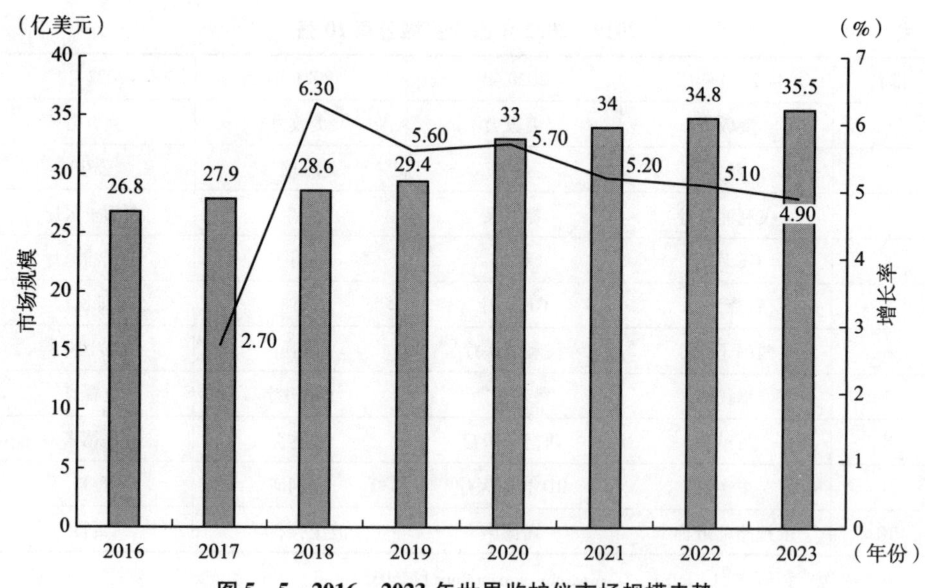

图 5-5　2016～2023 年世界监护仪市场规模走势

注：2023 年为预测值。

资料来源：群智咨询，http：//www. sigmaintell. com/index. php。

在现代临床医学中，呼吸机能替代自主通气，已普遍用于手术期间麻醉呼吸管理、治疗、急救复苏以及呼吸支持等，可以有效防止及干预治疗过程中出现呼吸衰竭现象，并有效降低由于呼吸衰竭带来的一系列并发症。2019 年世界范围内有关呼吸机市场销售总额高达 21. 4 亿美元，相较于 2018 年增长了 4%。2020 年之前，呼吸机市场发展相对来说比较平稳，呈稳定发展趋势，但其年增长率超过 10%。而受新冠疫情影响，市场出现供不应求现象。但随着疫情的控制，需求得到缓解，将恢复到原来水平。①

由于呼吸机对技术要求比较高，其生产原料、供应商、软件、芯片等只有个别海外集团掌握，致使其竞争格局稳定。显示屏主要应用在监护仪、呼吸机等医疗仪器上。2019 年世界医疗器械行业有约 2900 万美元的显示屏需求，在新冠疫情影响下，首先呈快速增长，而后大幅下滑，最后将回归到原来水平。②

---

① 雪球．全球医疗显示市场 2020 年总结及 2021 年趋势展望：爆发式增长后将何去何从？[EB/OL]. 2021-03-10. https：//xueqiu. com/1779405333/174070637.

② 沈丛．医疗应用：市场空间正在打开 [N]. 中国电子报，2022-10-26（8）.

三、医疗服务领域方面，服务更加精细化

2022 年 3 月 30 日，世界领先的信息分析公司、世界顶级医学学术期刊《柳叶刀》（*The Lancet*）的出版商爱思唯尔在北京召开线上发布会，同时发布《未来医生白皮书》。新冠疫情、慢性病和人口老龄化被认为是导致世界医疗行业重大变革的前三大影响因素。

（一）数字技术将与医疗结合更紧密

随着医疗数据的快速扩展，医学领域中数据量和分析能力的地位变得越来越高。使用大数据技术筛选和分析各种数据，包括图像和医疗记录数据、检查结果、诊断和治疗费用等，可以有效地为政府决策、研究人员、医生团队提供服务和支持。研究表明，数字技术与医疗保健密不可分，数字医疗技术在支持医疗保健专业人员的诊断、治疗和决策方面将发挥重要作用。通过不断收集研究数据、电子病例等信息，梳理后的结论有助于提高医生诊断和治疗计划的准确性，提高决策的有效性。全世界超过 50% 接受采访的医学专业人士相信，医生或将依赖人工智能来做出更准确、更科学的诊断和治疗决策。①

（二）患者健康素养全面提升

全世界超六成接受采访的医学专业人士表示，通过普及远程医疗设备和改善个人生命周期诊断和治疗记录，能够让患者积极主动地管理自己的健康，在了解和积极配合医生的基础上选择更好的治疗方案，以达到理想的治疗效果。

全世界超八成接受采访的医学专业人士表示，医疗服务行业有关的考核绩效指标与其临床实践息息相关，相互影响。就诊病患在治疗、就诊过程中的服务感受、享受的服务质量以及自身健康素养影响着医疗服务行业的有关绩效指标，病患有关健康素养的提高能够有效提高其医疗服务体验。

患者健康素养的提升，能有效辅助医生和患者通过健康状况采取干预措施，促进医疗卫生行业从“疾病治疗”过渡到“预防”的转变。

（三）多元化医疗场景

远程诊断和治疗将是未来重要的诊断和治疗手段，医生和患者可以通过将数

① 中国经营报．未来十年医疗走向如何？《未来医生白皮书》：数字技术将与医疗深度融合［EB/OL］. 2022－03－31. https：//t. cj. sina. com. cn/articles/view/1650111241/625ab309020012lrp.

字技术深入集成到医疗设备中，并通过多种医疗服务工具和医疗服务模式提高患者的健康素养，从而提高诊断和治疗的有效性。然而，随着医学领域的不断创新以及更新迭代，医务人员有了新的任务。五成接受采访的医学专业人士表示，远程医疗会影响医生和其病患之间的关系，缺乏人道主义护理，而医生和护士的沟通技能在未来的医疗环境中至关重要。为了让医生适应不同的医疗场景和医疗模式，他们未来需要具备两项关键技能：数据分析能力和技术专长。意大利医生可以通过家庭医疗平台（Telea Medical），在同一时间内借助数字家庭医疗平台开发的视频功能和患者电子数据档案，以 1∶50 的比例对其管理的患者进行日常监测与追踪。2017 年，远程医疗项目首次出现在德国医疗目录中，以确保远程医疗服务的真实反馈。德国也投入了大量资金来监测访问，以取得更好的结果。2019 年，法国将远程专家门诊纳入其医保报销名录，可以报销远程专家问诊的费用，每人每年可以报销不超过 6 次，每个参与远程诊疗的医生都可以获得当地政府的财政支持。2020 年 1 月，新加坡卫生部门计划从 2021 年起，对远程医疗行业实施监管。2020 年 3 月，受到新冠疫情影响，应英国卫生部要求，英国数千家诊所开始远程看病咨询，卫生部门也加快了对远程服务提供商的审批，缩短其上线时间。2020 年 3 月，全球领先的远程医疗公司美国威尔（Amwell），总访问量与上一个统计周期相比增长了 250%。英国在线医疗问诊服务公司普世医生（Push Doctor），每周订单量与同一时期相比，增长了 70%。英国伦敦全科医生萨姆·威斯利感慨："我们在一周内见证了远程医疗 10 年的发展。"① 位于西班牙安达卢西亚的一家电子健康系统公司，通过整合患者健康情况、早期治疗过程以及专家建议意见，为医生以及病患建立电子健康档案。

（四）"互联网 + 护理服务"趋势

2022 年 7 月，联合国发布了《世界人口展望 2022》，提出 2022 年，全球范围内的 65 岁及以上人群占全球总人口的 10%。预计到 2050 年，将上升到 16%。② 日本、韩国和中国等东亚地区也依次迈入了老龄社会。日本是世界老龄化程度最高的地区，已进入超级老龄社会，韩国紧随其后。随着人口老龄化程度逐年增长，慢性疾病的发病频次年年高升，发病年龄范围逐渐扩大，老年群体的护理需求也变得越来越大。

---

① 人民网．远程医疗行业增长预期升高（记者观察）[EB/OL]．2020－04－28．http：//finance．people．com．cn/n1/2020/0428/c1004－31690892．html．

② 环球时报．世界人口，预计今年突破 80 亿！[EB/OL]．2022－10－19．http：//www．northnews．cn/p/2148326．html．

在美国，有超17万个“互联网+护理”相关的上门服务公司或医疗机构，从事有关上门服务人员在医疗卫生服务总的人群中占6%。超750万名美国人居家享受医疗服务，接受护士、社会工作者、注册营养师以及康复治疗师等专业人员上门服务。“纽约探访护士”作为美国最大的非营利居家医护机构，成立于1893年，由亨利街庇护所演变而成，也是美国相关护士上门服务机构的鼻祖。美国护理和康复服务公司作为盈利性居家医护机构的代表，成立于1999年，从事包括专业、康复、家庭护理等日常服务以及紧急护理服务。

关爱惟士是英国综合性居家护理集团及失智症干预护理服务供应商，成立于1998年，属于英国政府的国家医疗服务体系。该供应商拥有专业的医护团队，共千余人，为世界各地的患者及其家人提供上门服务，包括个人护理、膳食准备、个性化服务等优质居家护理服务。

1970年起，日本开始步入老龄化社会，老龄化日益严峻，老年人养老已经成为当前社会保障最为突出、最为严苛的问题。2000年4月，日本政府制定了一个关于老年人护理的保险文件，通过加大对老年群体的援助以及护理等方面的投入力度，不仅有效解决了人口老龄化所带来的问题，还完善了有关上门服务的举措、制度、对象等。在2006年，日本政府再次优化并提高了其上门服务额度，上门护理普及度变得更加广阔，其服务对象为来往医院有困难的老人、失智症患者、晚期癌症患者以及重度障碍或严重外伤卧床病人等人群。

在印度，普提亚医疗（Portea Medica）是本地规模最大的医疗保健及医疗护理服务的私人服务提供商，成立于2013年5月，其主要合作对象为医院以及保险公司。该公司服务范围覆盖了印度的24个城市，有医生、护士、理疗师等专业医护人员约3000名，拥有50000名客户，平均每月为其客户提供上门服务次数超60000次。除印度本土外，该公司还入驻了马来西亚的4座城市。有需要上门服务的人员通过App预约成功后，该公司的专业护理团队（包括医生、助理护士或护士、理疗师以及相关护理服务专业人员）将会为其提供连续的上门医疗服务，保证医疗护理效能。不仅如此，该公司还提供一般保健服务，包括日常常规检查以及初级、产后等全科护理服务，甚至是老年人相关的医疗以及护理服务。

四、全球医药研发将进一步发力增长

2022年5月17日下午，全球医药智库信息平台举办了以医药研发趋势分析为主题的网络研讨会。根据全球医药智库信息平台发布的《2022年医疗研发趋势年度分析》白皮书显示，聚焦亚太地区，共同商讨全球医药研发的格局变化和政策发展、机遇与挑战及未来发展趋势。[①] 按照伊恩·劳埃德（Ian Lloyd）先生在会上对全球及亚太地区医药研发的现状及发展趋势的分析与观点，全球药物研究发展势头稳步提升，研发管线数量激增，不断有新的制药公司投入到新药研制中，新药上市的记录被不断刷新打破。其中，以中国为首的一批新兴医药研发力量开始在国际上显露头角。有专家预计，在未来，全球医药研发将继续保持增长态势，而亚太地区将会继续作为全球医药研发行列中的重要一环，发挥着无与伦比的作用。

（一）全球研发管线首次突破 2 万大关[②]

据《2022 医药研发趋势年度分析》白皮书（以下简称“白皮书”）显示，仅 2022 年 1 月，全球药物研发管线数量就首次超过 2 万大关，达到了 20109 条，新增品种更多达 1527 种。与 2021 年同期相比，增长了 8.22%，近乎 2021 年增长率（2021 年增长 4.76%）的 2 倍，远高于过去 5 年同期 6.25% 增长率的平均水平。

目前，中国占世界医药研发总量的 20.8%。仅 2021 年一年，中国制药企业在全球制药企业中的份额就从 9% 上升到 12%，从 522 家上升到 792 家，增长率达 43.3%。目前，美国虽仍在全球药品研发数量中占比 53.4%，位居第一，主导着全球新药开发活动。很显然，中国的医药研发已经进入了持续向好、前景蓬勃的发展时期。

从药物开发阶段来看，管线规模大幅增长主要集中在临床前阶段，增长率为 11%。2022 年有 1128 种药物进入临床前开发阶段。与 2021 年同期相比，2022 年有 2947 种药物处于Ⅰ期临床试验，增长率达到 10.1%；Ⅱ期和Ⅲ期临床试验的增长率分别实现了 6.4% 和 8.7% 的井喷式增长。尽管新冠疫情给药物研发工作带来了一定的困难，比如患者招募，但并未阻止临床试验进程的有序推进。目前Ⅲ期临床试验正在缓慢复苏，数量也在不断增加。

（二）抗癌药物研发规模仍位居榜首

“癌”字最早见于宋代杨士瀛的《卫济宝书》和《仁斋直指附遗方论》，《仁斋直指附遗方论》里曾经描述过：“癌者上高下深，岩穴之状……毒根深藏，穿孔透里。”[③] 而早在公元前 16 世纪至公元前 11 世纪，我国最早的文字甲骨文就有对肿瘤的记载。2000 多年前的《内经》提到了“肠覃”“石瘕”“积聚”并记述其病因、症状和治疗，而且包括手术切除和药物治疗。《晋书景帝纪》载有司马

①② 健康界.2022 年医药研发趋势年度分析［EB/OL］.2022－05－12. https：//www.cn-healthcare.com/articlewm/20220512/content－1353524.html.

③ 穆焱成.化痰散结方治疗恶性肿瘤的实验研究［D］.山东中医药大学，2005.

师“目有瘤疾，使医割之”，这是世界文献中对肿瘤割治最早的记载。其后在《诸病源候论》以及诸多医书中都有关于防治肿瘤、恶性肿瘤方药的记载。[①] 据世界卫生组织称，每年约有820万人死于癌症，约占全球死亡人数的13%。据世界卫生组织预测，未来20年新发癌症病例将会增加70%，而中国癌症人数又居全球之首，每年新发的癌症患者中，中国约占36%。[②] 随着癌症发病率的持续上升，抗癌药物已多年位居研发热点的榜首。随着抗癌新药的不断研发上市，每年挽救的生命不计其数，在很大程度上降低了癌症患者的整体死亡风险。在TOP25治疗类别中，按活性物数量统计，可以发现前三大热门领域仍集中在抗癌、基因疗法和单克隆抗体等领域，抗癌免疫药物连续第四年占据最大份额。

（三）抗病毒创新药物研发“乍暖还寒”

抗病毒创新药物的研发不足一直是全球的痛点问题。过去几年在港交所和纳斯达克上市的一批生物技术企业中，约有70%的企业的产品管线都专注于癌症领域。但受到新冠疫情的影响，抗病毒药物的排名从2020年的第28名一跃上升至第5名，可以说是2021年涨幅最大的领域，增长率达到了125.8%。抗感染的预防性疫苗的活性物数量也增长了20.8%，达到843种。2021年6月9日，NMPA更是公布国内首个原创性抗体偶联药物（ADC）新药维迪西妥单抗获批上市。被誉为“生物导弹”的ADC药物，由于其优异的作用机制，近年来在国际上已有多款ADC药品上市。从此次新冠疫情可以看出，传染性疾病对整个社会的稳定和经济发展造成的影响是重大的。但根据药物开发数据库（pharma-projects）2021年新收录候选药物显示，其中38.8%的药物为抗癌药，神经药物排第二位，为14.7%。以新冠相关药物为主的抗感染类药物仅以12.0%的占比位居第三，这一占比远低于占比为17.5%的罕见病新药。[③] 所以抗病毒类药物研发及相关产业亟需受到全球各国政府的重点关注，从顶层设计上给予关注和支持。

（四）疫情过后医药行业将进入高速行驶状态

过去一年，尽管研究人员仍因新冠肺炎流行受到限制，但医药研发创新水平达到了历史新高。“生命科学不再仅仅是生物学家的事情，包括物理、化学、数

---

① 中医中药网.《卫济宝书》最早记载“癌”的医著［EB/OL］.2022－09－30. https：//www.zhzyw.com/zycs/zz/09414147166EEEC9E4KCB218.html.

② 医药云数据科技.2021最新数据：全球领先肿瘤药物格局及市场发展分析［EB/OL］.2022－09－30. https：//zhuanlan.zhihu.com/p/426630747.

③ 药智网.2022年医药研发趋势年度分析［EB/OL］.2022－05－23. https：//news.yaozh.com/archive/36798.

学、信息科学、材料科学、工程科学等各个学科融合发展，才能共同推动生命科学的发展。”中国科学院院士陈凯先表示，面对我国医药产业的重大变革，我国开始逐步推出大量新药研发相关的重大专项和重点研发计划。①

对于新冠肺炎药物的研发，这使我国的技术研发力量在国际上崭露头角。2021 年 12 月 8 日，我国首款抗新冠病毒药物——新冠单克隆中和抗体安巴韦单抗和罗米司韦单抗联合疗法获准上市。该疗法由清华大学医学院教授张林琦教授主导研发。

“白皮书”数据也显示，目前正在研发的药物所针对的靶点总数已增长至 1952 个，相较上年增长了近 100 个。除了主流化学合成药物以外，单克隆抗体以及在研生物技术药物比例正持续攀升。

此外，随着治疗药物总体规模的不断扩大，新发与罕见疾病也为医药行业提供了新的前进方向和探索领域。如图 5－6 所示，“白皮书”中有关 2013～2021 年罕见病药物认证数量、加速审评资格认可数量及紧急授权药物数量情况的数据可以看出，过去一年中罕见病研发药物呈增长态势，677 种罕见病中至少各有一款药物在研。仅过去一年，就有 39 项药物获紧急授权，罕见病药物资格及紧急授权药物超 2020 年。

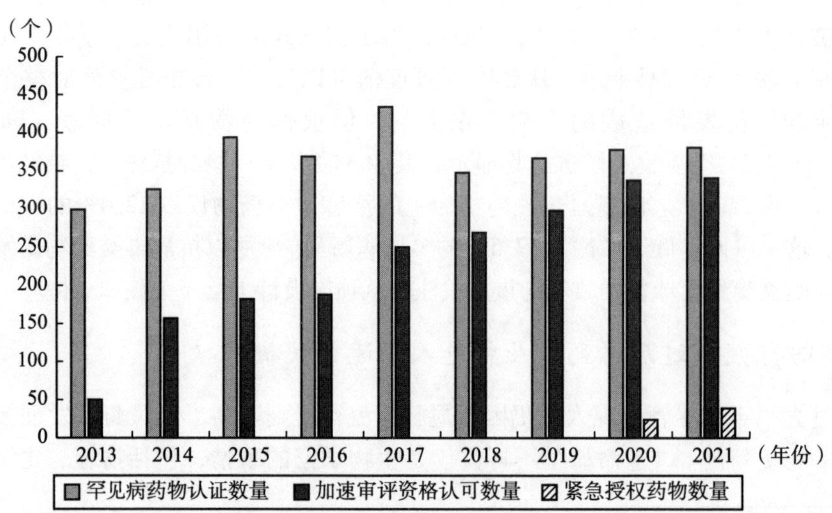

图 5－6　2013～2021 年罕见病药物认证数量、加速审评资格认可数量及紧急授权药物数量情况

资料来源：《2022 医药研发趋势年度分析》白皮书。

① 张佳星．新冠药物研发：壮大新药创制的中国力量［N］．科技日报，2022－03－07（005）．

五、全球供应链保障备受重视

从一艘货轮在苏伊士运河上被“堵死”，到陷入“停摆”的加州洛杉矶港与长滩港，再到因新冠疫情封控的上海港运不出进不来的货物，供应链危机已成为一头向各国横冲直撞而来的“灰犀牛”。造成全球供应链断裂的原因多种多样、纷繁复杂、互为表里，而此次新冠疫情在全球的暴发，只是加速暴露了全球药物供应链的“脆弱性”。地缘政治事件、能源供应不足、芯片短缺等诸多“黑天鹅”事件，都在考验全球市场对这类连锁反应的响应速度和响应能力。同时，对于医药供应链中包括制造、分销、开具处方和配药等各环节缺乏专业、明确的监管标准，受污染或损坏的药品可能会导致更多疾病或死亡。所以，相关企业、政府机构及有关部门更要加大对各环节的把控力度，致力于维护供应链全链的安全、稳定与畅通。

（一）欧盟计划更新立法以保障药品供应

面对全球新冠疫情的冲击，相关药品的需求显著增加。据欧盟统计数据显示，对于新冠肺炎确诊病患而言，其中30%的患者需要住院治疗。治疗时大多需要使用呼吸系统药、心血管药、镇痛药、抗凝血药、医学营养品和大容量肠外制剂，住院时所需要的麻醉剂、抗生素、肌肉松弛药剂、利尿剂以及医用氧气等也供不应求。普通民众面对大规模流行的新冠疫情往往容易陷入恐慌，受舆论及非理性的影响囤积大量的非处方药品，同样对除新冠外的医患药物需求量产生重大影响。

面对供应商短缺、供应链脆弱、财政措施贫弱等致使药品短缺“并发症”的问题，欧盟正考虑制定更严格的规定，以确保药品供应。当然，单纯的区域限制措施也会对欧盟药品供应链的稳定产生负面影响。欧盟成员国对外实行药品出口禁令，对内加紧按层级进行药品储备，这不仅易使欧盟陷入全球舆论的声讨，更会使全球药品陷入供应链中断与成药短缺双重打击的困境。而当限制范围辐射至全球更会使运输成本一路飙升。此外，产能下降、原料不足、运费高昂等众多不利因素也对“风雨飘摇”的药品供应链产生着恶劣影响。因此，在药物需求激增和药物供给困难的双重作用下，欧盟必须合理开展并优化药品供应、流通和使用政策，以维持药品供应链稳定。

2020年11月，欧盟委员会以“增强危机防范和应对机制，保障供应链的多样化和安全，解决药品短缺问题”为基点，在全球范围内会同重要企业与相关机构进行更多会谈，共同找出根治全球药物供应链脆弱的可行性方案。欧盟从科研奖金、违规处罚等多角度、多层面建议企业制定应急计划以提供更加安全、先进的供应服务。

（二）美国计划提高国内 API 制造能力

在以美国食品药品监督管理局（FDA）、筹备与响应助理秘书处（ASPR）牵头完成的白宫报告中指出：目前美国的药物供应链与国外的原材料及关键成分关联，可以说是牵一发而动全身。报告建议开拓新的制药工艺，大力推动技术研发及创新，大力扶持美国本土的生产企业，拓展更多新的国际合作。2021 年 6 月，美国白宫、美国卫生与公众服务部（HHS）、美国食品药品监督管理局（FDA）等有关部门，为充分推动对美国本土非专利药关键成分的研发进程，以美国《国防生产法》相关条例为基准，特批约 6000 万美元以作投资。对此，白宫公开表示，美国相关机构应加强与制药企业的交流协作，共谋国内 API 发展，创新打造一个完整、高效、灵活的原料药供应链。

（三）多国支持原料药生产迁回本土

受新冠疫情冲击，各国几乎都难以避开供应链断裂的局面，而在此情形下，大家则几乎不约而同地走上了自给自足、自谋生路的道路。美、英等在国际上呼吁各国将相关生产业务迁回国内，以期摆脱对其他国家和地区原料药物的依赖，促使本土药物供应链恢复完整。

2020 年 2 月，法国赛诺菲宣布，计划将其在欧洲的 6 个原料药（API）生产基地合并，创建一家独立的 API 生产公司，以减轻欧洲对亚洲原料药的依赖程度。为抵抗抗生素等品类缺货对医疗造成的巨大影响，日本盐野义制药曾于 2021 年提出，将在岩手县启动手术用抗生素原料的生产。印度联邦内阁于 2020 年 3 月批准了 13 亿美元以帮扶 53 家原料药和重要中间商生产，并为印度三家原料药厂提供资金。有数据显示，美国 2021 年从国外回流新增的岗位超 22 万个，同比上年增长 38%，主要受半导体、电动汽车电池、医药器械等战略产品投资所驱动。①

（四）破而后立，原料国冲破供应链桎梏

对我国而言，新冠疫情的突发和迅速蔓延，着实对原料药的生产和出口产生

① 中国新闻网．分析：全球供应链危机拖慢复苏　各国或倾向于自给自足［EB/OL］．2021 - 10 - 18. https：//finance. sina. com. cn/roll/2021 - 10 - 18/doc-iktzscyy0332294. shtml.

了巨大的冲击，并直接影响了我国在全球供应链环节中的稳定。面对我国出现的供应风险，印度直接高调呼吁要将原料药物国产化。2020 年上半年，印度直接通过了高达 694 亿卢比的 53 种原料药物国产化资助金额。2021 年，印度促进制药业国产化的新政策规划激励总额更是达到了 1500 亿卢比。这种生产挂钩激励旨在提高国内现有产能的原料药生产能力，为应对中国进口产品竞争，优先扩大 20 个重点原料药的规模化生产。计划期限为 2020～2021 年至 2028～2029 年，重点支持印度高价值原料药产品的自主生产，并增加医药出口附加值。①

美国也呼吁自产原料药，减少对中、印的依赖。2020 年 5 月，英国智库亨利·杰克逊协会（Henry Jackson Society）发布了一份有关《五眼联盟如何摆脱中国产业链战略性依赖》的报告，阐述了“五眼联盟”（美、英、加、新、澳等国家）对中国产业链的依赖性，以及如何摆脱对中国产业链的依赖。报告中提到的依赖中国供应链的原料药产品包括抗生素、止痛药、维生素和抗病毒药物等。其实，中国直接向以上 5 个国家出口医药级原料药的规模并不是最多的，印度才是最大供应源。报告中指责的我国环保和安全监管不足、知识产权保护不力等均不属实，皆是实施贸易保护主义的借口。对于印度和美国等国家认为对中国的原料药存在依赖性的问题，是经年累月形成的而绝非一朝一夕便可以得到解决的。从全球产业链分工和原材料、劳动力等客观成本差异来看，印度、美国在大宗原料药生产方面已难以与中国竞争，部分高附加值原料药可能会增加自产，但大部分还要长期依靠进口。②

在创新、协调、绿色发展方面，我国的原料药生产已具备了相当大的优势。下一步将继续深化开放共赢理念和创新竞争能力，开发国际市场，积极引进先进技术，与业内知名企业开展交流合作，打通与国外客户的贸易联系，加强药品的监督与管控，拿出更加积极的姿态以应对国际贸易的新潮流。重视原料药作为战略性新兴产业重要组成部分的特殊定位，强化保障国家生物安全的重大作用，推动行业高质量发展。完善原料药行业准入标准，严格质量、环保、能耗、安全等规范监管，利用市场机制淘汰落后企业和产能。规范过程监管，避免“一刀切”，杜绝地方保护主义。健全原料药与制剂关联审批制度，鼓励委托研发、生产和定制加工服务（CRO、CMO、CDMO）发展。推动原料药全产业链一体化整合，支持行业兼并重组和做大做强。促进原料药小品种的集中协作生产，保障国内短缺

---

① 医药经济报．印拟推资金扶持计划促 API 国产化［EB/OL］. 2020－07－15. https：//www. yyjjb. com. cn/yyjjb/202007151415551555_8185. shtml.

② 医药经济报．产能转移，产业链共享 原料药市场开放中共赢［EB/OL］. 2020－04－30. http：//www. yyjjb. com. cn/yyjjb/202004/20200430170117117_7709. shtml.

药稳定供应。聚焦原料药创新研发趋势，并对传统的原料药生产技术进行升级改造，不断优化特色原料药的生产工艺，加速高效能原料药新品开发。支持以企业为主体的“政产学研一体化”协同创新，面向全球拓展合作，加快专利到期原料药仿制和创新产品产业化。重点突破基因工程育种与微生物深层发酵，膜分离、手性拆分与合成、酶催化生物转化、微通道连续流反应、高效提取与结晶纯化等关键技术创新。完善知识产权保护制度，健全商业秘密保护法规，维护企业创新权益。深入落实《推动原料药产业绿色发展的指导意见》，提升绿色制造和清洁生产水平。

加强国际人用药品注册技术协调会（ICH）注册研发合作，推进国际药品认证合作组织（PIC/S）体系质量认证协作，实现原料药全球产业链研发和生产资源共享。支持企业开展全球高端市场和世界卫生组织（WHO）等质量体系认证，研究制定差别化出口退税政策。加大国际高端市场出口激励力度，推动原料药出口结构和竞争优势升级。落实“一带一路”建设要求，开展原料药全球产能合作，加快实现传统原料药绿色生产技术替代、高效能原料药绿色关键共性技术突破。在境外适宜地区建设原料药工厂，探索国际经营“落地生根”，促进对外贸易和谐发展。①

六、强化国际上医疗健康产业合作

生物医药基础研究、产品开发、市场流通和收并购仍将在全球更大范围内开展，药品的供应链保障、研发和监管都离不开多方合作。主流国家和地区的监管制度将出现趋同，特别是在涉及临床试验、现场核查和药物警戒等领域的规范会有更多融合，信息共享和交流互通愈加普遍。

（一）美欧药监部门加强促进产品开发方面的信息共享

2021 年 9 月，美国食品药品监督管理局（FDA）和欧洲药品管理局（EMA）宣布启动一项试点计划，为美国食品药品监督管理局复杂仿制药产品的简化新药申请（ANDA）和欧洲药品管理局混合产品上市许可申请（MAA）的申请人提供并行科学建议（PSA）。该试点项目是美国食品药品监督管理局和欧洲药品管理局现有新药和生物制品 PSA 的扩展。PSA 试点计划的目标是为美国食品药品监督管理局和欧洲药品管理局审评人员提供一种机制，优化申请人的全球产品开发计

---

① 贤集网．全球原料药产业格局将变，原料药行业　疫情下机遇与挑战并存［EB/OL］. 2021 - 05 - 24. https：//www. xianjichina. com/news/details_266877. html.

划。以便在复杂仿制药/混合产品的开发阶段与申请人就科学问题交换意见，让申请人更深入地了解两家机构的监管决策基础，帮助申请人避免不必要的重复研究或不必要的多重检测，从而缩短审批时间。

（二）美欧加英等加强制药领域的反垄断合作

2021 年，针对日益增加的制药领域并购交易，欧盟委员会成立了专门的工作小组，与美国、英国同行合作并分享有关如何审查制药行业并购的专业知识，对兼并交易进行更严格的审查，以防止并购交易推高药物价格、阻碍创新。① 近年来，欧美反垄断监管机构已逐渐加强对制药业并购以及可能危害消费者和竞争的其他做法进行审查，其关注的焦点问题包括反向支付协议、药品生命期专利策略等。其任务是更新制药并购影响的分析方法，如并购可能造成的潜在经济损害，并购在多大程度上可能阻碍研发创新，挑战并购所需的证据，以及在审查交易时如何考虑公司所从事的其他行为。

（三）中国持续加强药品监管国际化进程

随着世界制药工业的发展，新技术在制药领域的应用程度和产业化程度越来越高，给现有的传统监管模式带来了重大压力。国内的企业在国际舞台中参与竞争，使得药品生产日益全球化，这就要求我们要探索更加有效、安全的监管方式，以维护行业健康蓬勃发展。因此，对于制定合适的药品质量的监督管理办法亟需提上日程。近些年，中国对于药品监管的国际化进程正在逐步加快。中国国家药品监督管理局会同其他多个国家和地区的药品管理单位共同签署了合作谅解备忘录，以促进药物管制的国际交流，深化药物、医疗器械和化妆品监督管理领域的国际合作。

2021 年 4 月 12 日，中国国家药品监督管理局与日本药品监管机构举行双边会议。会议就中日双边药品监管合作进行深入交流，在双边及包括国际人用药品注册技术协调会（ICH）等多边领域相互支持、开展合作，并加强双方在 ICH 等国际组织中的交流与合作，进一步助推全球药事监管领域规则协作。

2021 年 6 月 9 日，中英药品监管合作项目启动会召开。在中英两国药品监管机构 2018 年 1 月签署的《药品和医疗器械合作谅解备忘录》框架下，双方此次召开的启动会通过了 2021 年度中英药品监管合作项目计划，拟在药品审评、检查及上市后监测等领域开展技术交流活动，进一步增进了解、深化合作。

---

① 新浪财经. 欧洲反垄断监管瞄准生物制药领域　并购大潮恐推高药价遏制创新 [EB/OL]. 2021-03-17. https://finance.sina.com.cn/roll/2021-03-17/doc-ikkntiam3957057.shtml.

2021 年 6 月 11 日，国家药监局与印度尼西亚食品药品监督管理局签署《关于药品和化妆品监管合作谅解备忘录》，为共同应对国际公共卫生挑战，双方一致同意加强在药品监管领域的合作。并在该谅解备忘录框架下，对药品、化妆品在监管层面开展信息交流与技术合作，一起维护和促进两国民众的健康。

2021 年 9 月，由国家药监局和商务部共同主办的“一带一路”国家药品监管与发展合作研讨会暨“一带一路”国家医药监管合作与产业发展研修班举办开班仪式。17 个国家或地区的卫生、药品监管机构相关人员和专家参加了研讨会。同月，由国家药监局和广西壮族自治区人民政府共同主办的第六届中国—东盟药品合作发展高峰论坛在广西防城港开幕，各地代表就药品监管法治建设、深化审评审批制度改革、抗击新冠疫情等方面展开深入交流和探讨。

2022 年 4 月，国家药监局与日本药品监管机构举行会议，就深化药品监管合作进行深入交流。双方就深化中日交流合作、ICH 指南实施、药品追溯体系建设、药物警戒制度研究、国际多中心临床试验开展等进行了深入交流。同时，一致同意进一步加大交流与合作力度，为保障两国乃至世界公众获得安全有效的药品医疗器械而共同努力。①

第三节 国内医药健康产业发展先进地区的经验与借鉴

我国医药健康产业的发展情况，可以从工业全国比重和市场规模两个角度来衡量。如表 5－5 所示，截至 2020 年，各省医药工业全国比重排名中，山东省最强，江苏省次之，且两省比重均超过 15%。吉林省位居第四位，工业全国比重仅为 6.72%。从工业全国比重角度来看，需借鉴山东和江苏两省的优秀经验，提高医药健康产业工业全国比重。

表 5－5　2020 年各省医药工业全国比重与排名

省份	医药工业全国比重（%）	排名
山东	15.94	1
江苏	15.07	2
河南	7.26	3

① 新浪财经．全球医药健康产业政策举措呈现四大特征［EB/OL］. 2022－06－17. http：//finance.sina.com.cn/jjxw/2022－06－17/doc-imizirau8984577.shtml.

续表

省份	医药工业全国比重（%）	排名
吉林	6.72	4
广东	6.32	5

资料来源：医药经济报．各省医药工业实力大比拼！[EB/OL].2022－03－14. http：//www.yyjjb.com.cn/03/15/20220315140620620_13622.shtml.

如表5－6所示，截至2021年，各省份医药市场规模排名中，广东省销售总额最高，北京市次之。[①] 从市场规模角度看，需借鉴广东省和北京市的优秀经验，扩大其市场规模与影响力。

表5－6　**2021年各省份医药市场规模与排名**

省份	销售总额（万元）	排名
广东	27203675	1
北京	19913591	2
上海	19769807	3
江苏	19441558	4
浙江	17905033	5

资料来源：2021年药品流通行业运行统计分析报告。

综合考虑，发展医药健康产业，应借鉴山东省、江苏省、广东省、北京市的经验。

一、山东省经验借鉴

山东省医药健康产业发展长期走在全国前列，医药工业规模巨大，各项经济指标位居前列，医药工业全国比重常年居于榜首。2020年山东省医药行业营业收入2783亿元，同比增长10.2%；全年实现利润469.2亿元，较上年同期增加34.2%。[②] 山东省工信厅一级督察张忠军在新闻发布会上表示，山东的医药工业

① 中华人民共和国商务部.2021年药品流通行业运行统计分析报告2022［R］. 北京：消费促进司，2022（9）：15.

② 付玉婷．山东医药产业规模不断增长约占全国1/10居全国第二［N］大众日报，2021－07－21（3）.

具有鲜明的发展特征和显著的优势。

山东省医药健康产业的发展具有得天独厚的有利条件：一方面，山东省的自然地理环境条件对于发展医药产业十分有利，山东省毗邻渤海和黄海，海洋资源丰富，具有适宜的纬度、适中的海拔和充足的光照条件。除此之外，山东省种植1500多种中药，品种丰富；另一方面，山东省拥有坚实的医疗基础，各级各类医疗机构的数量在全国名列前茅，病床数量在全国排名第一；同时山东省拥有一个由化学药物生产、生物药生产、中药生产、医疗器械制造、医用辅料和包材制造、制药设备制造等产业组成的完整的医药工业系统，是全国重要的医药生产供应基地，其发展历程及经验值得深入探究和学习。

在医药产业发展方面，山东省政府与企业协同发力。政府积极引导产业发展方向，出台医药健康产业相关扶持政策，指定相应发展策略。医药行业围绕特色优势，形成产业集群效应。企业找准定位，发展特色产业，提高创新融合发展能力。

（一）打造具有地方特色的产业集群

淄博、济南、济宁、临沂、青岛、烟台、菏泽是山东省目前已经形成的七大产业集群，这七大产业集群紧密结合，相互交织成产业集群生态网。产业集群有利于集聚品牌、人才、资本等要素，最新的市场信息、技术信息等都汇聚于此。在山东省最新确定的30家特色产业集群名单中，以生产医药及防护用品为主的济南市章丘区产业集群、以生产药品及医疗器械为主的淄博市高新区产业集群和以生产现代中药为主的菏泽市高新区产业集群上榜。这些集群极具代表性，展现了山东省医药产业蓬勃发展的趋势。

山东省在发展医药健康产业方面，特别注重结合当地情况打造具有自身特色的产业形态。其中，济南是山东省的省会，山东大学、济南大学等高校坐落于此，富有创新活力。因此，济南产业集群主攻的发展方向为创新创业孵化基地和高端医疗健康产业集群；青岛因靠近海洋，海洋资源丰富，所以其产业集群着重发展海洋生物医药以及相关的上下游协同产业；烟台市曾上榜“中国百城宜居城市”，自然风光优美，生活氛围闲适。因此，烟台集中于发展养生养老圣地和国际生命创新区。各集群结合自身优势确立特色的产业形态，有利于提高资源的利用效率，提升产业价值，推动山东省医药产业发展。

（二）培养具有核心竞争力的链主型企业

领军企业的成长和发展，是山东省医药健康产业腾飞的强大动力。链主型企业指的是产业链中的主导企业，具有产业链牵动力、生态主导力和核心竞争力，在整个行业中有较大影响力。目前，山东省已经培育了众多行业龙头企业，如威高集团、齐鲁制药、烟台绿叶制药、鲁南制药集团等。

根据山东省人民政府办公厅印发的《医养健康产业 2022 年行动计划》，山东省医药健康产业的发展依托于“雁阵形”集群和领军企业的不断发展壮大。领军企业发挥了示范引领效应，“专精特新”企业起到了良好的带头作用。山东省政府近年不断加大对齐鲁制药、山东颐养健康产业发展集团等 24 个医药健康产业领军企业的培育扶持力度，积极打造覆盖全产业链条的大型医药健康企业集团，促使其进一步发挥示范引领效应。

（三）科技创新助推医药健康产业发展

山东省具有深厚的中医药文化底蕴，应扩大中医药文化及产业的影响力，提高创新能力。创造性转化和创新性发展是山东省医药行业发展的必要途径，这充分体现了创新为山东省医药健康产业的有效驱动力。山东省积极推进产业链条上下游的关键环节贯通，重视关键核心技术的突破，推动产业园区和重大项目建设，提高园区数字化、精细化管理水平，加快创新药物和高端医疗器械研发。

山东省还大力推进科学健康养老产业的发展。山东省在深化医养结合的基础上，利用现代信息技术，构建全人群、全生命周期、全产业链条的大健康服务体系。山东医药健康行业以“加速度”的方式实现了跨越、融合和创新，以现代技术为医疗行业的升级提供了助力；同时山东省规范了智慧家庭护理行业标准，完善了社区卫生服务系统及医药产业生态系统。

山东省医药行业也大力开展新型药品及高端医用设备的研发工作。山东省医药工业重点突破新药研发、新型疫苗、人工智能、中医经方等领域的关键技术。同时重视提升医药产业的创新能力，尤其在原研药、首仿药、中药及新型制剂的研发层面，积极加大产品攻关力度，取得多项技术突破，促进了医药生产水平的提高。

（四）重视文化与品牌的建设

近年来，山东大力推进医药文化宣传，擦亮齐鲁中医药文化名片，持续提升了山东省中医药文化在国内外的影响力，助力山东省中医药产业的发展。山东省是针砭发源地、名医扁鹊的故里，儒医文化流行，有着良好的文化基础。2021 年 9 月，山东省成功举办尼山世界中医药论坛，促进了中医药文化的传播，助力山东省向着中医药强省跨越。这一经验，值得我国医药健康产业学习借鉴。

山东省人民政府办公厅将医药健康产业列入“十强产业”之一，并提出实施齐鲁中医药名品工程。政府选取了数十家中药材生产种植基地，对这些中药生产种植企业开展传统工艺现代化改造，提升中药制造智能化水平。同时，山东省制定了中药配方颗粒标准，创建了标准化、优质化的“齐鲁道地药材”品牌。对于中医养生保健行业，山东省制定了中医养生保健（非医疗）标准，对中医养生保健机构进行星级评估，并寻求专业的中医医师及医疗机构为中医养生保健机构提供技术咨询及支持。山东省中医药行业品牌建设有助于行业可持续发展，有助于培育一批优质企业，助力整个医疗健康产业的发展。

二、江苏省经验借鉴

江苏省是我国的经济大省，也是我国的医药工业大省。医药健康产业一直是江苏省一张靓丽的工业名片，其医药工业总产值、利润总额等指标长期居于全国前列，省内制药企业、医疗器械企业的数量都在国内名列前茅，其中11个企业进入了中国医药工业企业“百强”行列。江苏省医药产业创新的动力很强，有6个企业入选“中国创新力20强企业”。江苏省的生物医药产业格局不断优化，医药产业发展迅猛，相关经验值得各区域医药产业学习借鉴。

（一）全产业链可持续发展

江苏省大力推进医药产业全产业链发展，打通了医药产业的科技创新研发，原材料、半成品、成品生产、医药产品的流通销售、后续的使用保障等整个产业链，促进了医药产业转型升级、协同发展。江苏省医药产业全产业链发展，可以降低企业的运营成本，提高生产效率，提高整个行业抗风险的能力，提升医药产业现代化水平。

江苏自贸区苏州片区是江苏省具有代表性的全产业链园区。其中，苏州生物医药产业园中600多家企业可享受“不出园区一站就近办理业务”的便利，制度的创新提高了苏州生物医药产业园的生产研发效率，优化了生产要素的配置。以无锡为核心的长三角医药科技创新产业集群新格局已经初具规模，聚集了华瑞制药、药明康德、费森尤斯卡、阿斯利康和通用医药等一批国内领先的医药研发企业。这些企业的研发范围覆盖了药物设计、生物合成、临床试验、靶点筛选等项目，产业链完整，创新能力卓越。产业园也在积极推进产学研结合，建设闭环的供应链，不断推动着企业进行更深入的合作。与此同时，完整的产业链带来的益处与优势也在吸引着更多上下游企业向江苏的各个地区延伸。

（二）发挥各地差异化优势

江苏省医药产业发展迅速，各个地级市根据各自的地理优势和工业基础呈现差异化的发展态势。不同地区的医药产业根据地区特色，在不同领域发挥所长。同时也最大程度地避免了省内各家企业的恶性竞争及资源重复消耗，减少了不必要的商业冲突。

南京市高校云集，创新能力较强，形成了以基因检测、诊断试剂、精准医疗为特色优势的生命健康产业体系，其中南京生物医药谷是江苏省医药产业的重要产业集聚群；苏州生物医药产业园是国内知名的国家级工业园区，具有多家自主创新型生物医药企业，包括信达生物、亚盛医药、吴中医药、康宁杰瑞、君安药业等知名药企。同时，苏州吸引了一大批外资企业，园区内有外资企业200多家，与国际接轨，具有较强的竞争力和影响力；连云港市“中华药港”的建设取得了阶段性成效，位于连云港市的恒瑞医药是全国最大的抗癌药和手术用药的研究生产基地，全国1/4的抗肿瘤药都来自这里，产业特色鲜明。

（三）医药龙头企业引领产业发展

龙头企业是一个行业中的领军企业，对于实现产业链协同发展具有引领作用。医药龙头企业拥有雄厚的资金实力、优秀的创新能力、完善的生产体系，可以突破重点领域的核心技术，促进医药行业的发展。江苏省近几年来，大力发展创新型龙头企业，强调了企业在创新中的重要作用。在2022年7月发布的“中国医药工业企业2021年度榜单”中，江苏省有5个医药公司跻身中国50强，如表5-7所示，江苏省的恒瑞医药股份有限公司居全国第一位，江苏豪森药业集团有限公司和江苏先声药业有限公司位于排行榜前20名。

表5-7　2021年中国医药工业企业排行榜（江苏企业部分）

排名	企业名称
1	江苏恒瑞医药股份有限公司
7	江苏豪森药业集团有限公司
17	江苏先声药业有限公司
33	江苏恩华药业股份有限公司
40	江苏奥赛康药业有限公司

资料来源：健康界．中国医药工业百强榜重磅发布［EB/OL］．2022-07-14．https：//www.cn-healthcare.com/articlewm/20220713/content-1399655.html.

除此之外，苏州生物医药产业园中孵化了博瑞生物医药、基石药业、和铂医药、贝康医药等创新型领军企业，这些企业大都具有自己的专利技术，市场竞争力较强；江苏省正大天晴药业股份有限公司在心脑血管、肿瘤领域享有盛名；江苏恒瑞医药股份有限公司作为上市企业，吸纳了优秀的人才，创新及研发能力出众；驯鹿医疗、世和基因、药石科技、集萃药康等位于南京生物医药谷的基因及生命健康领域企业，是生物医药领域的龙头企业，对医药行业的其他企业有着很深的影响，起到了示范带头的作用。

（四）创新发展迈向“世界级”

创新是江苏省医药健康产业发展的不竭动力。国家药监局发布的《2021 年度药品审评报告》显示，药审中心 2021 年审评通过创新药 47 个，而 47 个创新药品种中，江苏省占了 10 个。[①] 这意味着来自江苏省的过审创新药占了全国的 20% 以上。江苏省生物医药企业从起初的仿制国外的药物到自主研发国际一流创新药，创新的强势动能被释放，驱动着整个行业进步发展。从政策引导来看，江苏省政府十分注重医药产业的创新发展，相继出台了多个政策，积极为企业提供了政策支持和资金支撑，为企业创新研发保驾护航。

新药的研究是医药产业创新的重要内容，江苏省医药企业对创新药的投入不断加大。2021 年，江苏省医药龙头企业翰森制药的研发投入达 17.97 亿元；[②] 2021 年江苏省先声药业在研发科研领域投入超过 14 亿元；[③] 2022 年第一季度，恒瑞医药对创新药的研发投入达到 10.07 亿元。[④] 随着科研投入的增加，企业不断吸引人才，采购设备，加大研发力度，增强创新能力，促进医药行业释放发展潜能。同时江苏省的医院大力增加可用于临床研究的床位数量，增设临床研究人员岗位，壮大临床科研队伍。积极建立人才引进机制，加强医药创新人才的引进力度，为新药研发提供人才支撑。政府和企业双向发力，重视创新，加大投入，促进医药产业迅速发展。

三、广东省经验借鉴

广东省作为我国的一个经济强省，其 GDP 总量多年以来蝉联全国第一。[⑤] 而

---

① 国家药品监督管理局 . 2021 年度药品审评报告 2022 [R]. 2022 (6).
② 翰森制药官网，http：//cn. hspharm. com/。
③ 先声制药官网，http：//www. simcere. com/news/detail. aspx? mtt = 269。
④ 恒瑞医药官网，https：//www. hengrui. com/。
⑤ 第一财经，https：//m. yicai. com/news/100473637. html。

医药健康产业作为广东近年来大力发展的新兴支柱型产业，发展态势十分迅猛。截至 2022 年，广东省在医药产值增长、发放《药品经营许可证》数量等方面都遥遥领先。

（一）产业布局科学合理，注重产业联动发展

广东省各地市的产业优势和发展前景有较大差异，因此各地市因地制宜地制定了适合自身发展的生物医药产业发展目标和道路。借助强大的经济实力，广州市和深圳市成为了带动医药产业创新的中流砥柱。广东省以发展最好的广州和深圳为中心，推动佛山、珠海、中山等地市的医药健康产业形成向心力，打造具有经济联动效应的产业布局。

1. 广州：打造粤港澳大湾区生命科学合作区和医药健康研发中心

（1）城市基础。作为粤港澳大湾区的核心城市之一，广州拥有绝佳的地理位置条件、巨大的经济总量和庞大的人口数量，这对于发展医药健康产业十分有利。近年来广州市一直积极推动医药健康产业发展。截至 2020 年底，广州市已拥有 5500 多家生物医药企业。①

（2）政策支持。为促进广州健康医药产业的发展，广州市政府制定实施了一系列政策措施，主要集中在以下三方面。一是增强广州医药健康企业与国际医药健康企业的交流与合作，打造多个国际合作平台；二是在广州开发区建立健全医药健康企业的知识产权保护体系，增强对医药科技研发的产权保护能力；三是增加政府补贴资金，激励医药健康企业自主研发创新。对于医药健康产业集聚区内、获得国家或国际资格认证、生产研发创新药的医药健康企业，给予一次性政府补贴资金。

（3）近期举措。截至 2021 年底，广州已成功搭建“中以”“中英”“中日”“中加”“中美”“中古”等国际合作平台，粤港澳大湾区生物医药产业布局初步完成。广州不断优化医药产业布局，加快建成多处医药健康产业集聚中心。此外，广州各大高校与医疗大数据平台、国家卫健委等科学技术平台的联合支持，极大地增强了广州在生物医药研发领域的优势。

2. 深圳：打造全球生物医药创新发展策源地

（1）城市基础。深圳市医药健康产业发展时期长、基础扎实。多年来，深圳市始终积极执行国务院、省政府发布的各项政策，不断推进医药健康产业发展，培育了一批又一批技术过关、质量上乘的医药企业，其规模也逐年扩大。

---

① 腾讯网．广州日报：广州生物医药企业 5500 多家，全国第三！［EB/OL］．2021 - 03 - 03．https：//view.inews.qq.com/k/20210303A0ATFF00？web_channel = wap&openApp = false&f = newdc.

（2）政策支持。为推动医药健康产业的进一步发展，深圳制定并实施了一系列政策措施，主要集中在以下三个方面。一是通过打造领先全国、对标世界先进水平的医药健康企业和医药科研院所，扩大产业链版图。充分发挥深圳在高端生物医学工程和精准医疗领域的优势基础，大力激励有潜力的初创型医药企业发展，争取培育出一批龙头企业。同时充分发挥深圳经济特区优势，吸收引进国际医药健康龙头企业落户深圳，打造高科技医药研发中心和高附加值医药制造基地。二是加快推进多地生物产业基地的建设，打造错位发展空间格局。结合深圳市的地理位置、资源分布，优化生物产业基地的布局，区分各生物产业基地的功能和优势，促进各产业基地的协同发展。三是组建医药产业技术研究中心，帮助实现关键技术创新突破。支持高校、科研院所等联合创新，引进国际先进技术，加速粤港澳大湾区医药成果转化。

（3）近期举措。经过深圳市政府的政策激励与知名医药健康企业的带领示范，深圳现已形成了比较完整的医药健康产业链条，为医药健康产业发展培育了浓厚的创新氛围。吸引了众多知名高校在深圳设立分校区，引入了多名医药健康行业高素质人才和国际知名创新团队，陆续打造了高校与医药科技企业联合创新平台，形成了以坪山区为核心的医药健康产业集聚区。

3. 珠海、佛山、中山：打造生物医药资源新型配置中心、生物医药科技成果转化基地、生物医药科技国际合作创新区

（1）城市基础。大湾区范围内，珠海、佛山、中山在医药健康产业规模上仅次于广州、深圳两大核心城市，医药健康产业发展基础较好。

（2）政策支持。为了促进珠海、佛山、中山三地市的医药健康产业联动发展，三地市政府制定实施了一系列政策措施，主要集中在以下三个方面。一是利用三地市在广东省的地理位置关系，推动医药健康资源在珠三角地区甚至全省流动。二是建立健全医药健康产业园区内的基础设施，促进科技成果加速转化。鼓励产业园区内的医药健康企业自主创新，在产业园区内进行成果转化，给予符合条件的企业经费支持和政策补贴，促进企业科技成果转化。三是推动生物医药领域国际合作创新，促进优质企业对标国际标准，积极“走出去”参与国际竞争。

（3）近期举措。珠海、佛山、中山三地市是粤港澳大湾区发展医药健康产业的核心城市，制定了联动发展的医药健康产业发展规划，科学推进医药健康产业布局完善。

4. 东莞、惠州：打造国内重要的核医学研发中心、生物医药研发制造基地

（1）城市基础。作为“广东四小龙”之一的东莞，长期以来都致力于发展核医学研发事业，在其境内建立的“中国散裂中子源”，对中国进行核医学研究具有深远影响。惠州自古以来就是中医药传承地，除拥有历史悠久的中医药文化外，还有丰富的医药资源。

（2）政策支持。为了促进东莞、惠州两地市的医药健康产业联动发展，两地市政府制定实施了一系列政策措施，主要集中在以下两个方面。一是利用在大科学装置方面的先天优势，推动核医学发展。二是借助高等院校与科研机构和政府部门的支持，提升核医学研发能力，融合高等院校、科研机构等科研力量以及两地市政府提供政策补贴，建设集药物研发、GMP（生产质量管理规范）车间于一体的医学研发中心。

（3）近期举措。近年来，东莞、惠州两地市致力于增强对高端医药健康产业项目的培育及引进力度，大力扶持优质项目研究。两地也建设了多片医药健康产业园区，规划园区规模大，可容纳各种医药健康生产、制造、研发企业。

5. 江门、肇庆：建设再生医学大动物实验基地、南药健康产业基地

（1）城市基础。江门与肇庆有着悠久的种植南药的历史，多年来的南药培育，不仅使其拥有丰富的药材资源，而且形成了独具特色的“南药文化”。近年来，江门、肇庆致力于挖掘其独特的“南药”资源，打造南药百亿元产业集群。截至2020年6月，种植总面积已经达到了140.8万亩，总产量31.59万吨，年总产值47.67亿元。[①] 此外，江门、肇庆有良好的兽医兽药产业基础，是发展再生医学大动物实验产业的优势。

（2）政策支持。为了促进江门、肇庆两地市的医药健康产业联动发展，两地市政府制定实施了一系列政策措施，主要集中在以下三个方面。一是与高校合作突破关键技术，为实验基地提供技术支撑。二是加快推进粤港澳大湾区生物建设和实验动物科技产业园的建设以及与之配套的基础设施建设。三是科学规划产业发展布局，打造深度融合、全面发展的“南药健康产业”集群。

（3）近期举措。截至2021年底，凭借良好的气候条件、丰富的中药资源和多年的产业发展积累，江门、肇庆已形成了医药生产、研发、中医诊疗、医药流通的体系。粤港澳大湾区生物技术和实验动物科技产业园正在顺利推进中。江门、肇庆将结合自身特点和发展方向，继续向粤港澳大湾区供应中医药原材料和进行医药临床前研究，为粤港澳大湾区医药健康产业的发展提供助力。

（二）搭建园区载体，引导形成产业集群

通过多年的建设，广东各地市通过完善园区技术支撑体系建设，不断完善生

---

① 肇庆市人民政府，http：//www.zhaoqing.gov.cn/xwzx/zqyw/content/post_2109223.html.

物医药产业基地等各项配套措施，吸引了众多医药健康企业进驻医药产业园区。现今，广东省已经成功建立了多片医药健康产业园区，形成了功能齐全、分工有序的产业集群，涵盖了主要医药产品的制造研发。

1. 广州生物医药产业集群

广州是中国最早发展生物医药、生物技术的城市之一，形成了一批各擅其长的特色医药企业，同时也开发出了一批享誉全国的医药产品。高度活跃的市场经济和海纳百川的文化交融，让广州在中药、化学原药、制剂、中成药、生物医药、药诊断技术、医药器械等领域优势明显，形成了一整套“技术开发—中期孵化—临床实验—批量开发—工艺改进—营销推广”的现代一流的生物医药创新落地体系。广州市政府也很早意识到将医药健康产业培养成为广州市支柱产业的可能性和必要性，在国民经济和社会发展十四个五年规划中明确提出要将其打造为支柱产业。广州作为华南地区的核心城市，集中了大量的医疗资源，医疗水平在全国范围内也首屈一指，医疗服务业发达，服务体系较为健全。广州作为排在北京、上海之后的中国第三大城市，有着广泛的生物医药产业的需求。庞大的市场需求和民间资本，是催化医药健康产业快速发展的强心针。提到广州医药健康产业，广药集团的发展总是绕不开的话题。广药企业作为中国五百强企业，是广东省的医药健康龙头企业和主力军，也是广州建设医药强市的重要依托和支撑。同时广州市依托各区的产业设想和规划，已经形成了生物医药产业基地与产业集群，形成了一批诸如广州科学城生物产业基地和核心区、广州知识城等一批产业孵化和服务基地。

广州科学城目前有医药健康类企业近万家，包括扬子江药业、永顺制药、万孚生物等一批龙头企业，孵化了一批批全国知名的医药健康企业，培育了无数高端人才。广州国际生物岛自2011年开岛以来，借助市政府专项扶持政策，经过十余年的爆发式增长，已经成长为广州生物产业不可或缺的经济增长极。国际生物岛同英国、美国、以色列等多家国际和地区的世界一流企校合作，建设了一批具有国际先进水平的高端研发平台，带动了广州医药健康产业的发展。

2. 珠海生物医药产业集群

珠海拥有优越的地理位置，粤港澳大桥建设之后，珠海同时与港澳拥有了陆上通道。现已成长为除深圳和广州两大城市之外综合实力最强的城市。

珠海市生物医药产业主要分布在金湾与高新两区。金湾与横琴仅一桥之隔，近些年横琴粤澳合作区挂牌运作，为毗邻的金湾产业发展带来了机遇，形成了“创新在横琴，生产在金湾”的产业协同、功能互补的良好局面，“金琴健康港”项目便是一个集产学研于一体的综合性载体平台。金湾区通过架桥修路、人才引进、整备土地等一系列措施，将潜在优势转化为实际动作，开展高层次、全产业联动发展，取得了令人瞩目的成就。经过近几年的发展，金湾区生物医药产业总产值占到整个珠海市的70%以上，在珠海市打造千亿元级生物医药产业战略格局中举足轻重。高新区位于珠海东大门，高新区在广东省产业规划的图纸上是与深圳南山区对标，力争在5年之内成为世界一流高新技术产业园区。作为伶仃洋两岸隔海相望的深珠合作桥头堡与示范区，高新区已经连续5年实现同比20%以上的经济增长。高新区投入最强力量、配备最优资源，在金鼎工业园区位于268省道和西部沿海高速的核心位置，规划了1平方公里的生物医药专业产业园，力求吸引一批国际先进水平的生物医药企业。正是因为高新区优秀的资源禀赋，才吸引了众多知名医药企业落户产业园。并在未来几年，规划要在园区内建设生产基地、研发中心、质检中心和实验基地。

（三）深化产学研协同合作，创新支撑体系完善

医药健康产业的发展离不开丰富的教育资源，广东拥有多所国家一流的高校，研究院所和研发型医药企业的分布也较广，将教育、科研资源转化为现实成果至关重要。企业与高校、科研机构、医疗机构科研及临床教学等多种合作方式，创新了合作组织形式。整体而言，广东省生物医药产业在产学研深度协同融合方面表现较为突出。中山大学、暨南大学等高校与省内医药健康企业通力合作，创新了医药健康技术网络，在重大技术突破问题上和衷共济，走在创新前列。

四、北京市经验借鉴

北京市作为我国的首都，集聚效应强，近年来一直大力推动战略性新兴产业发展。医药健康产业便是其中之一，经过多年的政策支持，北京医药健康产业发展已取得显著成效，主要有以下三点经验。

（一）以全产业链思维推动医药健康产业跨越式发展

为了实现北京医药健康产业跨越式发展，北京市制定了《北京市生物医药全产业链开放实施方案》[①]（以下简称《方案》），加强高校、医院、企业、研究所之间的合作，才能完成医疗器械的创新闭环。

① 北京市人民政府，http://www.beijing.gov.cn/ywdt/gzdt/202207/t20220727_2779961.html.

北京市作为医药市场规模第二大的城市，在医药健康领域布局已久，经过多年的创新积累，已汇聚了一批医药健康“小巨人”企业，形成了横跨西药生产制造、中药配方及饮片、医疗器械、医药研发等多板块的医药健康矩阵。

《方案》为北京以全产业链思维发展医药健康产业提供了方向。《方案》的落地，推动北京经开区基本形成了囊括医药健康生产与研发全领域的完整产业链，吸引了全球知名的医药健康企业入驻。

（二）支持交叉融合新业态发展

医药健康产业的发展离不开与其他产业的交叉融合，北京积极支持医药健康产业与其他产业融合发展。支持数字技术与医药健康产业融合发展，增强二者联合创新能力，支持人工智能在医疗领域全产业链的应用项目；支持数字健康未来趋势性项目，支持生物医药产业的数字化应用场景，包括创新研发数字加速、临床试验智能管理、生产工艺数字转型等；支持医工交叉结合十大热点项目发展，促进医学思维与工程思维相结合，为医药健康产业发展注入新的活力，推动北京在医工交叉创新方面走在全国乃至世界前列。

支持交叉融合新业态发展，一方面要打造医药健康产业创新平台，促进高校、企业、医院、研究院所合作；另一方面在加大国外医药健康领域人才引进力度的同时，要培育医药健康领域高素质创新人才和创新团队，完善创新人才培养体系。北京在高校产业研究、技术创新方面同样具有优势，拥有多所双一流高校，对于培养创新人才十分有益。

（三）聚焦高精尖，支持创新生态打造

医药健康产业是北京市重点支持的高精尖产业之一，近年来发展迅猛。北京汇集了全国多所高等院校和科研院所，拥有丰富的人才资源和深厚的科研实力，为北京“高精尖”医药产业发展奠定了坚实基础。北京始终坚持以创新生态打造医药健康产业为核心，积极建设医药健康产业创新区，不断培育壮大医药健康优质企业。一方面积极引进和培育高精尖医药健康企业；另一方面塑造创新生态环境，为医药健康企业发展服务。

（1）加强统筹布局，提升研发水平。北京要利用好京津冀协同分工，加强基础设施互联互通，利用天津港面向国内与国际市场，加快建设区域协同创新平台，更好地覆盖华北乃至全国的巨大市场，打造生物医药产业协同发展的共赢样本。同时协调北京市内产业布局，提升产业区块功能，加强制造工艺公关，提升区域协同创新能力。还要不遗余力地追赶国际前沿技术，加速生物制药制造创

新，走入前沿“无人区”，制定符合模块化和可扩展的规范流程、集成技术和相关标准。

（2）疏通政策堵点，汇聚高端人才。寻求一批懂技术、懂企业、懂投资、懂管理的专业化工作团队，灵活适配科学家和创业者。对工商注册、人力社保等事务性工作大开绿灯，建立专业化服务团队，让技术人员和科学家们专注于研发。对待科研人员和高端人才，要解决他们户口、房价、子女入学等困难，摆脱“招人难、留人更难”的困局。

（3）优化营商环境，服务企业发展。推进医药健康企业改组改革，集中资源打造龙头企业，中小企业综合实力也有待进一步提升。生物医药产业因其自身特点，马太效应明显，资源集中于头部，中小企业生存举步维艰。探索新型审批制度，变严进宽出为宽进严出，降低企业成本，打造既包容又有弹性的审批制度。

（4）发挥市场拉动作用，走好政策“最后一公里”。要充分利用市场，建立奖励创新者机制，完善药品生产流通机制，完善多层次医疗保证体系，对于创新成绩良好的企业给予政策优先权。在提振企业积极性的同时，对本市药企给予政策扶持和鼓励。

第六章

产教融合促进健康福祉产业创新发展保障机制

高效发挥产教融合对健康福祉产业创新发展具有促进作用，而要实现这一目的需要强有力的机制构建给予保障，本章分别从政策引导、法治保障、人才培育及流动、科技创新激励以及风险防控五大视角出发，聚焦健康福祉产业产教融合过程中面临的现实问题，为现有健康福祉产业产教融合保障机制构建提供方向性建议。

第一节　强化政策引导保障机制

将参与健康福祉产业产教融合的多主体凝聚成彼此密不可分的命运共同体，并以产教融合来挖掘新动能进而推进健康福祉产业创新发展，形成长效的制度保障，需要完善有力的政策机制加以引导，为健康福祉产业发展提供良好的发展空间与发展环境，而要实现上述目标需要在以下四方面发力。

一、完善教育政策精准对接健康福祉产业发展需求

教育具有很强的社会效应，完善的教育政策是国家教育事业发展的需要，能够提高教育水平和确保国家教育的旺盛生机，更能够鼓舞更多人积极投身于教育，能够不断引导、规范教育实践活动，促进国家教育目标的顺利实现。在全国健康福祉产业产教融合、校企合作的政策体系中，教育政策不仅要涉及学校，也要涉及学生，还应考虑行业组织与社会机构。

首先，应从学校的自身要素、师资队伍、优质教育资源引进和利用创新资源四个角度完善相关保障性政策。

（一）学校应加强人才培养与特色办学

深化医药健康相关课程和教学模式改革，改善学校治理结构，使其更贴近社会需求。学校办学宗旨应落实在人才培养上，校企合作旨在对接企业的用人需求，应用型或者技能型人才是企业发展的迫切需要，应充分注重培养适合健康福祉产业需求的应用型人才，实现高质量的技术型人才精准供给，贴合社会人才需求趋势。

构建特色学校主导的、具备异质性健康福祉产业特色的新产教融合格局。全国各省份具有各自得天独厚的区位优势以及各自独特的医药资源优势，因此高校可利用此项资源优势，与相关医药企业联合，组建具有地区特色的专业或职业学院。加强特色实践课程的安排，充分利用其所具有的区域优势，加快具有区域特色比较优势的健康福祉产业学科建设。

学校应在校企联合办学中，充分吸纳企业所具有的设备、人力、技术和管理制度，弥补自身在理念、经验和信息上的不足，根据企业需求制定相应的特色课程体系，由政府、高校以及企业共同设置教学方案和培养计划，建立三方联合的人才培养机制。打破原有教育模式中注重理论教学而轻实践的缺陷，促进健康福祉产业与高等教育教学更加深入地融合。建立健全学校新型治理结构，使政、校、企等利益相关主体共同参与治理，增强企业在人才资源培养过程中的参与性，提升校企之间的利益关联程度。

（二）应继续加强师资队伍的建设

产教深入融合背景下的教师队伍应更加注重提升教师的专业素质，对于健康福祉产业相关行业的专业和兼职教师，应建立健全以专业（群）为核心的产教联盟，将企业和学校的优质教师资源整合于同一平台，不仅有利于优质教师资源的共建共享，对教师队伍综合素质的提升也有较强的促进作用。专业教师的教学水平是人才培养体系的重要一环，应用型人才的培养，不仅需要理论引导，还需要更为突出的实践技术进行支持，这要求医药健康领域相关专业教师团体既能够有扎实的理论基础进行理论教学，又具有一定的实操经验进行实践教学，所以教师应利用好校企合作带来的便利，将提升理论素养与实践能力有机结合，不断促进自身向高层次复合“双师型”教师转型。

为进一步强化专职教师的专业技术和实践动手能力，还应建立以促进技能提升为导向的薪酬待遇制度，鼓励教师倾向应用型科技研究与在实践中培育人才同步。为更好地促进双师型制度的有效落实，推动师资队伍的不断增强与完善，高校可以聘请地方企业内部具有较好教学能力的职业人员担任学校兼职教师，利用兼职教师的专业技能与职业精神，提升学生的工作积极性和主观能动性。

（三）应适当吸纳和引进国外优质的教育资源

相较于国内，国外的产教融合发展时间长、政策长效性与完整性水平较高，以德国“学习工厂”① 为代表的建设模式更是极大程度上缓解了在产业发展过程中产教结构失衡的现象，这些为我国健康福祉产业产教融合发展提供了丰富的借鉴经验。院校应主动加强对国外成熟经验的学习和吸纳，引进国际优质的教育资源，建设国际人才引进培养机制，引进具有高学术水平和高实践能力背景的海外高端人才；同时也要注重国内教职资源“走出去”，使国内教育融入海外的中国企业，打造集学历教育、语言教学和技能培训于一体的海外办学机构。

（四）需要更加注重创新资源的二次利用

在健康福祉产业实现产教融合过程中，需要不断进步的现代技术创新支持。随着科学技术的不断提升，国内高等教育学校有效发明专利数与国内企业有效发明专利数普遍呈现不断上升的趋势，且相差幅度不是很大，高校在研发能力上具有良好的发展潜力，具有很强的提升能力。如表6－1、图6－1所示，目前随着企业越来越注重联合研发，创新合作企业在全部企业中占比稳步提升，从2016年的16.5%上升到2020年的21.4%；而与之相反的是，校企合作开展创新的企业比率却逐年下降，从2016年的31.5%下降到2020年的28%，这说明校企之间的合作水平不足、合作效率有待提高。

表6－1　2016～2020年全国高校、企业有效专利分布及校企创新合作相关比重

年份	高校有效专利数（件）	企业有效发明专利数（件）	创新合作企业占全部企业的比重（%）	与高校开展创新合作企业的比重（%）
2020	492903	570905	21.4	28
2019	210885	471949	20.4	28.2
2018	357010	425137	18.8	30
2017	303283	379615	17.5	31.2
2016	245289	316694	16.5	31.5

资料来源：国家统计局网站．中国科技统计年鉴（2017－2021）［Z］. http：//www. stats. gov. cn/.

① 陈正，秦咏红．德国学习工厂产教融合的特点及启示［J］. 高校教育管理，2021，15（4）：64－71.

而维护校企合作、推进健康福祉产业产教融合、推动高校与企业资源有效整合，不仅可以为高校进行科技创新实践提供更多的要素支持，提供科技成果转化平台，还可以进一步利用高校研发能力提升企业研发效率，减少社会物质资源浪费，推动健康福祉产业高质量发展。

有鉴于此，在健康福祉产业产教融合的政策制定过程中，应进一步放开公共卫生机构、产教融合企业以及院校间数据资源、信息资源、平台资源等领域的共享权限，并在此基础上开展产教融合创新活动。

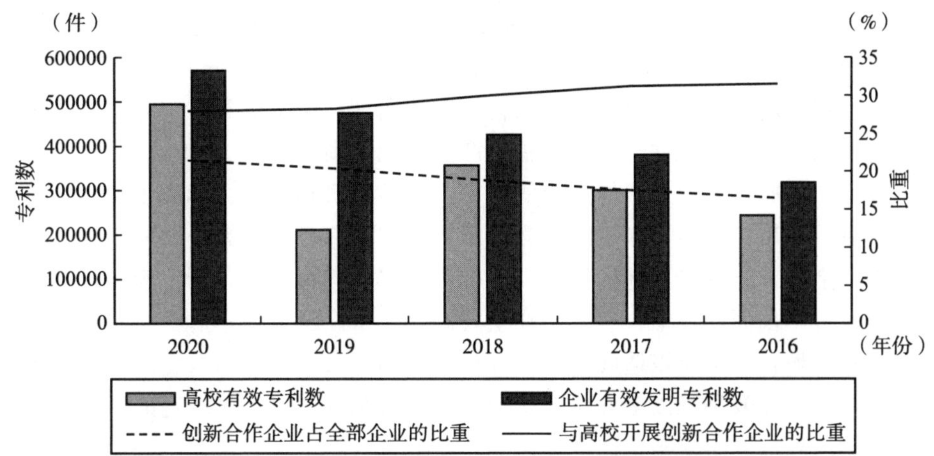

图6－1　2016～2020年全国高校、企业有效专利分布及校企创新合作相关比重

资料来源：国家统计局网站．中国科技统计年鉴（2017－2021）［Z］. http：//www. stats. gov. cn/.

此外，在教育政策的完善过程中应注重健康福祉产业人力资源供给的可持续性以及提升其他主体的参与度。

（五）提升学生参与产教融合活动的积极性

学生作为产教融合过程中人力资源的后备军，是人才培养模式的主要参与者，是推进用人单位需求导向的储备力量。因此，提升新型培养体系在学生中的接受度也是实现健康福祉产业产教融合的关键性因素之一。

对学生而言，最关注的就是安全、补贴与报酬方面的问题。学生的生命财产安全问题与学校密不可分，尤其会影响学校安排学生到企业进行实践学习的积极性，因此应完善学生保险制度，加快发展设立学生实习责任保险和人身意外伤害保险，鼓励保险公司对产教融合所产生的现代“师徒制”，“师徒制”设置专门的保险费率。应增加对健康福祉产业相关专业学生的补贴，这在一定程度上更有利于拓展学校招生辐射范围，提升生源质量；对于参与一线实践的学生，在政策上应结合健康福祉产业不同环节、工作强度、风险性出台全面的权益保障性文件，提升学生参与健康福祉产业产教融合活动的积极性。

（六）引导社会机构与行业组织发挥作用

应出台相应政策文件鼓励国内各地区在健康福祉产业不同领域成立行业组织，同时高度重视不同地区的医药健康优势产业已有行业组织整合工作，打造一批兼具全国辐射能力的行业组织。加大对健康福祉产业社会机构的政策扶持力度，充分发挥其与行业组织高效对接对健康福祉产业产教融合的协同驱动作用，放大二者在创新创业、前沿的技术课程、职业培训、教学服务、中介服务等方面所具备的共同优势，推动全国健康福祉产业协同创新发展。

目前，由职业教育发展而形成的教育产业已经日趋完善，形成了较为完备的产业体系。对市场动向反应敏锐的教育培训机构往往可以根据企业的个性化需求进行精准定位，能够灵活地应用各类反应机制聚集教育资源，开发教育产品，这类培训教育不仅面向大众，也开始在全日制学校中广泛渗透。

因此，教育政策应该适度放宽职业教育机构及大型企业的教育培训部门准入限制和要求，并鼓励其以多样化形式与涉及健康福祉产业人才培育的事业院校和应用型本科院校进行差异化课程体系合作，或者合办专业、共建二级学院，集聚并高效利用各省市地区的独特教育优势，加快健康福祉产业产教融合发展进程。此类转型发展有利于进一步推进由政府、企业、学校、行业、社会协同参与的育人体系有效运行，维护各相关方的利益，做到多方共建共赢。

二、完善产业政策以产教融合优化健康福祉产业布局

作为推进健康福祉产业创新发展的一项重要手段，产业政策的引领作用不容忽视。通过完善产业政策释放产教融合驱动健康福祉产业创新发展的动力势在必行，就目前全国健康福祉产业产教融合的实施过程来看，需要在如下五方面着手。

（一）优化和拓宽健康福祉产业区域布局

引导符合资质的各地高校充分利用高校所在地及其他省份的教育及实践资源，与其他省份健康福祉产业相关企业组建实践教学培训基地，以此促进异地人才集聚，有效解决我国某些地区存在的健康福祉产业发展的资源约束问题。拓宽

企业参与途径，在不同省份，根据各自健康资源禀赋优势，培育一批高水平产教融合型企业。

（二）强化企业在产教融合过程中的主体作用

突破目前健康福祉产业在产教融合过程中的瓶颈，应针对已取得突出成效、发挥引领作用的健康福祉产业头部企业出台专门的产教融合政策，鼓励其参与对产教融合型企业建设培育、试点认证制度建设，同时在政策上围绕其已有产业生态打造健康福祉产业产教融合新模式。合理利用国有及其他所有制性质的企业资源，支持有条件有意愿的企业继续办好做强职业学校，以资源要素共享的形式依法参与办学并享有相应权利。

（三）引导校企联合打造健康福祉产业产品融合模式

探索职业学校多主体联合办学建厂，允许学校建设非营利性工厂，鼓励优质企业参与校办工厂建设营运，全部收入用于教育教学和生产再投入，学校针对企业所需的产品与技术进行联合开发，将企业需求和学校教学无缝衔接。以吉林省为例，吉林省人参种植有关企业是吉林省健康福祉产业的优势企业，学校可以与企业联合建立农业种植培育基地，农业类、生物类相关专业学生可以将“笔尖落入土地”进行实践与开发，既培养了学生的创新能力，又加快了企业产品的迭代升级速度，使企业与学校不仅实现办学融合、教学融合，也进一步实现产品融合。

（四）促进一批对接产业需求的职教集团形成

鼓励国内制药企业、健康养老中心、生物工程公司等主体根据产业布局和行业发展需求，通过联合、重组、兼并、融资等方式组建企业集团，优化组织结构，提升市场综合竞争力。在此基础上，对接企业集团内部发展需求，以支柱产业和优势专业群为纽带打造建设覆盖全产业链、辐射区域产业发展的职教集团。同时以养老护理产业、中医药健康等产业为试点，结合各省市医共体建设同步推进健康福祉产业职教集团转型升级。不断推进健康福祉产业职教集团引入多元主体治理结构，推动健康福祉产业产教融合范围不断提升。探索建立以资本为纽带、专业为支撑的紧密型职教集团联合体，实现资源优质共享，形成一批具有示范引领作用的骨干职教集团。

（五）推进数字化在健康福祉产业产教融合中的应用

数字化转型旨在转变长期以来资源要素投入为主的粗放式发展方式，通过数据要素提升产业高质量发展水平，其本质是借助数字技术对企业进行改造升级，利用大数据优势，解决企业问题，提高生产效率。

利用数字技术和智能化平台解决在产教融合过程中教学研究、信息分享、产品和服务问题，推进大数据、云计算、人工智能、物联网、区块链、数据安全、数字消费等新一代信息技术手段与健康福祉产业融合发展，利用数字化技术的数字孪生性、无限收敛性与自我迭代性增强数字经济聚合力量。建立健全我国健康福祉产业数字化转型耦合协调机制，在此基础上通过高等学校、健康产业组织机构、数字化技术、产业供应链等要素协同打通健康福祉产业人才培育端与需求端。可选择具有医药资源特色的城市作为政策试点，针对性引导“医药城市”向数字经济型“产教融合型城市”转型升级，在该类城市形成数字健康福祉产业与数字化产业融合培育模式相互依存的产业集群，提升数字化应用在健康福祉产业产教融合中的效率。

三、完善财税政策，激发健康福祉产业产教融合发展活力

在我国健康福祉产业产教融合体系中合理应用财税政策作为政策支撑和引导，不仅有利于为健康福祉产业高质量发展提供资金保障，也有利于激发健康福祉产业创新发展活力。

而从进行创新活动的资金来源看，企业与高校创新活动资金比重与来源存在较大的差异，如表6-2、图6-2所示，企业R&D经费内部支出占国内R&D经费内部支出的比重一直处于76%以上的高位水平，而高等学校的研发支出占总体研发经费的比重只有不到10%的水平①，二者之间的差距接近10倍，一部分原因可能是高校研发经费多数来自外部资金，而企业研发投入多来自企业内部投入。

表6-2　2016~2020年高校、企业R&D支出情况

年份	国内R&D经费内部支出（亿元）	全国研发经费内部支出与GDP之比（%）	企业R&D经费内部支出占国内R&D经费内部总支出的比重（%）	高校R&D经费内部支出占国内R&D经费内部总支出的比重（%）	教育总投资（万元）	高校R&D支出占教育总投资比率（%）
2016	15676.75	2.10	77.47	6.84	缺失	缺失
2017	17606.13	2.12	77.59	7.19	41718761	30.35

① 国家统计局网站．中国科技统计年鉴（2017-2021）［Z］. http://www.stats.gov.cn/.

续表

年份	国内 R&D 经费内部支出（亿元）	全国研发经费内部支出与 GDP 之比（%）	企业 R&D 经费内部支出占国内 R&D 经费内部总支出的比重（%）	高校 R&D 经费内部支出占国内 R&D 经费内部总支出的比重（%）	教育总投资（万元）	高校 R&D 支出占教育总投资比率（%）
2018	19677. 93	2. 14	77. 42	7. 41	44433685	32. 81
2019	22143. 58	2. 24	76. 42	8. 11	52385053	34. 30
2020	24393. 11	2. 40	76. 55	7. 72	65496846	28. 74

资料来源：国家统计局网站．中国科技统计年鉴（2017－2021）［Z］. http：//www. stats. gov. cn/.

从图 6－2 中可以看出，在 2016～2020 年，高校内部研发经费占国内研发经费总支出的比重始终与企业内部研发经费占国内研发经费总支出比重存在较大差距，高校与企业研发能力不平衡的趋势一直维持。

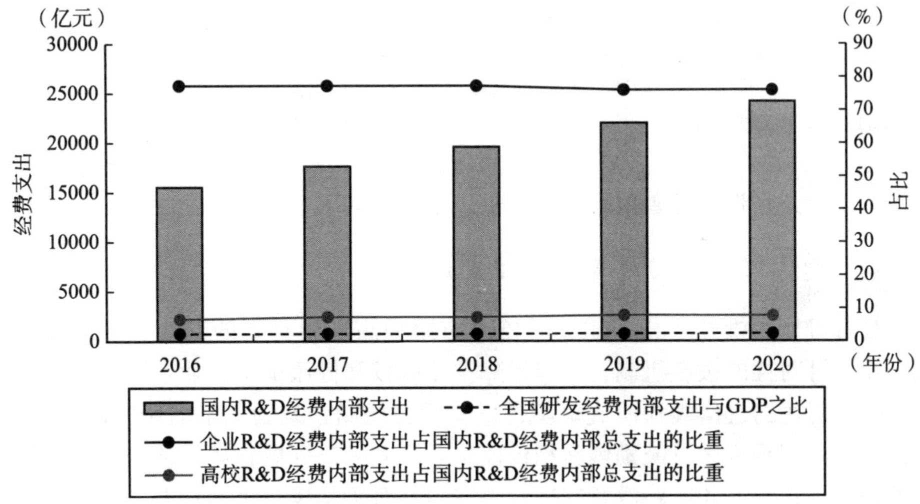

图 6－2　2016～2020 年高校、企业 R&D 经费内部支出占全国比例

资料来源：国家统计局网站．中国科技统计年鉴（2017－2021）［Z］. http：//www. stats. gov. cn/.

如图 6－3 所示，从教育投资水平来看，高校研发支出占教育投资的比率在 28. 74%～34. 30%之间①，占较大比重。综合来看，目前对于教育的支出还处在一个比较低的水平，并且企业与高校间研发投入比重失衡较严重。想要进一步深化产教融合发展，势必要调整目前的支出结构，加大在教育投资和产教融合上的投资比重，以更加优化的投入结构推动健康福祉产业发展。

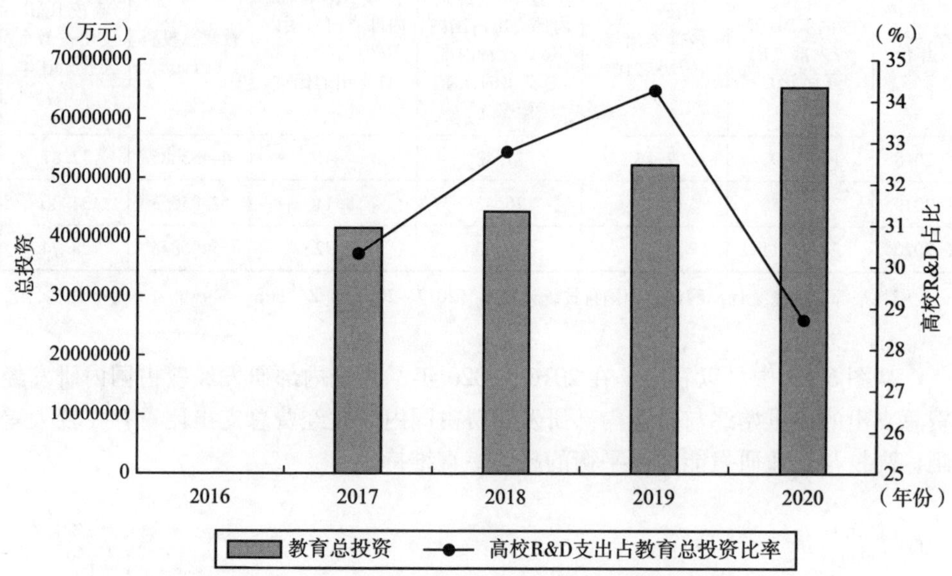

图 6-3 2016~2020 年高校 R&D 支出占教育总投资比率

资料来源：国家统计局网站．中国科技统计年鉴（2017-2021）[Z]. http://www.stats.gov.cn/.

鉴于上述情形，完善财税政策应从以下三方面入手。

（一）优化政府的财政投入与支出结构

结合健康福祉产业相关职业学校和应用型高校所具有的专业特色及办学特点，建立针对性的拨款机制，有效保障重点高校和健康福祉企业在资金投入的份额分配。对医药健康类科研成果实行以奖代补机制，鼓励成果的研发以及转化，降低转化的困难程度，鼓励创新积极性；对主动参与开展新型学徒制的企业给予培训补贴，扩展人才实践教育的平台与空间；对于学校与企业合办工厂用地，给予一定补贴，如降价出租、出售等，以多维度的产教融合财税扶持政策为健康福祉产业的发展注入新的活力。

（二）设立健康福祉产业产教融合专项资金

以产教融合专项资金促进健康福祉产业的发展。在各级政府层面分别设置专项资金，保障资金安全、高效运行，发挥资金使用效益，做到专款专用。规范执行审批流程和拨款计划，以专项资金大力推进产教融合示范基地建设，创新人才培养模式，优化培养结构，提升学生创新意识、实践水平和就业创业能力，打造一批精品职业院校，精准对接我国健康福祉产业发展要求。

（三）予以健康福祉相关企业一定的税收政策倾斜

落实相关税收政策，激发企业主动参与产教融合实践。降低企业参与产教融合过程产生的制度性税费及流程，对涉及以提升健康福祉产品创新效率以及附加值类别的产教融合行为，在税收政策方面要进一步减轻企业的税收负担，简化办税程序，可以将健康福祉产业作为鼓励产业，对其设立绿色办税通道，减少企业纳税成本，提高税收遵从，针对性予以相关税收激励。

四、完善金融政策，拓宽产教融合融资渠道

针对性与完善性兼备的金融政策是健康福祉产业产教融合可持续的重要稳定器，它既可以保证在整个过程中资金链的安全稳定，也能增强在健康福祉产业链上下游各主体参与产教融合进程的信心。当前，完善金融政策应当在以下三方面发力。

（一）优化间接融资与直接融资渠道

在间接融资方面，发挥国有银行及商业银行的信贷支持作用，给予信贷政策倾斜，更要积极稳妥补充中小银行资本，发挥地方性银行的作用，鼓励国有及商业银行加大对产教融合项目的信贷支持力度。推动地方法人金融机构健康发展和存量风险处置，为支持产教融合为代表的实体经济的发展夯实基础；在直接融资方面，支持符合条件的健康福祉产业产教融合型企业通过配股、增发、非公开发行、发行可转换债券等方式扩大融资规模，并在创业板上市募集资金。引导和支持符合条件的健康福祉产业产教融合型企业在特定范围内通过发行一定限额的短期融资券、中期票据等进行融资。

（二）积极引入多元化投资

鼓励金融机构、战略投资者等各类主体投资医药健康产业及产教融合型企业。在优化营商环境，提高政府信誉和地方产业知名度方面下功夫。采取公开招标和沟通洽谈等方式，积极引入战略投资者对产教融合项目进行投资，增加地区间的互动和产业间的合作；鼓励保险、政府基金等长线资金参与产教融合重大项目的建设。同时，国家产业投资引导基金重点支持医药健康领域子基金的设立，

通过子基金投资运作，支持健康福祉产业产教融合推进。

（三）灵活运用信用机制

发挥金融联合奖惩作用，各省级政府与金融机构应对其管辖域内健康福祉产业中相关企业制定信用评级制度并进行信用评级，对在产教融合推动国内健康福祉产业发展中起引领带头作用、信用等级较好的行业企业提供一定的金融支持，在施行产教融合相关投资中降低其融资门槛，给予相应激励；而对存在诚信缺失、评价等级较低的相关企业，应提高其失信成本，对其可能获取的资金支持进行约束限制。

对在产教融合相关过程中的失信企业，在其承担相应法律责任的基础上还应给予相应的惩罚，以保证市场公平性，使得各项促进政策落实有保障。同时也应公正对待高校或职业学校在办学过程中存在的信用问题，把医药健康产业产教融合落到实处，应防止学校为获得政策补贴而存在的“面子工程”问题。对于施行产教融合改革的有关学校，应设立定期考核机制，对违反有关规定或者执行效果较差的学校应暂停对其进行政策性补助；对执行情况考核达标或超出预期的学校可继续享有相应政策激励。

综上所述，将政策落实落细落地，打好政策组合拳，以产教融合促进我国健康福祉产业的发展。政策的具体落实需要政府多个部门、行业组织、企业和院校同步发力，对产教融合政策涉及的教育、产业等相关政策，以及财税、金融支持等关键环节，教育行政部门要协调相关部门出台配套政策和制度措施。

第二节　强化法治保障机制

通过强化法治保障机制，理清参与健康福祉产业产教融合活动各主体权利义务，提升健康福祉产业产教融合活动发展质量是当前相对被忽视的重要一环。本节对健康福祉产业产教融合活动法治保障机制进行详细阐述。

一、以法律法规形式明确参与健康福祉产业主体角色定位

应围绕《中华人民共和国职业教育法》结合健康福祉产业特性设立相应法规，进一步界定政府在产教融合过程中的行为边界并加快出台全国性指导原则。鼓励各省份在法律法规中进一步明确政府在推进健康福祉产业产教融合过程中应

主要发挥引导与引领作用、保障作用，并进一步提升政策实施效率。

在推进健康福祉产业产教融合的过程中，各级政府应明确在健康福祉产业创新发展目标下健康福祉产业产教融合发展方向、延伸范围，有针对性地进行相关规划与政策的制定，并承担相关方面的责任。相关发展方向以及延伸范围的制定可参考以下八个方面：有利于提升健康福祉产业技术创新能力、竞争力；有利于培育健康福祉产业消费市场；有利于降低健康福祉产业交易成本；有利于缩小城乡医疗养老保障差距；有利于培育具有竞争力的健康福祉企业；有利于培育健康福祉产业集群；有利于产业辐射效应的发挥，带动区域经济发展；有利于培育健康福祉产业发展所需的各类人才。

根据以上有利原则，各级政府应结合当前健康福祉产业创新发展的现实状况，科学把握健康福祉产业产教融合发展方向、延伸范围，对符合有利原则的产教融合活动予以倡导推进并助推其衍生新业态。

政府部门应充分发挥引领作用，积极引导国企、国有资本参与健康福祉产业产教融合过程。应出台相关法规将推进产教融合作为各级国企、央企义务与企业考核标准，并在法规层面探索出台国企及央企参与健康福祉产业产教融合活动管理办法，进一步拓宽健康福祉产业产教融合活动参与主体数量，以示范效应提升各类企业参与健康福祉产业产教融合的积极性。

政府在推进产教融合的过程中，应以法规的形式明确政府产教融合政策、规划实施流程、监督机制，并以3～5年为界，对政策有效性进行动态评估，引入动态监督与评判机制，进一步提升产教融合政策实施效率。

充分重视与发挥企业主体推动作用。在法规中明确产教融合延伸范围、发展方向的基础上，进一步减少企业进行产教融合形式、内容、合作对象选择方面的限制，鼓励各类非公有制企业与公有制企业平等参与并进入健康福祉产业多领域与行业，充分发挥企业参与健康福祉产业的自主性与积极性。进一步降低国外健康福祉相关企业、具备较强技术创新能力的大型企业、资本雄厚的大型企业进入健康福祉产业的门槛。

与此同时，在法规中进一步放宽健康福祉产业相关企业与国内外知名职业教育集团、培训机构开展健康福祉产业合作办学、共建健康福祉产业创新创业实训基地限制，并允许其建立健康福祉产业发展园区，以数字化、智能化手段为依托培育产业集群，实现产业创新发展。

在做到以上两点的基础上，以法规形式进一步引导企业形成较为系统的人才流动、识别机制，促进健康福祉产业人才高效流动，促进技术进步以及新业态的衍生。

同时也要注重进一步提升企业与教育系统的对接效率。在以往“订单式”培育人才的基础之上，以法规的形式进一步明确企业与教育系统共同培育健康福祉人才的产权与归属，兼顾企业与教育系统的利益。针对共同培育人才的方式、投入、归属、人才权益保障等问题应予以明确，提升企业参与产教融合活动的动力。

在资本归属层面，结合健康福祉产业创新发展的现状，在法规中进一步允许不同类型的企业持有职业学校部分股权，参与职业学校特别是民营职业学校的经营，不断提升职业学校办学规模与质量，提升人才培养效率，进一步降低企业培育人才成本，助力健康福祉产业创新发展。进一步拓宽产教融合的参与主体。在法规中注重对行业协会、企业商会、研发机构、中介服务机构参与产教融合的作用进行界定，鼓励其参与到产教融合的进程中，以法规的形式给予以上主体参与政府关于健康福祉产业产教融合政策制定、规划以及标准制定、产教融合型企业评定等各个环节中的相关权力，同时在法律上允许其在健康福祉产业产教融合的过程中进行服务各方的盈利活动，并对因此产生的税收进行相应的减免，进而提升其参与产教融合过程的积极性。

二、以法规明确健康福祉产业产教融合成果与收益

结合全国推进产教融合发展的现实状况，为推动健康福祉产业创新发展，应当对产教融合过程中产生的相关成果与收益予以法规上的明确。“订单式”培养和产学研合作是当前健康福祉产业产教融合的两种主要形式，针对这两种形式所产生的科研成果差异应在法规中进行不同的权利界定。

“订单式”人才培养模式涉及的主要成果与收益主要与培育出的人才相关，在法规的制定中，应进一步规范企业与相关人才培育机构订立合同的规范性，建立相关数据库对企业与职业学校签订“订单式”人才培养合同予以备案监督，保障双方权益。

除“订单式”人才培养模式外，在推进产教融合的过程中，无论是校企合作模式，还是政府、企业、高校、研发机构多方合作模式，甚至是政府、企业、研发机构、中介组织、高校等多方合作模式均有一定的可能性会出现一些可被产业化的专利、技术、生产工艺等有价值的成果。因此，在法规的制定中应充分对可能产生的收益予以界定。对医药健康福祉产业生产者、企业、培训机构通过产教融合过程产生的新融合产品的收益权、所有权与处置权的划分应给予明确的规定。特别是在大数据健康养老、健康养生保健、健康文化旅游产业、健康照料护

理等一些易于产生产业融合新产品的领域中，更要划分好产教融合各个主体的权益。

针对校企合作模式以及无政府参与的多方合作模式所产生的相关成果，在制定法规时允许学校与企业采取专利买断、专利收益分成等方式自行决定成果与收益的归属，并对成果发明人的权益予以保护。当双方协商无效时，在法规中应按双方投入比例的大小予以相关的界定与裁决。

针对政府参与合作模式中产生的相关成果，政府应根据成果所产生的不同效益，决定是否申请相关成果的专利。针对一些推动健康福祉产业创新发展的共性技术，政府可选择将专利无偿转让、有偿转让、与专利发明人或机构共享收益等方式进行收益分配，充分发挥相关技术促进健康福祉产业发展的作用。同时应在法规中明确政府应重视涉及健康福祉产业发展的重要技术的推广与应用，提升产教融合的针对性与效率。

三、对产教融合型企业的界定及资助方式在法规上予以明确

应通过法规界定进一步拓宽产教融合型企业范围，将符合条件的各种类型、规模的企业纳入产教融合型企业评定范围，设定相关法规，给予省级、市级层面评定健康福祉产业产教融合型企业相关自主权。在此基础上，在法规中规定，允许符合条件的产教融合型企业同时享受国家级、省市级产教融合型企业待遇。

根据产教融合延伸范围八个有利原则，明确应着重扶持产教融合型企业的类型，并在此基础上不断完善产教融合型企业动态评估与退出机制。在法规中允许由国家发展和改革委员会、教育部负责培育的中央企业以及全国特大型民营企业涉足健康福祉产业产教融合过程，允许其与各省区健康福祉型企业进行深度合作，进行健康福祉产业产教融合企业的二次孵化。针对二次孵化的产教融合型企业给予相关优惠。鼓励各省区医药健康福祉产业头部企业积极申报产教融合型企业，给予政策倾斜。

在法规中允许在省级层面依托自身健康福祉产业发展的实际情况，在已有省级层面资助的基础上，允许各地市在综合应用税收减免、财政补贴、共性技术转让倾斜、投入资金合作资助模式之外，探索并决定对健康福祉产业产教融合型企业的新资助方式。教育部、卫生健康委、科技部等部门应协调各省区相关部门，针对性出台健康福祉产业产教融合企业科研专项资助办法，同时在已有的国家级、省级各级财政科研扶持项目中增设健康福祉产业产教融合专项，将相关科研转型资助纳入相关法规中。

针对健康福祉产业的不同特性，从产业链条的上中下游视角出发，引入板块化管理举措，从一二三产业的视角出发，分别制定健康福祉产业产教融合型企业管理办法，同时将涉及不同产业交叉融合的产教融合型企业纳入管理范围。

应在国家及省级层面设立专门的委员会或决策机构对健康福祉产业产教融合型企业实行针对性管理，人员构成结构应当涵盖政府相关部门成员、医药健康教育界、产业界相关人士，同时要着重吸纳以医疗名师、传承、研发人才为代表的健康福祉产业高层次人才，提升管理的针对性。

应针对健康福祉产业产教融合型企业专门制定管理考核标准，并将其纳入培育产教融合企业专门的政策文件或法规中。围绕健康福祉产业产教融合企业，从经济效益、各层次人才培育、健康福祉产业产品原产地认证、服务公共健康体系的效率等多层次视角出发，建立较为系统、可操作的评价体系。同时进一步在管理中加大对产教融合型企业的发展情况的追踪力度，各级商务部门、卫生部门应提升对其发展情况的监测，同时设置较为合理的退出机制，提升补助的针对性。

四、设立专门法律法规保障产教融合优质人才持续供应

以提升产教融合人才培育机构的数量与质量作为设定相关法规的依据与导向，针对性设定相关法规，在法规中进一步对健康福祉产业人才培育机构的数量、领域、资金准入门槛予以放开。在扩充原有护理、医药、养生人才培育机构的基础上，在法规中不应限制健康福祉产业技术、市场开发、文化挖掘、信息咨询、对外交流等健康福祉产业急需人才培育机构的设立，从而为健康福祉产业多样性人才的培育提供法律保障。

进一步以法律的形式明确涉及各类健康福祉产业的各层级学校，以及人才培育机构权利平等，对符合条件的各类规模、各种产权类型的人才培育机构参与健康福祉产业产教融合进程，不应予以限制。

进一步在法律法规层面落实并完善健康福祉产业职教高考制度，打通健康福祉产业中等职业教育、职业专科教育、职业本科教育，结合不同地区健康福祉产业产教融合活动推进的实际状况，逐步开展健康福祉产业职业教育的学生和普通教育的学生学习成果等级互换关系试点工作，进而制定在特定领域两个教育系列的学生都享有同等权利的制度。

进一步在法规层面健全健康福祉产业高等普职融通制度，主要在课程共享与学生流动两个层面进行，促进职业教育与普通教育的资源共享和理念的相互借鉴，进行相关试点工作，允许具有一定专业技能的、具备实际工作经验的健康福祉人才

接受更高层次的高等教育，拓宽推进健康福祉产业创新研发型人才的培育范围。

在法规中注重对参与产教融合的人才合法权益的保护，保障参与健康福祉产业培训的人员能够在人才培育机构完成必要的培训与学习，并为其提供相关支持。全面落实学生实训保障制度，结合健康福祉产业产教融合在不同产业环节以及生产消费端的情况，针对性设立相关法规，在法律上明晰实训人员与实训单位的法律关系。推进学生实训沟通平台建设，引入医疗结构、各类院校、企业、政府部门、各类中介机构，规范学生实训合作协议，充分保障学生实训权益。健康福祉产业涉及领域多样，在细分领域特别是涉及第一、第二产业以及与医疗服务相关的健康福祉产业中落实实训人员风险保障机制，探索在法规中建立保障实训人员权益纠纷化解体系以及救助援助机制。

保障进行健康福祉产业培训的相关人员即教师群体的合法权益不受侵犯，以法律的形式进一步规范“双师”制的不断完善，促进高等教育教师与职业教育教师双向流动，对其福利待遇、享受权利、社会地位方面的保障举措予以法规上的明确。保障通过产教融合产出的各类健康福祉人才能自由流动，自主选择健康福祉产业的各类机构。

在上述举措的基础上，应将保障产教融合优质人才持续供应相关法规条件的执行情况列为各地区健康福祉产业产教融合扶持对象确定、政策倾斜对象确定以及管理过程中的重要考量因素。

五、设立相关法律机构保障产教融合进行

在国家及省级层面设立仲裁机构，负责在健康福祉产业推进过程中调节企业与职教学校以及高校、研发机构与职教学校之间所面临的产权纠纷等一系列问题，并进一步完善调解机制从而减少沟通成本。

在国家及省级层面设立专门立法机构或健康福祉产业产教融合立法小组，以政府为主导，同时吸纳企业、行业协会、高校、职业教育从业人员、健康产业从业者共同参与法律制定，进一步提升健康福祉产业产教融合法律法规的针对性。

在国家及省级层面设立监督与法务沟通部门，针对健康福祉产业产教融合项目各个环节进行监督与约束，对各个主体在此期间的行为进行一定的监管，进一步规范各个主体的行为。同时，针对未来可能涉及的健康福祉产业产教融合对接“飞地经济”、异地办学、对接异地产业链等跨省法律纠纷问题，应设立专门法律机构予以协调处理。

设立相关法律援助机构，引导相关法律服务机构为各地企业、职业教育学校

异地进行健康福祉产业产教融合活动、产教融合人才合法权益保护等方面提供必要的法律援助与咨询服务。

六、完善法律法规，进一步推动产教融合知识溢出效应的产出

在相关法律法规制定中，对各种类型的健康福祉产业创新网络、技术交流机制、创新创业联盟的建设与完善予以适度考量。同时，在法律上允许除政府以外的相关主体参与有助于发挥产教融合知识溢出效应的基础设施建设与投入。例如在产教融合相关数字化、产业化基础设施建设，产教融合创新网络维护，产教融合园区建设投入等领域。针对性地设立相关健康福祉产业数据资本法律条目，结合“数字中国”建设的大背景，重视数据资本对健康福祉产业发展的带动作用。在法律法规的设立层面，应当鼓励企业通过培育健康福祉产业数据人才，探索数据获取、使用、储存新方式，加快构建规范的健康福祉产业数据资本统计体系。

高度重视健康福祉产业数据人才的培养工作，在相关法律法规中放宽其创业限制。在法律层面明晰数据资本人才培育过程中产生的数据资本成果的产权与所有权，维护数据提供者与使用者的合法权益。加快数据资本安全方面的法律法规建设，进一步降低产教融合过程中产生的数据安全风险问题，更好地以数字化推进健康福祉产业发展。

同时，在法律上鼓励各类中介机构对接相关主体，结合健康福祉产业企业的实际需求引入相关技术，并通过转让给企业、培训学校进行产教融合，实现知识溢出的目的。在法律上探索各类人才培育机构非国有资本与其他类型健康福祉产业资本融合发展新管理办法，对由资本融合所产生的一系列商业模式的延伸与拓展予以清晰的管理。

在法律上允许产教融合人才培育机构结合自身人才培育的优势兴办相关健康福祉企业，积极融入全国范围内健康福祉产业链，依托某一区域范围打造健康福祉产业的产业集群，进而推动健康福祉产业创新发展。

第三节　强化产教融合人才培育及流动机制

推动健康福祉产业产教融合创新发展，人才资源是第一资源，评价、激励、保障，是强化人才培养与人才流动机制有效运用的途径。加快深化人才发展体制机制改革步伐，有效促进人才流动，构建人才评价激励机制和服务保障体系，对

于破除束缚人才发展的体制机制具有重要意义，应从如下六方面着手构建相关机制。

一、对接健康福祉产业需求，明确产教融合人才培养定位

（一）对接产业链现实需求，明确人才培育方向

应从健康福祉产业链上中下游发展的视野出发，结合不同地区在健康福祉产业各环节优势与紧缺人才类别的不同，针对性地构建从国家级到省级层面再到地级市层面协同联动的产教融合人才培育机制。着重培养以下几类人才。

一是培育具备产业融合能力思维的创新型人才。健康福祉产业细分领域内的融合以及与其他产业的高效融合是提升健康福祉产业发展效率的重要途径。在此背景下，应积极培育并挖掘具备健康数据分析、健康福祉产品品牌及文化价值挖掘、健康福祉产业链特性明晰等相关能力突出的人才，提升人才培育效率。

二是培育具备自主创新能力的研发型人才。技术创新是健康福祉产业发展的重要驱动力，应针对健康福祉产业上中下游产业产品生产过程中的核心技术、事关健康福祉产业产品附加值提升的关键技术，培育健康福祉产业发展平台所需的具备延伸性、创新性的相关人才。

三是培育具备塑造新业态思维的创业型人才。一批具备开拓创新企业家精神的创业型人才是推动健康福祉产业发展的重要力量。应着重培育具备政策解读能力、经营管理能力、技术管理和营销能力、敢于探索健康福祉产业新业态新模式的创业型人才。

四是培育一批综合素质能力突出的服务型人才。具体而言，应着重培育两方面的人才，一方面是熟练掌握健康福祉职业专业技能的服务业人才，另一方面是具备一定产业视野能够服务健康福祉产业发展的生产性服务业人才。

五是引进具有丰富行业经验的实践性人才进入产教融合体系。在积极鼓励教师深入健康福祉产业相关社会领域进行实践和创业创新的基础上，培育一批为产教融合过程提供保障支持的规划型人才，提升产教融合机制效率。

（二）注重产教融合机制对高端人才的再培育

创新引领型高端人才对健康福祉产业发展的推动作用不容忽视，除以往引进人才这一办法外，产教融合应充当培育健康福祉产业高端人才的重要补充手段。充分发挥健康福祉产业院校教育、毕业后教育、继续教育三项人才培育体系与引

进人才工作高度对接，实现现有健康福祉产业人才培育体系对人力资源的挖掘与培育。应在现有医药健康福祉产业产教融合体系建设中融入省内不同地方对高端人才的现实需求。

二、创新人才培养方式

（一）坚持模块化与系统性相结合的人才培养模式

结合当前不同地区健康福祉产业产教融合的发展现状，将医药健康福祉产业按以医药原材料产业为代表的上游产业、以医药及健康产品制造业为代表的中游产业及以健康福祉服务业为代表的下游产业，分别针对性地设置产教融合人才培育模块方案，涵盖不同参与主体，贯穿产业实训、课程设置、产业与教育资源共享等多个重要环节。同时，借助打造产教融合国家级数字化平台，进一步加深各模块联系，通过提升平台信息透明度，给予参与产教融合各个主体更多选择权，提升人才培养的系统性。

（二）突破物理空间限制，提升理论与实践的结合度

传统教学活动一般发生在校园教学楼中，教学安排和教学进程受到整体规划和控制，在这种模式下，虽然便于管理教学活动，但却束缚了教学活动的机动性，不利于实践。在产教融合模式下，更注重人才的知识转化和实践性，因此，可利用人工智能及数字化技术，打破物理空间限制，通过对接现实产业链，开发模拟现实健康福祉产业各个领域的场景，做到边学习理论知识边进行实践模拟，以此实现人才培养方式的创新。同时，在培育人才的过程中应积极对接健康福祉产业端现实情况，并设立与高职院校及科研院所沟通的中间机构或部门，随时向高校传递市场需求及现实案例，提升模拟场景的真实度，提升人才培育质量。

（三）探索新型课程体系建设

根据健康福祉产业的细分行业性质，开设种类丰富的专业，积极将与健康福祉产业产教融合人才培育模块相适应的新医科、新文科、新工科、新农科及现代产业应用性新技术等课程（如大数据、物联网、人工智能、机器人工程、新材料、数字经济、区块链）引入课程体系中，建立新型健康福祉产业特色课程体系。

注重从理论学习到实践运用等多维度考察学习效果。在考察方式上，应尽量避免传统考试模式，而更加倾向于过程管理和实践运用结果的把握。在每学期设立实践周或实践月，伴随理论课程的学习，让学生深入医院、科研机构、企业、养老机构、中医馆等健康福祉产业相关主体，可采取“师傅带徒弟”模式在行业一线进行实践学习，使理论课程的知识充分在实践中转化运用，并在实践周或实践月结束后给予结果评价。

（四）充分发挥“双师型”教师培养模式作用

着力打造“双师型”教师队伍，从“引进来”到“走出去”两方面提升高校教师理论和实践素质，同时进一步拓宽“双师型”教师的来源，积极吸纳科研人员、企业人员加入“双师型”教师培养体系。坚持项目案例化与实践化相结合的培养模式，“双师型”教师通过从低到高逐步推进的培养模式将健康福祉产业从产业构成、产业技术到新业态及商业模式各环节的相关知识及时传递给相应人才。

（五）提升各层级人才培育机构的协同性

高职院校的发展定位既要立足于应用型学校开展技能传授，又要注重产、学、研一体化需求，满足健康福祉产业在应用领域的需要。同时，更应注重高职院校与普通高等院校、健康福祉企业教育资源共享，特别是各级医院这一重要平台节点层面。着力打造健康福祉产业从业人员实训、产品应用融合研发二者融为一体的健康福祉产业产教融合人才培育机制。

三、破除人才流动体制机制障碍

破除人才流动机制障碍，促进人才在企业与人才培育机构之间自由流动，是健康福祉产业产教融合的关键因素，而要实现上述目标则需要在以下三方面发力。

（一）加强健康福祉产业人才发展体制机制顶层设计

从总体要求、管理机制、培养、评价、流动、激励、引才用才、保障机制等方面明确具体措施，为深化健康福祉产业人才发展体制机制改革制定“路线图”。各级政府和健康福祉产业相关部门应积极响应，严格责任考核，压紧压实人才工作责任，细化考核指标，将人才工作目标责任考核纳入全省综合考核体系，将考核结果作为各级党政班子和领导干部评价的重要依据。

（二）要充分赋予用人单位人事主导权利

打破各类外在制约条件，如身份、地域、户籍等，为人力资源高效配置提供绿色通道。对于高等院校、科研机构、国有企业以及其他事业单位的选人用人自主权给予充分支持与保障。与此同时，探索建立高效对接健康福祉产业产教融合培育体系的产业薪酬结构体系，着力增大健康技术劳务服务、医养结合服务、健康福祉产品等在利润分配环节向产教融合培育人才倾斜比例，进一步促进人才高效流动。

（三）保障人才配置高效率

需结合各地区医共体、医疗建设集团的实际情况，探索建立特定任务、专项服务、市场化需求三位一体的健康福祉产业人才服务体系与人力资源储备机制，拓宽人才流动范围，并进一步发挥产教融合过程中培育不同健康福祉人才的比较优势。在这一过程中，需要继续完善相应的人才保障政策，从住房政策、医疗卫生、社会保障、子女教育等入手，着力解决人才的后顾之忧。侧重健康福祉产业统一人才分类标准的制定与完善，根据人才的贡献度与保障福利程度挂钩。

四、构建信息透明的人才市场

以市场需求为导向，建立由政府主导、第三方合作模式的健康福祉产业公共人才资源共享网络平台，及时更新升级人才数据库，使用人单位和人才需求精准对接，降低由信息不对称带来的交易成本，促进人才合理流动。用人单位可通过该平台主动为人才提供信息咨询服务，及时发布项目信息，除传统用工制度外，还可通过项目合作制实现产业成果顺利转化。

在人才资源共享平台的建设中，注重对人才进行分类、筛选。通过大数据的应用为不同层次人才建立健康福祉人力资源档案，并针对性地发布相关信息。通过人才资源共享平台，促进健康福祉产业人才到不同细分行业挂职锻炼，如高校研究人员到企业去实践，市场人员定期到高校去进修培训，关联细分行业人才跨领域工作交流等，一方面可以使产教融合进一步发挥效能，另一方面可以使人才在不同的平台上得到提升，还可促进跨学科人才的培养。同时，政府要加强对人才共享平台的监管，使各类信息发布活动规范有序开展，出台系列规章制度保障信息的真实有效性。定期开展人才交流活动，使用人主体和人才之间充分沟通和了解。

除此之外，进一步整合并引导现有的健康福祉产业细分领域如健康福祉养老服务、医药产品销售行业、研发技术成果等领域已形成的人才市场，促进其由松散化变为集约化、专业化，形成具备行业特性的人才市场。在人才市场的建设过程中，积极引入健康福祉产业头部企业参与，最终实现打造信息透明的人才市场。在整合现有健康福祉人才市场的同时，积极引入省外大型职业中介集团、省外医药产业联盟，构建协同合作机制，促进健康福祉产业人才市场辐射范围提升。

五、创新健康福祉产业人才评价机制

一是要从理论和实践上建立符合健康福祉产业特色的人才评价观，要明确健康福祉产业需要什么样的人才，对该如何识才、育才应有科学观念和正确态度。要把品德、能力、业绩放在一起综合考量，不唯学历、唯帽子、唯职称、唯奖项、唯论文，突出能力导向，着眼解决人才评价中的“五唯”问题，推动科研人员职称制度改革。在职称评定考核体系建设中，在原有的卫生系统评定职称模式基础上，可将健康福祉产业从业人员职称的评定与各级产教融合培养模式进行绑定。同时进一步拓宽健康福祉产业内细分职称数量，制定更为细化的职称评定方法。

二是要下放企事业单位人才评审权限，充分赋予用人单位职称评审自主权；建立健全公正、公平、公开的职称评价体系，进一步拓宽企业尤其是民营企业的人才上升通道。

三是要构建新型健康福祉产业多元人才评价体系。将健康福祉产业人才按照理论研究型、成果转化型、技术应用型和技术创新型进行分类，按照不同的人才类型设立不同的评价目标和评价分级指标，各指标按照重要程度设定不同的分值来评价。同时，要采用定性评价和定量评价相结合的方式，多维度、多角度综合评价人才，考核结果可作为职称评定、职务晋升和人才流动的依据。

六、加大健康福祉产业人才引进力度

健康福祉产业的人才引进，可从以下五个方面进行。

一是要积极打造健康福祉产业学科研究集群、特色健康福祉产业研究中心以及生命健康研究高地，并围绕上述目标针对性地布局产业集群，通过发挥健康福祉产业集群效应，提高知名度，吸引各区域及世界范围内优秀的行业内人才投身健康福祉产业产教融合活动中。

二是要依托国家层面及各地区拥有的健康福祉产业产教融合资源，针对性地引进健康福祉产业人才推动产业创新发展。

三是要优化健康福祉产业引进人才补贴。因为健康福祉产业的行业性质，从研发到实验到投入再到市场转化需要经过一个较长的周期，这时需要政府在税收、政策激励、科研投入、住房补贴、经费补贴、人才奖励等一系列举措上提高健康福祉产业人才的收入。

四是要围绕健康福祉产业创新发展针对性地设置相应其他学科引进人才目录与标准，鼓励从事其他行业的优秀人才加入健康福祉产业中来，打造具备中国特色的健康福祉交叉学科发展模式与业态模式，进一步满足细分市场的需求，同时也可以促进健康福祉产业产教融合高效发展。

五是要高度重视健康福祉产业产教融合活动的宣传工作。应在各层次增加健康福祉产业相关人才与荣誉称号的数量，并侧重对参与健康福祉产业产教融合典型企业、人才高质量发展案例进行大力宣传。同时，探索建立健康福祉产业产教融合活动白皮书定期发布机制，及时向社会公众传递健康福祉产业产教融合活动的开展情况。

第四节　强化科技创新激励机制

随着社会经济的不断发展，产教融合不仅限于企业与学校，更涉及政府和社会其他组织等多个主体，产业系统与教育系统良性互动趋势明显，表现为教育链、人才链、产业链、创新链的有机衔接与融合。因此，在强化科技创新激励机制时，应从企业、学校等多个产教融合主体层面考虑科技创新的内外动力，强调构建多方沟通协作、长效有序、共通共融的科技创新激励系统，进而促进和推动健康福祉产业健康发展，增强产业竞争力。

一、加强创新人才资源管理

目前，产教融合战略缓解了教育供给结构与产业需求结构之间不平衡的矛盾，但仍未满足新时期国家与社会对人才的需求及对创新能力的要求。根据图 6 - 4 显示，我国研究与试验发展人员全时当量从 2017 年的 403.36 万人年不断上升至 2020 年的 523.45 万人年，但其数量仍较少，并且东部地区与中部、西部、东北地区间区域差异大，难以为产教融合及产业创新发展提供人才保障。因此，加强对创新人才的管理，建设健康福祉产业创新型人才库，构建科技人才创新保障与激励机制，激发人才创新潜力，增强人才黏性，是产业融合进一步发展的首要任务。

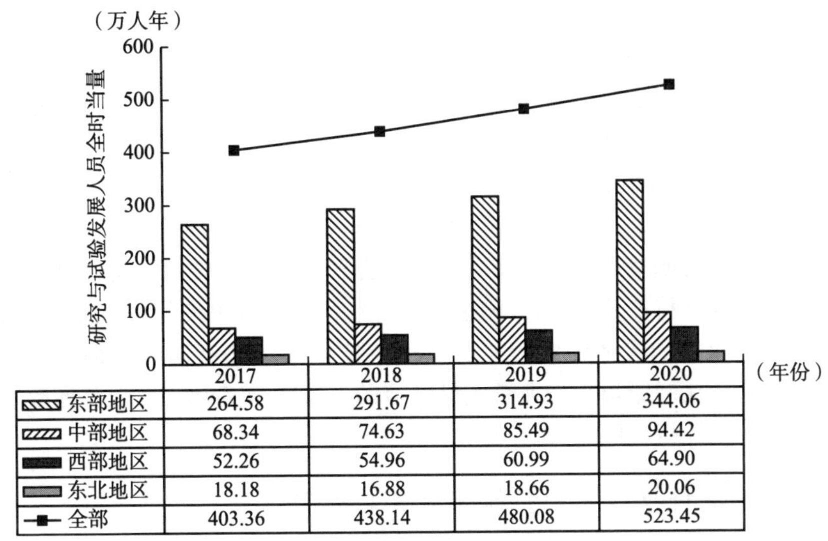

	2017	2018	2019	2020
东部地区	264.58	291.67	314.93	344.06
中部地区	68.34	74.63	85.49	94.42
西部地区	52.26	54.96	60.99	64.90
东北地区	18.18	16.88	18.66	20.06
全部	403.36	438.14	480.08	523.45

图 6－4　2017～2020 年研究与试验发展人员全时当量

资料来源：2018～2021 年《中国科技统计年鉴》。

鉴于上述情形，应从如下两方面加强创新人才资源管理。

（一）建设健康福祉产业创新型人才库

1. 构建人才库管理机制

要在明确健康福祉产业发展目标、当下及未来所需人才基础上，合理规划人才引进渠道，重视库内人才的培养与储备，并定期对人才进行评估、管理。企业在做好外部选拔使用创新人才的基础上，要注重内部发现创新人才，充分挖掘人才的潜力，强化人才激励与保障机制，帮助人才进行继续教育，拓宽知识来源渠道，实现理论知识与应用技能的相互支撑。学校要主动与当地企业进行对接沟通，支持企业深度参与教学改革，并利用企业的资源为学生提供实地考察学习机会，增强教学实力，改革教育体系，及时调整教学方向与重点，将人才培养与产业发展需求精准对接，实现人才的高质高效培养。同时，学校要注意人才需求的周期性与人才输送的饱和度，避免人才培养的滞后性。在校企合作上，双方要明确自身利益诉求和顾虑因素，秉承相互信任的态度统筹利益，推进人才质量培养和技术创新突破。

2. 构建学术尖端战略机制

各地要立足健康福祉产业发展基础，聚合优势资源，吸引一流创新人才，组建适应市场需求与健康福祉产业未来发展方向的跨学科研究中心，开展前沿研究与人才培养，培育科技创新领军人才。同时利用好各地区优势学科与尖端人才资源，与政府、产业界合作，建立健康福祉产业创新制造中心，发展产业高端技术，推动高端生产、制造与服务的发展。

3. 健全人才交流机制

推进健康福祉产业的科技创新人才、企业家、技术与管理人才的相互交流，引导和协助人才协调发展，促进人力资源的合理配置。首先，坚持以健康福祉产业布局为依托，坚持产业链上中下游横向交流和各环节纵向沟通相结合。其次，打通高校与企业间的人才流动障碍，引导科技创新人才流向健康福祉产业。最后，围绕各地区在健康福祉产业链关键环节的人才紧缺实际，加强各地政府、高校、大型人力资源机构的合作。

（二）构建科技人才创新保障与激励机制

1. 向科技创新活动倾斜资源配置

要给予科技人才创新必要的资源保障。应落实《国家重大科研基础设施和大型科研仪器开放共享管理办法》规定，建立开放共享管理平台和制度，积极向高校、科研院所、企业等提供科研设施与仪器。整合线上线下知识、信息、技术等科技服务资源，加强资源的交流与共享。根据表6-3数据显示，大部分省份研发经费投入强度呈上升趋势，但从地区比较来看，区域间差异较大，仍有不足，因此应通过政府、企业、高校强强联合，设立健康福祉产业产教融合联合研究基金、专项计划等，加大研发经费投入规模与强度，保障科技人才研发经费充足。

表6-3　2017~2020年各地区研究与试验发展（R&D）经费投入强度　单位：%

地区	2017年	2018年	2019年	2020年
全国	2.12	2.14	2.24	2.40
北京	5.29	5.65	6.30	6.44
天津	3.68	3.68	3.29	3.44

续表

地区	2017 年	2018 年	2019 年	2020 年
河北	1.48	1.54	1.62	1.75
山西	1.02	1.10	1.13	1.20
内蒙古	0.89	0.80	0.86	0.93
辽宁	1.98	1.96	2.05	2.19
黑龙江	1.19	1.05	1.08	1.26
吉林	1.17	1.02	1.27	1.30
上海	3.66	3.77	4.01	4.17
江苏	2.63	2.69	2.82	2.93
浙江	2.42	2.49	2.67	2.88
安徽	1.90	1.91	2.05	2.28
福建	1.60	1.66	1.78	1.92
江西	1.27	1.37	1.56	1.68
山东	2.78	2.47	2.12	2.30
河南	1.30	1.34	1.48	1.64
湖北	1.88	1.96	2.11	2.31
湖南	1.68	1.81	1.97	2.15
广东	2.56	2.71	2.87	3.14
广西	0.80	0.74	0.79	0.78
海南	0.51	0.55	0.56	0.66
重庆	1.82	1.90	1.99	2.11
四川	1.68	1.72	1.88	2.17
贵州	0.70	0.79	0.86	0.91
云南	0.85	0.90	0.95	1.00
西藏	0.21	0.24	0.26	0.23
陕西	2.15	2.22	2.27	2.42
甘肃	1.20	1.20	1.26	1.22
青海	0.73	0.63	0.70	0.71
宁夏	1.22	1.30	1.45	1.52
新疆	0.51	0.50	0.47	0.45

资料来源：2018～2021 年《中国科技统计年鉴》。

2. 经济回报方面创新收入分配机制

要提高科技成果转化收益比例，使经济回报与科技人才付出相匹配。因此，要探索实行按参与度定酬、按职责定酬、按科研成果定酬、创新绩效回报制度等，提高科技成果转化收益比例，将工作业绩和经济效益有机结合，在保证科技创新人才产出成果的同时，对其产出的经济利益进行合理分配，保障人才获得自身权益。同时，要鼓励在科技创新上作出突出贡献的人才，采用奖励股份期权、绩效分配、科技分红等方式，充分尊重人才价值，调动科技创新人才的工作积极性。

3. 评价导向方面给予科技人才职业声望

应实施分类评价方法，改变以论文数量与刊物等级等为主导的评价机制，尊重并认可各种形式的创新活动，同时增设产教融合相关人才称号，制定科学的人才晋升制度，坚持公正、公平、公开的原则，根据人才成长和发展规律，依据科技创新活动的客观结果，破除传统身份、行业、年龄等界限和论资排辈的人才晋升模式，做到科学、合理用人，提高人才使用效率，满足科技工作者社会影响需求。

二、实现多主体创新协同驱动

（一）构建学科建设与产业技术发展的协同机制

1. 建设以学科逻辑与产业技术逻辑为双导向的专业建设机制

要将传统以学科逻辑为导向的专业建设机制转换为双导向的专业建设机制。首先，要将健康福祉产业相关学科的理论知识、实践技能、专业思维集成与系统化；其次，教育系统在人才培养过程中应了解产教融合及产业发展现状，把握健康福祉产业技术变革的趋势与需求；最后，要将产业技术变革的趋势与需求作为内生要素，深入教育环节，使之成为学科建设、科学研究、人才培养模式改革的有机组成部分。

2. 建立多学科融合项目机制

如今，社会重大科学技术突破越发依赖不同学科间的交叉融合，多学科融合所形成的综合性、系统性、渗透性知识可以有效解决产业发展面临的新问题、新挑战。因此，应建立多学科融合项目机制。首先，要打破原有的按单一学科组织教学内容的方式，融入相关学科课程，作为基础配套实施；其次，建立以科学问题为中心的项目式人才培养模式，制定研究生培养方案、选择课程、安排科研实践都围绕项目的科学问题展开，在解决问题的过程中实现人才培养；最后，因地制宜，结合现有学科特点，发挥所在区域优势，瞄准对转变经济发展方式具有前瞻性和开创性意义的前沿领域立项，确立以科学问题为导向的项目式多学科交叉培养模式。

3. 建立产业界与教育界交互任职的互派兼容机制

目前，产教融合侧重于产业界参与人才培养与学术研究，如表 6－4 所示，全国规模以上企业研发项目（课题）大部分为自主研究，与教育界开展项目合作的深度和广度严重不足，参与产业应用与实践活动尚未形成常态。因此应建立互派兼容机制，鼓励科技创新人才在产业界与教育界同时任职，为高校教育教学与企业科技创新提供顾问指导，促进高校与企业进行项目合作，在教学中传授知识，在应用中培养人才，在创新协同中实现成果产出与转化，提高科研成果转化效率，促进教育界与产业界常态化深度融合。

表 6－4　2017～2020 年规模以上工业企业 R&D 项目（课题）开展形式　单位：个

项目（课题）	2017 年	2018 年	2019 年	2020 年
项目（课题）数	112472	117872	125642	130089
自主完成	94135	97977	102349	106392
与境内研究机构合作	8105	8674	8240	8622
与境内高等学校合作	3335	3636	5071	4811
与境内注册的外商独资企业合作	55	83		
与境内其他企业或单位合作	3662	4305	4385	3919
与境外机构合作	837	854	764	719
其他形式	2343	2343	4833	5626

资料来源：2018～2021 年《中国科技统计年鉴》。

（二）构建多主体互动创新的研发机制

1. 企业与高校、科研院所构建健康福祉产业技术创新联盟

整合校内外科技成果资源，成立科技成果推广转化中心与行业知识产权联盟，促进成果转化和新技术应用，保障公平竞争，激发科技创新动能；以开发项目与任务为牵引，组成校企技术开发团队，夯实创新人才团队建设。让院校的人才培养、科技创新和研究产出真正融入产业发展进程，围绕推动产业链的优化升级，形成协同优势，构建起知识集群与创新网络，成为企业创新升级、院校治理提升的重要推动力。

2. 构建产业集群与学科集群集成互动创新的研发机制

通过政校企联合成立多类型研发机构，整合跨学科、跨领域、跨部门创新要素，实施技术、人才、创新机制的协同供给，以合作研发、利益共享、风险共担为原则，完善健康福祉产业技术创新体系。另外，应加强产教融合主体间的合作，激发政府、行业协会、科研机构等各参与主体的内在动力。

（三）构建产业与社会需求带动的多元协同机制

“从点到面”打破院校与产业、院校与院校、产业与产业的隔阂瓶颈，将产业与社会需求融入企业的生产和研发环节，融入产业的科技创新链条，从而满足市场需求，促进数字技术与创新技术应用交叉渗透。要大力开展产业融合拓展工程，立足于各地区健康福祉产业资源禀赋，对接发展需求，结合各地发展战略，推动健康福祉产业与旅游业、互联网、乡村振兴等的交流融合。另外，要加快构建科技创新国际合作网络，以关键技术研发和产业紧缺人才培养为重点，推动教育界参与“一带一路”建设和健康福祉产业发展的国际合作。

三、促进创新发展平台建设

（一）建立创新发展平台

1. 搭建高校合作交流平台

与国内外高校建立长期稳定的学习合作交流机制，主动学习借鉴国外职教机构的治理模式和运行机制，积极引入国际优质教育资源；加大对具有较高学术水平、具有丰富行业和企业工作背景的境外高端人才引进力度。通过高校合作交流平台，高校可以学习和借鉴国内外健康福祉产业先进科技发展经验，实现产业大跨步、多元化发展，还能够促进高校间医药研发、医疗机械制造等方面的合作，促进健康福祉产业的交流与融合。

2. 建设资源共享共用与信息沟通平台

如表6-5所示，规模以上企业在开展创新活动时，对创新活动影响较大的依然是来自企业内部及客户的信息，比重可达到40%以上，而来自高等学校与研究机构的信息仅占10%左右。企业产品或工艺创新信息虽然来源较广，但信息的整合使用程度较低。因此，要建立健康福祉产业要素资源的链接平台，用数字化及智能化技术连接产教融合各主体、健康福祉产业链各个环节，将产教融合与健康福祉产业创新发展所需的人力、智力、信息、设备、专利技术等资源进行整合并置于开放、共享、便捷使用的平台中，实现产教融合各主体对资源的共享共用，促进产业界与教育界信息共享和沟通互动，为产教融合全要素的精准对接提供技术服务。

表6-5　2017~2020年规模以上企业产品或工艺创新信息来源情况　单位：%

信息来源	2017年	2018年	2019年	2020年
企业内部信息	38.1	39.8	37.4	43.3
企业集团内部信息	11.8	12.0	11.3	11.9
来自高等学校的信息	7.7	7.5	6.9	7.5
来自研究机构的信息	9.9	9.7	9.2	9.8
来自行业协会的信息	18.4	18.9	18.3	18.8
来自客户的信息	43.6	44.9	45.6	46.4
来自供应商的信息	18.5	19.0	19.5	21.0

资料来源：2018~2021年《全国企业创新调查年鉴》。

3. 建设产业共性技术平台

将多个产业链上的企业聚集在同一平台，累积和整合知识，实施技术、人才及创新机制的协同供给，让企业实现从模仿学习到自主创新的转变。针对产业共性关键技术，协同教育界与不同产业链上的企业开展技术攻关，通过平台资源的协同供给，探索产教融合的创新机制，形成产业与产业、教育与产业之间的协同创新动力，更好地服务于健康福祉产业发展战略和需求。

（二）构建以健康福祉产业学院为核心的办学体系

以产业学院为核心的办学体系，能够聚集优势资源，将学习内容与产业实践应用需求相匹配，提高产教融合深度，有利于适应各方需求，较好地解决校企合作长效机制问题。产业学院要以项目驱动为导向，创新产教融合育人模式。对接职业标准，完善校企双元专业课程体系，融入企业项目，将企业项目转化为教学项目，促进学生在应用与实践方面的学习、掌握。

要打造不同主体联合的产教融合教学团队，满足师生专业知识学习、科研能力提升、实践技能应用等人才培育的需要，满足培养适应市场需求、产业升级的科技创新人才的需要。要以科研创新为目标，依托各地健康福祉产业发展基础、科技创新研究基础和多学科交叉优势，围绕健康福祉产业药品制造智能化、生物仿制药开发、新型制剂与制备技术、数字化诊疗设备等产业短板开展科研攻关，产出一批具有自主知识产权的核心技术。

四、注重产教融合科技成果转换

（一）激发创新主体科技成果转化积极性

企业应完善业绩考核指标体系，提高业绩考核中科技创新指标的加分及减分比重，注重以成熟技术为核心的二次开发，鼓励研发人员进行适应市场的二次创新，将研发人员的绩效与成果水平和转化效率直接挂钩。企业更需要主动与高校、行业协会等组织合作，优化科技研究方向，寻求专业科研工作人员的帮助，避免传统单一的科技研究方法，拓宽创新思路，从而促进科技成果的商品化。高校则可以设立科技成果转化专项资金，奖励作出突出贡献的科技创新人员。高校也要合理利用企业等主体提供的资源，加强对技术市场的开发，确保高校研发成果能在健康福祉产业链上不同企业、各个环节中运用，保障企业与高校的整体经济利益。

（二）完善科技成果转化支撑服务体系

高校与企业可以共同建立校办科技企业，通过企业盈利方式为科技创新研究和科技成果转化提供资金。政府、企业和学校需要共同协作，构建线上与线下相结合的专业化、市场化的科技贸易中心、科技成果交易中心等平台，为高校、科研院所和企业所研发的科技创新成果挂牌交易，解决研究成果交易定价和流通问题。还应该重视建设技术网络，与社会第三方平台等合作发布各项科技成果的资料与信息，推动技术研发、健康福祉产业市场需求与市场信息的对接。

（三）发挥政府在推动科技成果转化中的重要作用

如图6－5所示，目前采取知识产权保护或相关措施的规模以上企业总数虽然逐年上升，但其占全部企业的比重由2017年的56.3%下降到了2020年的52.8%。因此，为规范市场秩序、加强知识产权保护工作、维护公平竞争，政府应尽快引领产教融合各方建立健全知识产权保护体系，保障产教融合中创新链与产业链的有效结合。

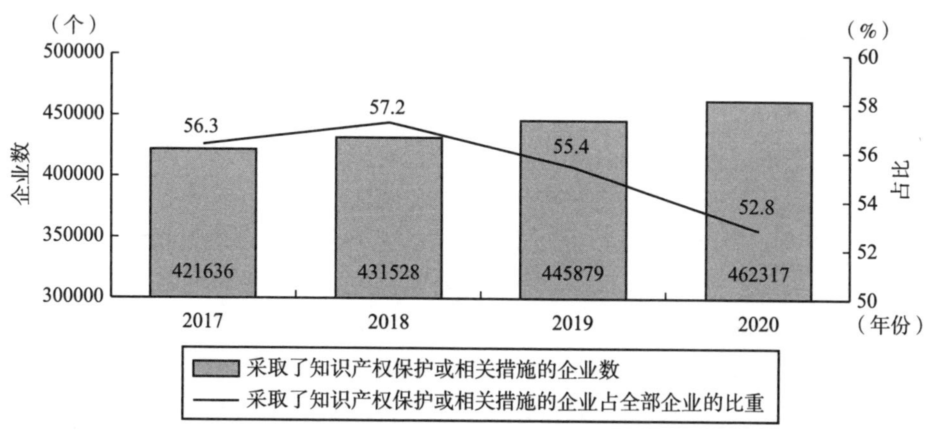

图 6－5　2017～2020 年规模以上企业采取知识产权保护或相关措施情况

资料来源：2018～2021 年《全国企业创新调查年鉴》。

除此之外，政府应在健康福祉产业产教融合各环节强化政策的落实，重视对科技转化资金的配置，给予产教融合中的新兴企业或者转型企业一定的补贴或降低税务费用，不断优化产业创新驱动的发展环境，帮助科技创新成果打开市场。另外，针对健康福祉产业产教融合过程中产生的重大科技成果，政府可以协助申请国家科技成果转化基金，整合企业、金融机构等资源，改善高校科技成果转化条件。同时，各地政府应有效发挥国家科技成果转移转化示范区的作用，加大统筹规划和服务力度，探索可推广的经验和模式，培育具有各地特色的健康福祉产教融合产业化集群。

五、完善创新激励机制

（一）建立政府引领型创新发展机制

政府应结合各地经济发展规划进行全面布局，协同联动教育部等部门，为加强校企合作、健康福祉产业创新发展提供方向和指导，保障产教融合发展的需求。政府各部门应在充分调研健康福祉产业的社会发展趋势、劳动力市场发展趋势以及企业发展需求的基础上，出台促进健康福祉产业与高校教育融合发展的激励机制，充分调动各主体推进产业和教育系统创新发展的积极性，提高产教融合的落地质量。政府更要做好产教融合的宣传与促进工作，为产教融合促进健康福祉产业创新发展营造良好市场环境，对参与产教融合的企业与学校等组织进行试点建设，总结其他省份产教融合成功经验，基于自身优势打造产教融合新形式。

（二）完善科研激励机制

在评价学术成果时，来自政府层面的评价权重显著高于来自产业界的评价权重。另外，评价指标仍以论文数与刊物等级、获奖数、项目等级等为主导，依然采用“以知识生产知识本身”的知识生产方式及评价机制。以上问题的存在导致目前的学术成果评价机制难以激发科技创新人员进行应用性研究的热情，使科研人员仍按学科逻辑展开研究，忽视产业发展的实际诉求，难以适应健康融合产业的发展需求和发展方向，这种评价机制严重影响产教融合与产业科技创新，因此，应变革学术成果评价机制，设计以健康福祉产业创新发展为导向的、应用研究与基础性研究评价权重一致的学术成果评价机制。

（三）完善环境激励机制

通过改善工作条件、工作氛围和人际环境等，为科技创新人才提供心情舒畅、氛围放松、规则具有弹性的工作环境，适应科技创新人员的自主性，调动人才的科技创新积极性。具体应从两方面着手，第一，应明确科技创新人才对产教融合与产业创新发展的重要性，提升科技创新人才的地位，营造重视人才与创新的文化氛围。此外，新产品新技术的研发需要投入大量精力和时间，所以管理者应遵循科技创新的规律，尊重科技研发成果，并正视科技创新中的失败。第二，由于科技创新人才具有高度的自主性，所以企业与高校应充分支持和尊重其工作。具体来说有两个方面，一是在工作中给予科技创新人才充分的空间和信任，保障他们进行科技创新活动时的人力、物力、财力等需求，不过度干预其工作进度；二是不必为科技创新人才设置统一的工作时间，应进行人性化管理，实行弹性工作制，由其自行安排工作与科技创新活动。

（四）打造科技创新人才差异化激励政策

人才引进政策为产教融合发展奠定了良好的政策环境，各地区应进行差异化激励管理，激发人才创新的积极性，培养更多有潜力的科技创新人才。具体应从三方面着手，第一，要响应人才引进政策要求，加强政策执行力度，将政策切实落地，让优秀科技创新人才享受到政策红利。第二，针对不同人才需求，建立差异化激励政策。针对不同年龄、不同层次、不同专业、不同职业发展阶段人才的差异化需求，制订符合其自身发展规律的差异化激励制度。第三，针对高层次科技创新人才，采取“一人一策”“一事一议”方式，按照人才紧缺情况与贡献大小，确定物质补贴、职称晋升等标准；建立科技创新带头人制度，以人才带头、团队申报、特殊管理方式，赋予科技创新带头人灵活的科研资金使用自主权、人事管理权等，激发其科研积极性。

第五节　强化风险防控机制

健康福祉产业产教融合风险防控机制建设，是事关健康福祉产业产教融合活动能否持续进行并最终作用于产业创新发展目标实现的关键一环。构建并强化风险防控机制势在必行。本节关注健康福祉产业产教融合活动面临的现实问题，为健康福祉产业产教融合风险防控机制提供方向性建议。

一、健康福祉产业产教融合风险防控体系概述

（一）健康福祉产业产教融合面临的风险

产教融合若要最终能实现推进健康福祉产业创新发展这一目标，就需要解决这一目标实现所面临的风险，这些风险总的来说可以分为宏观风险与微观风险两个部分。宏观风险主要聚焦产教融合促进健康福祉产业创新发展深层次以及根源性的问题，而微观风险则更加聚焦产教融合推进过程中所面临的相关风险问题。宏观风险主要包括两个方面，一是因各类人才培育机构、知识产出机构在多样化健康福祉业态模式的背景下以及资产专用性强、投资回报率慢、收益风险不确定的行业特点下，在培育人才、挖掘知识的速度与能力等层面无法满足企业等市场主体的现实需求从而造成相关主体参与健康福祉产业动力不足的风险。二是因健康福祉产业产教融合利用资源效率不高、复合型人才培育目标难以实现、产教融合辐射与延伸范围受限进而导致产教融合无法形成促进健康福祉产业创新发展的推动力。

微观风险主要指在产教融合项目与具体规划推进过程中所面临的风险，这些风险若无法解决，就会直接影响健康福祉产业产教融合进程的推进。这些风险包括：宏观环境变动风险、伙伴选择及道德风险、管理机制风险、资源供给不足风险。

（二）健康福祉产业产教融合风险防控体系建设方向

在明晰上述宏微观风险的基础之上，应有针对性地构建相关风险防控机制。

就风险强化机制建设方向而言，应建立四个可以实现依次向外辐射目标的子机制，这些子机制就是图 6－6 中体现的风险识别机制、风险防控机制、风险问题处理机制、利益诉求反馈机制。通过以上四方面风险防控机制的建设，进一步降低健康福祉产业产教融合活动面临的风险并降低其对产业创新发展的负效应。

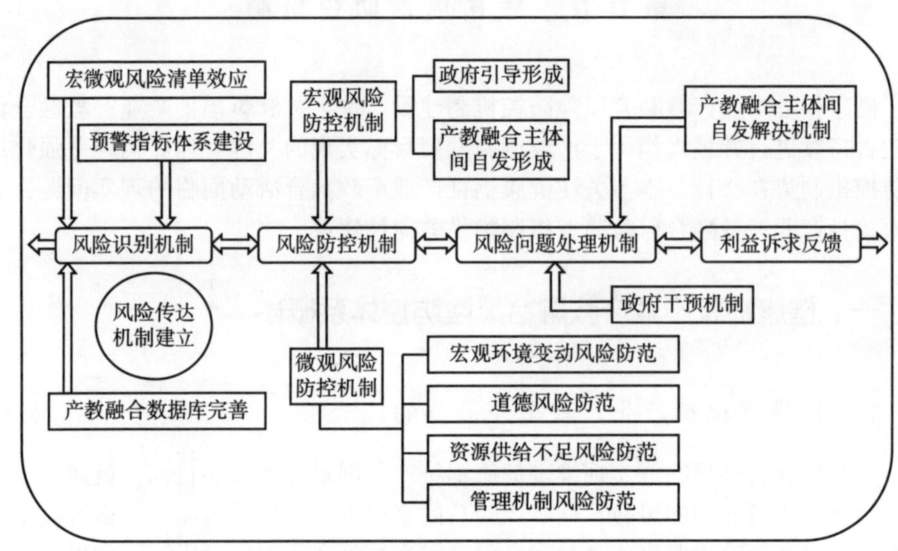

图 6－6　健康福祉产业产教融合风险防控体系建设方向

在对这些机制进行建设与完善时，应时刻明确并把握一个原则，即四项机制在发挥独立作用的同时，彼此之间相互连接、作用，最终形成一个循环的风险防控体系。

二、针对性构建健康福祉产业产教融合风险识别机制

在明晰以上风险的基础之上，应将宏观与微观风险并重作为建立健康福祉产业产教融合风险识别机制的主要原则。面对宏微观风险，政府应在识别机制中起到核心作用。

结合健康福祉产业发展现状，汇集各方资源，开展宏微观风险的清单确定与量化工作。在政府的引导作用下，根据健康福祉产业发展的动态情况建立宏微观风险清单以及相关预警指标系统。为使这一目的达成，需要政府协调参与产教融合的各主体，加快建立全国性健康福祉产业产教融合数据库，应将产教融合相关

的健康福祉产业发展情况、产教融合型企业发展情况、人才及中介机构情况纳入其中，在此前提下构建动态调整宏微观风险清单。加快构建风险识别传达机制，通过数字化平台建设、建立固定协商机制等形式确保风险识别信息能够及时传导到产教融合的相关主体中，同时注重健康福祉产业风险预警平台的打造。

除充分发挥政府作用外，应注重行业协会在风险识别体系中的作用。应在风险识别体系建设过程中进一步引导健康福祉产业行业协会与医药健康福祉产业原材料生产行业、制造业、服务业的相关主体及从业人员进行对接，及时了解行业与产业形势变化情况，并形成向各级政府部门报告机制，提升风险识别机制的覆盖范围。

在引导高等学校以及社会中介机构参与风险识别机制的构建过程中，充分利用与对接健康福祉企业人力资源平台，同时引导高等学校参与产业风险预警平台的打造。

三、聚焦宏微观风险提升风险防控机制质量

（一）聚焦核心问题构建宏观风险防控机制

健康福祉产业相关主体参与产教融合动力不足，产教融合无法形成促进健康福祉产业创新发展的合力是产教融合促进健康福祉产业创新发展所面临的宏观风险。产教融合主体参与动力缺乏问题的核心在于人才培育机构与人才需求方供需脱节，进而使得参与产教融合的各方无法形成稳定的收益预期。而解决这一问题的关键则是如何更好地将资源利用与人才培育过程相结合进而促进产教融合产生更大效应。这些核心问题应当成为构建健康福祉产业宏观风险防控机制的核心与侧重点。

在以上核心与侧重点的基础之上，构建三个层面的宏观风险防控机制。

第一层是政府的顶层设计，首先应结合不同健康福祉细分产业的实际情况，合理界定大中小型健康福祉企业、人才培育机构、中介机构的标准，在界定标准的基础之上，明确不同类型的产教融合参与主体的利益诉求。

在不同类型、不同规模主体产教融合的利益诉求基础之上，系统梳理产教融合参与主体的参与动机、获得利益与付出成本，有针对性地建立系统性的健康福祉产业产教融合利益驱动机制，并将其贯穿进相关政策的制定中，帮助企业在宏观上形成收益预期，克服相关主体对产教融合政策抗拒的自组织性，进一步降低企业参与度不足风险。

借助全国统一大市场建设，充分挖掘并利用国内各省份丰富的医疗资源、医药市场资源、医药文化资源，在各地健康产业走廊以及打造医药健康产业高地的大背景下，进一步明确各省区健康福祉产业产教融合在自身创新、跨区域、多产业链、人才培养与知识溢出领域的特色，并以此针对性地引导产教融合参与主体推进产教融合活动并实现助推健康福祉产业创新发展的目标。

第二层是完善产教融合主体间的合作机制。为应对相关宏观风险，在现有机构与机构、点对点的产教融合模式的基础之上，充分重视第三方中介机构与行业协会的作用，政府应赋予其标准制定、协调引导、处理纠纷、合理开展相关盈利与非盈利活动的许可，并在此基础上构建健康福祉产业跨行业风险防控体系，进一步提升健康福祉产业宏观风险防控效率。

第三层是将风险防控机制融入参与产教融合企业与人才培育机构的治理结构中。注重对健康福祉产业企业及院校高级管理人员的风险培训与指导，树立相关风险意识。对于具备一定发展规模的健康福祉产业头部企业，可以由政府部门派出专门人员在企业内部进行相关指导。

（二）不断完善健康福祉产业微观风险防控机制

1. 建立预警与分担机制相结合的宏观环境变动风险防控机制

宏观环境变动风险主要指经济形式变动、国家法律法规政策变动、相关突发事件等无法预计因素所造成的健康福祉产业产教融合项目的相关风险，宏观环境变动风险具有一定的不可预见性。因此，需要建立包含由各级政府到各个健康福祉产业产教融合主体参与的风险预警机制，并在此基础上通过健康福祉产业产教融合风险预警平台及时向产教融合中的各主体及时传递相关风险信息。同时，依托产教融合风险预警平台，各个产教融合参与主体可随时将自身面临的或潜在的风险问题向政府部门反馈，政府可及时针对相关问题进行指导。

当预警机制无效或作用有限时，应着手建立健康福祉产业产教融合风险分担机制，风险分担机制的参与方应有三方，即政府、健康福祉产业各个参与主体、第三方机构。在风险分担机制中，政府的角色是在风险发生时为中小型的产教融合参与主体提供适度的资金支持与购买服务，并视情况参与推进产教融合项目的运行中，针对大型产教融合参与主体，则主要应予以政策上的支持。健康福祉产业各个参与主体应在政府的牵线下进行总体协调，根据不同的健康福祉细分产业合理确定风险分担形式、比例以及流程，并将其标准化与流程化，进行相关备案，当风险发生时依据备案执行。第三方可在允许的范围内合规为各个健康福祉产业产教融合参与主体提供不同的长短期保险以及担保业务，尤其是在当前健康福祉领域急缺的护理、养老服务、中医药文化领域产教融合项目中，可适当放宽第三方担保限制。

2. 建立透明信息与惩戒相结合的动态道德风险防控机制

结合健康福祉产业产教融合数据库建设，进一步促进健康福祉产业参与主体相关信息透明化、公开化，在产教融合项目推进过程中，政府应及时开展中期与终期检查，综合评价相关效果，将相关信息录入数据库并及时予以共享，减少伙伴选择与道德风险。在涉及数据库外健康福祉相关产教融合主体参与的产教融合项目推进过程中，各方都应向对方披露相关信息，并随时接受相关监督。

进一步完善健康福祉产业产教融合失信行为惩戒制度，针对在此过程中产生的失信行为，应构建从政府—行业协会—企业商会三方面的惩戒约束制度，减少可能产生的道德风险。

针对健康福祉产业产教融合项目以及在产教融合培育过程中必要的花费，可探索建立第三方独立资金账户，接受第三方监管，从而进一步降低资金违约风险。当企业同院校及相关医疗机构开展产教融合时，可将资金打入专门的账户中，做到专款专用。同时，针对参与健康福祉产业产教融合的师资力量、潜在培训人力资源，应结合具体不同产业类别针对性地建立个人资金账户，追踪其获取福利信息与获取资金补助的情况。

3. 加强人才培育机构与人才需求方内部机构建设

健康福祉产业涉及医疗、养老、中医药文化、咨询服务等多领域、多产业链，人才培育机构与人才需求方之间供需机制等问题客观存在，有鉴于此，应在其内部设立专门机构负责产教融合项目的推进，并且该机构能够保持一定的独立性与自主权，协同与调动相关资源，全程负责产教融合项目推进。高等院校、职业学校可在原有的科研成果转化办公室、技术合作办公室的基础之上建立相关内设机构，同时也可在原有创新创业类别学院或与健康福祉专业相关学院的基础上，建立健康福祉产业学院，由产业学院相关机构负责产教融合项目对接。

4. 进一步完善资源供给机制，防范资源供给不足风险

建立由各级政府、行业协会、各类人才培育机构以及社会中介服务多方参与的健康福祉产业产教融合资源共享机制，突破以往产教融合进程中“点对点”方式的约束。通过资源共享机制，充分利用健康福祉产业相关医疗资源、中医药及文化资源、创新资源、知识资源，合理利用第三方的资金、品牌资源等，中介机构以及行业协会应起到提供第三方闲置资源服务的作用。

（三）强化风险问题处理机制

健康福祉产业产教融合项目普遍具有长周期、高投入、回报慢的特点，当风险问题发生并且风险分担机制失效或效果有限时，及时处理风险问题十分重要。因此，需要建立双层次风险问题处理机制，第一层次是产教融合各个主体之间出现问题时，应充分发挥行业协会的作用，引入同行业或其他产业第三方主体，处理相关风险问题，并在此基础上探索健康福祉产业产教融合新模式。第二层次则是当健康福祉产业产教融合项目出现全局性或大面积风险问题时，政府必须主动进行干预，在此情形下，政府应采取引入第三方、主动参与进程、停止相关产教融合项目等多种方式及时处理问题。

（四）建立利益诉求反馈机制

1. 从宏观层面上要充分发挥非正式制度的作用

由政府进行牵头，行业协会作为中介，建立健康福祉不同产业的产教融合主体参与的沟通协商制度，通过沟通协商制度，积极传递各方的利益诉求、面临问题与困难，进而更好地协调相关工作。

而要实现上述目标，也要注重各地区内健康福祉产业产教融合政策与中央以及其他地方产教融合政策的协调性与包容性。有鉴于此，各地区需要建立长期稳定的与中央就健康福祉产业产教融合政策的沟通机制，应积极协调国家相关部门，及时传递相关信息，提升产教融合政策协调效率，同时更有助于进一步明确产教融合效率目标。

在该项机制设立的基础之上，应充分重视对风险防控机制的改进以及完善工作，及时将参与健康福祉产业的各个主体对各类风险防控工作的评价、应给予改进的建议方面融入风险防控机制体系完善的动态过程中。

2. 从微观层面上分别建立多层面利益诉求反馈机制

建立企业层面利益反馈机制应在对健康福祉产业进行总体产业调查的基础上，了解各省份健康福祉产业中的优势方向——例如中医药养生、人参等优势医药产品种植、养老护理服务产业、医药制造业中的相关头部企业以及典型中小企业对产教融合的利益诉求，构建利益诉求反馈机制。而针对院校等人才培育机构则应通过分别调研公办性质与民办性质的院校，及时了解其在资金来源、利润来源、实训基地选择、健康课程设立、对外交流方面的利益诉求，政府部门应建立与产教融合院校定期交流机制。而对学生、教师队伍及高层次人才，则应通过建设绿色通道，在了解影响其参与健康福祉产业产教融合活动意愿的基础上，针对性地建立利益反馈机制。

第三部分

健康福祉产业发展的预测分析：以吉林省为例

第七章

吉林省健康福祉产业发展前景预测分析

健康福祉是健康发展的最终目标。随着医药产业的不断发展和进步，我国逐渐进入医药时期，能够对大多数疾病做到医治，此时社会将关注重点转移到如何预防疾病，从治已病转向了防未病和治未病。随着《“健康中国 2030”规划纲要》的确定和不断推进，我国正在逐渐迈向健康时代，对于健康的关注也应该进一步扩大范畴，关注居民健康福祉，从维护生命转向呵护生命。

健康福祉，既是对人类衣食住行娱的全方位关注，关注人类的幸福与福利，同样也代表了美满祥和的生活环境、稳定安全的社会环境、宽松开放的政治环境。健康这一概念的外延，使得健康福祉产业成为人类生命全周期、健康全领域、生活全过程的巨大产业，其包含了众多使人类生活幸福的子产业。其中，生命全周期指关于人类生命孕育期健康、儿童健康、青壮年健康、老年健康以及生命结束期福祉五个方面，做到了对人类生命纵向的产业覆盖。健康全领域包含对物质、精神、生活环境等全方位的产业覆盖，是对人类健康的全方位关注。生活全过程意味着健康福祉产业包含了人类衣食住行娱的全部领域，是对于人类需求全产业的覆盖。

健康福祉产业的健康产业外延，标志着这一概念是对人类生活幸福的最终追求，但同时也意味着对于健康福祉产业的子产业界定需要进一步的研究和完善。考虑到吉林省的区位优势以及大健康产业的具体发展现状，本章对吉林省具有优势或有发展潜力的产业进行前景预测分析，力求做到有的放矢。

第一节　吉林省健康生产产业发展前景预测

健康生产产业指与健康产业相关的第一产业，其中包括健康食材和健康药材在内的农林牧渔种植养殖。根据《健康产业统计分类（2019）》，其中与健康产业相关的第一产业主要指中药材种植、养殖和采集。由于健康食材的统计与界定存在着困难，本书将着重从资源生产和销售现状两个视角对中药材的种植、产量等内容进行预测分析。吉林省东靠长白山，西邻草原，其药材种养殖具有得天独厚的优势，其中人参、鹿茸等中药材的产量更是位居全国之首。

一、资源生产现状分析

（一）中药材发展现状

吉林省中药材资源丰富且种类繁多，目前吉林省中药材品种占全国的37.7%①，其每年产量也在全国中药材产业中名列前茅。中药材种植不再是仅仅用来制药，部分中药材作为保健品原材料的需求日益上升。拥有得天独厚的自然资源的吉林省，其在中药材种植和生产技术上具有更大的优势，尤其是长白山的人参产区更是为吉林省中药材产业的发展提供了重要的支撑作用。市场需求量和份额比例的增加促使吉林省中药材种植面积也逐年加大，见表7－1。

表7－1 中药材产业发展详情

年份	吉林省中药材种植面积（万亩）	占全国比重（%）	吉林省中药材产值（亿元）	中国中药材产量（万吨）
2010	2150	17.30	25.56	323.3
2011	2840	18	34.39	305.5
2012	3380	21.10	33.83	315.6
2013	3785	37.40	20.32	332
2014	4090	27.50	28.21	352
2015	4335	33.40	23.81	363.8
2016	4768	75.10	10.57	400.2
2017	5040	61.50	12.88	424.3
2018	5120	33.50	23.37	436.4

① 吉林省农业农村厅．白山市发展道地药材 壮大康养产业［EB/OL］．2021－11－1. http://agri.jl.gov.cn/xwfb/sxyw/202111/t20211101_8264536.html.

续表

年份	吉林省中药材种植面积（万亩）	占全国比重（%）	吉林省中药材产值（亿元）	中国中药材产量（万吨）
2019	5250	24.30	32	450.5
2020	5455	11.40	67.91	471.7

资料来源：产业信息网，https：//www.chyxx.com/shuju/news/；前瞻产业园区信息网站，https：//y.qianzhan.com/。

表7-1显示，吉林省中药材种植面积在全国中药材种植面积中占有重要份额，与之相应的中药材产值也保持逐年增长的趋势，其中增速最快的为2016年。自2016年发布《“健康中国2030”规划纲要》以来，吉林省中药材产值一直就处于上升趋势。吉林省“十四五”规划对于中药材种植加工的布局规划以及人民对健康的日益重视，中药材产值拥有增长的潜力。这可能与中药材的加工需求变化相关，随着人们保健需求的日益上升，保健品市场也在逐渐扩大。吉林省中药材和全国中药材种植面积、行业规模、产值等数据见表7-2。

表7-2　全国中药材和吉林省中药材发展

年份	全国中药材种植面积（万亩）	全国中药材行业市场规模（亿元）	吉林省中药材产值（亿元）	全国中药材每万亩行业规模（%）
2010	2150	232	25.56	10.79
2011	2840	272	34.39	9.56
2012	3380	508	33.83	15.03
2013	3785	471	20.32	12.44
2014	4090	600	28.21	14.67
2015	4335	597	23.81	13.77
2016	4768	670	10.57	14.05
2017	5045	746	12.88	14.79
2018	—	—	23.37	—
2019	—	—	32	—

资料来源：产业信息网，https：//www.chyxx.com/shuju/news/；吉林省统计局，http：//tjj.jl.gov.cn/tjsj/tjnj/。

表7-2显示，全国中药材种植面积、行业市场规模均表现出显著的上升趋势，每万亩行业规模逐步扩大，由2010年的10.79%上升至2017年的14.79%，以每年0.5%的增速保持向上增长，由此可见全国中药材行业呈上升趋势。接下来本书对吉林省几种道地药材进行进一步分析预测。

根据吉林省中药资源专家委员会发布的关于吉林省10种道地药材中药品种的公告，吉林省人参、鹿茸、枸杞、甘草等道地药材产量在全国范围内领先，部分药材产量如表7-3所示。其中，甘草、枸杞数据量较少且出现剧烈波动，对这两类药材产量应用灰色预测模型、指数平滑等模型预测的效果均不理想，预测数据意义不大。仅从数据来看，甘草产量在2015年达到了产值巅峰后，自2016年开始出现了锐减。枸杞的产量也出现了类似的变化，2014年达到峰值后，在2015年出现大幅度降低，之后几年内产量只恢复到峰值的1/2左右。数据的剧烈波动可能是由于峰值产能过剩，导致接下来的一段时间以减少产能来消耗陈货。

表7-3　　1995~2019年吉林省部分道地药材产量

年份	人参（万吨）	甘草产量（吨）	枸杞产量（吨）	鹿茸产量（千克）
1995	1.35			
1996	1.41			
1997	1.3			
1998	1.37			
1999	1.5			
2000	1.65			
2001	2.02			
2002	1.99			
2003	2.51			182960
2004	2.51			193034
2005	3.21			198290
2006	2.87			212896
2007	3.13			227473
2008	3.58			248507
2009	2.75			243292
2010	2.82			255384

续表

年份	人参（万吨）	甘草产量（吨）	枸杞产量（吨）	鹿茸产量（千克）
2011	3.69			277359
2012	3.28			276498
2013	3.22			285234
2014	2.89	135	274	298679
2015	2.7	468	12	297781
2016	3.14	4	94	355828
2017	3.01	8	84	434555
2018	3.61	32	139	409219
2019	3.08	30	133	360975

资料来源：吉林省统计局，http：//tjj.jl.gov.cn/tjsj/tjnj/；中药材天地网，https：//www.zyctd.com/jiage/2-0-0.html。

（二）人参与鹿茸产量预测分析

对于剩下的两种吉林省特色药材——人参和鹿茸，本书分别用灰色预测模型、差分整合移动平均自回归模型（ARIMA）以及趋势外推法进行预测，并用熵值法确定预测值的权重，得出产量的组合预测值。其中，人参产量还原成以吨为单位，保留至百位。

在认真比对幂函数、指数函数、一次函数、二次函数、三次函数等多种模型的系数显著性水平及可决系数后，选择幂函数作为拟合模型。其中可决系数为0.801，系数均在1%的显著性水平下显著。拟合函数为：

$$y = 10306.9634x^{0.3734}$$

趋势外推法预测结果如表7-4所示。

表7-4　人参产量预测结果——趋势外推法　单位：吨

年份	观测值	拟合值	预测值	绝对误差	相对误差（%）
1995	13500	10306.96		3193.0366	23.65
1996	14100	13351.98		748.0233	5.31
1997	13000	15534.74		2534.7414	19.50
1998	13700	17296.59		3596.5864	26.25

续表

年份	观测值	拟合值	预测值	绝对误差	相对误差（%）
1999	15000	18799. 66		3799. 6556	25. 33
2000	16500	20124. 21		3624. 2110	21. 96
2001	20200	21316. 66		1116. 6556	5. 53
2002	19900	22406. 56		2506. 5624	12. 60
2003	25100	23414. 09		1685. 9078	6. 72
2004	25100	24353. 69		746. 3127	2. 97
2005	32100	25236. 1		6863. 9045	21. 38
2006	28700	26069. 56		2630. 4404	9. 17
2007	31300	26860. 56		4439. 4410	14. 18
2008	35800	27614. 29		8185. 7087	22. 87
2009	27500	28335		834. 9981	3. 04
2010	28200	29026. 19		826. 1921	2. 93
2011	36900	29690. 82		7209. 1804	19. 54
2012	32800	30331. 38		2468. 6210	7. 53
2013	32200	30950. 01		1249. 9899	3. 88
2014	28900	31548. 56		2648. 5613	9. 16
2015	27000	32128. 64		5128. 6415	18. 99
2016	31400	32691. 66		1291. 6616	4. 11
2017	30100	33238. 87		3138. 8658	10. 43
2018	36100	33771. 36		2328. 6418	6. 45
2019	30800	34290. 12		3490. 1237	11. 33
2020			34796. 04		
2021			35289. 92		
2022			35772. 45		
2023			36244. 31		
2024			36706. 08		
2025			37158. 3		
2026			37601. 48		

续表

年份	观测值	拟合值	预测值	绝对误差	相对误差（%）
2027			38036.05		
2028			38462.46		
2029			38881.07		
2030			39292.26		
2031			39696.35		

对人参产量应用ARIMA模型以及灰色预测模型进行进一步分析，经过多个模型比对后最终选择最优模型ARMA（0，1，1）以及GM（1，1）模型作为本书的预测模型，预测结果如表7-5所示。

表7-5　　ARIMA模型和灰色预测模型预测结果　　单位：吨

年份	观测值	ARMA（0，1，1）			GM（1，1）		
		拟合值	预测值	相对误差（%）	拟合值	预测值	相对误差（%）
1995	13500				13500		0
1996	14100				16782.671		19.03
1997	13000				17577.5		35.21
1998	13700	14680.68		0.071582	18377.285		34.14
1999	15000	14952.01		0.0032	19182.056		27.88
2000	16500	15793.95		0.042791	19991.845		21.16
2001	20200	16999.15		0.158458	20806.683		3.00
2002	19900	19581.26		0.016017	21626.601		8.68
2003	25100	20572.61		0.180374	22451.631		10.55
2004	25100	23886.79		0.048335	23281.804		7.24
2005	32100	25371.81		0.209601	24117.154		24.87
2006	28700	29900.65		0.041834	24957.712		13.04
2007	31300	30053.42		0.039827	25803.511		17.56
2008	35800	31556.86		0.118524	26654.583		25.55

续表

年份	观测值	ARMA（0，1，1）			GM（1，1）		
		拟合值	预测值	相对误差（%）	拟合值	预测值	相对误差（%）
2009	27500	34714.15		0.262333	27510.962		0.04
2010	28200	31547.97		0.118722	28372.68		0.61
2011	36900	30515.60		0.173019	29239.77		20.76
2012	32800	34854.69		0.062643	30112.267		8.19
2013	32200	34536.10		0.07255	30990.203		3.76
2014	28900	34062.20		0.178623	31873.613		10.29
2015	27000	32028.52		0.186242	32762.531		21.34
2016	31400	30068.62		0.042401	33656.992		7.19
2017	30100	31618.86		0.050461	34557.029		14.81
2018	36100	31596.01		0.124764	35462.677		1.77
2019	30800	34897.27		0.133028	36373.972		18.10
2020			33451.35			37290.949	
2021			34266.78			38213.643	
2022			35082.21			39142.09	
2023			35897.64			40076.326	
2024			36713.07			41016.386	
2025			37528.50			41962.308	
2026			38343.93			42914.127	
2027			39159.36			43871.88	
2028			39974.79			44835.605	
2029			40790.22			45805.339	
2030			41605.65			46781.118	
2031			42421.08			47762.982	

对相对误差运用熵值法确定权重，结果如表 7 - 6 所示。

表 7 - 6　熵值法计算权重结果汇总

项	信息熵值 e	信息效用值 d	权重系数 w（%）
相对误差（趋势外推）	0.9335	0.0665	29.09
相对误差（ARIMA）	0.9257	0.0743	32.51
相对误差（GM）	0.9123	0.0877	38.40

利用表 7 - 6 的权重获得组合预测值，如表 7 - 7 所示。从预测结果来看，人参产量未来仍然会保持上升的趋势，预计 2027 年人参产量将会突破 4 万吨。随着人们生活水平的提升，保健意识的不断增强，人参以及人参加工品需求将不断提升，预计人参产量也会因此呈现出一定的上涨趋势。当然，仅仅依靠数学模型进行预测会有不可避免的偏差，但总的来说，人参产量的预测模型精度和置信度都较高，综合考虑能够说明人参产量未来会有一个持续增长的趋势。不过长期增长的可持续性是值得期待的，吉林省“十四五”规划提出的加强人参特色产业，白山市长白山森林食药城及延边敦化吉港澳中医药健康产业合作区的构建，以及《“健康中国 2030”规划纲要》对大健康产业的刺激作用，可能会进一步促进人参种植的蓬勃发展，同时进一步推动人参加工附加值的提升。

表 7 - 7　人参产量组合预测结果

年份	趋势外推预测值	ARMA（0，1，1）预测值	GM（1，1）预测值	组合预测值
2020	34796.04	33451.35	37290.949	35316.92625
2021	35289.92	34266.78	38213.643	36080.00413
2022	35772.45	35082.21	39142.09	36841.99461
2023	36244.31	35897.64	40076.326	37603.10098
2024	36706.08	36713.07	41016.386	38363.50914
2025	37158.3	37528.50	41962.308	39123.3912
2026	37601.48	38343.93	42914.127	39882.90491
2027	38036.05	39159.36	43871.88	40642.19705
2028	38462.46	39974.79	44835.605	41401.40431
2029	38881.07	40790.22	45805.339	42160.65367

续表

年份	趋势外推预测值	ARMA（0，1，1）预测值	GM（1，1）预测值	组合预测值
2030	39292.26	41605.65	46781.118	42920.06332
2031	39696.35	42421.08	47762.982	43679.74544

接下来对鹿茸的产量进行预测分析，同样在比较各种潜在模型的系数显著性水平和可决系数后，本书选择指数函数进行趋势外推。可决系数为0.934，系数均在1%的显著性水平下显著。拟合函数为：

$$y = 174484.5392e^{04902x}$$

同时，选择GM（1，1）和ARIMA（0，1，2）对鹿茸产量进行预测分析，三种方法的预测结果如表7－8所示。

表7－8　三种预测方法对鹿茸产量的预测结果　单位：千克

年份	观测值	指数函数		差分整合移动平均自回归模型ARMA（0，1，2）			灰色预测模型GM（1，1）
		拟合值	预测值	拟合值	预测值	拟合值	预测值
2003	182960	183250.053				182960	
2004	193034	192455.916				184428.5	
2005	198290	202124.251				196734.2	
2006	212896	212278.29		213297.7		209284.5	
2007	227473	222942.434		230312.7		222084.4	
2008	248507	234142.309		241104		235138.8	
2009	243292	245904.827		263763.3		248452.6	
2010	255384	258258.255		251102.9		262031.2	
2011	277359	271232.277		284100.6		275879.7	
2012	276498	284858.07		287297.2		290003.5	
2013	285234	299168.376		295254.4		304408.1	
2014	298679	314197.585		307596.5		319099.1	
2015	297781	329981.81		320392.5		334082.1	
2016	355828	346558.981		318787.6		349363	

续表

年份	观测值	指数函数		差分整合移动平均自回归模型 ARMA（0，1，2）			灰色预测模型 GM（1，1）
		拟合值	预测值	拟合值	预测值	拟合值	预测值
2017	434555	363968.933		388572.5		364947.7	
2018	409219	382253.502		415508.1		380842.2	
2019	360975	401456.626		382347.5		397052.8	
2020			421624.45		380604.6		413585.6
2021			442805.44		415322.8		430447
2022			465050.49		428686		447643.7
2023			488413.05		442049.1		465182.3
2024			512949.27		455412.3		483069.6
2025			538718.11		468775.5		501312.4
2026			565781.49		482138.6		519918
2027			594204.44		495501.8		538893.4
2028			624055.26		508864.9		558246
2029			655405.69		522228.1		577983.4
2030			688331.06		535591.2		598113.2
2031			722910.48		548954.4		618643.2

分别计算三种方法的相对误差结果，如表7-9所示。

表7-9　　三种预测方法拟合值相对误差　　单位：%

年份	指数函数	ARMA（0，1，2）	GM（1，1）
2003	0.16	—	0
2004	0.30	—	4.46
2005	1.93	—	0.78
2006	0.29	0.19	1.70
2007	1.99	1.25	2.37
2008	5.78	2.98	5.38

续表

年份	指数函数	ARMA（0，1，2）	GM（1，1）
2009	1.07	8.41	2.12
2010	1.13	1.68	2.60
2011	2.21	2.43	0.53
2012	3.02	3.91	4.88
2013	4.89	3.51	6.72
2014	5.20	2.99	6.84
2015	10.81	7.59	12.19
2016	2.60	10.41	1.82
2017	16.24	10.58	16.02
2018	6.59	1.54	6.93
2019	11.21	5.92	9.99

进一步运用熵值法确认组合预测值的权重，权重如表7－10所示，最终组合预测值如表7－11所示。预测结果呈现出明显的递增趋势，这可能是由于鹿茸除了药用外，也具有强效的保健作用，随着保健品市场的不断扩大，鹿茸产量未来很可能持续增长。

表7－10　　熵值法计算权重结果汇总

项	信息熵值 e	信息效用值 d	权重系数 w（%）
相对误差（趋势外推）	0.8695	0.1305	38.49
相对误差（GM）	0.8951	0.1049	30.92
相对误差（ARIMA）	0.8963	0.1037	30.59

表7－11　　鹿茸产量组合预测结果　　单位：千克

年份	趋势外推预测值	ARMA（0，1，1）预测值	GM（1，1）预测值	组合预测值
2020	421624.45	380604.6	413585.6	406590.86
2021	442805.44	415322.8	430447	430577.29
2022	465050.49	428686	447643.7	448544.42

续表

年份	趋势外推预测值	ARMA（0，1，1）预测值	GM（1，1）预测值	组合预测值
2023	488413.05	442049.1	465182.3	467047.39
2024	512949.27	455412.3	483069.6	486109.91
2025	538718.11	468775.5	501312.4	505756.81
2026	565781.49	482138.6	519918	526014.13
2027	594204.44	495501.8	538893.4	546909.11
2028	624055.26	508864.9	558246	568470.32
2029	655405.69	522228.1	577983.4	590727.7
2030	688331.06	535591.2	598113.2	613712.59
2031	722910.48	548954.4	618643.2	637457.88

通过预测分析后不难看出，具有强效保健效果的吉林省两种地道中药材人参和鹿茸在预测模型下均有持续增长的趋势，而以上两种药材能够代表吉林省健康生产产业的发展特点。总的来看，吉林省健康生产产业很有希望在未来进一步扩大。下面我们来分析市场销售情况。

二、销售现状分析

吉林省得天独厚的地理优势促使其中药材产业发展迅速，因此，中药材产业的利润也表现出尤为可观的趋势。由中药材产业催生出的国家 GAP 基地共有 14 处，主要集中在人参产业的生产、加工与销售领域。[①] 吉林省为中药材产业的发展和远销提供了较为有利的支撑条件，针对 GAP 国家认证申请，吉林省在给予高度重视的前提下提供了超过 6000 万元的科研经费，目的在于深入探索和开发中药材育种、栽培、加工等技术。在迎合市场需求的条件下发展吉林省中药材产业，成为吉林省健康生产产业领域重要的组成部分。据新华社报道，吉林省每年中药材资源的开发潜力超 30 亿元，人参、鹿茸等产品是主要的销售品种[②]，其中，人参出口量和出口金额见表 7－12。

---

① 前瞻产业研究院. 2022 年吉林省中药饮片加工行业发展现状及市场规模分析　饮片加工行业地位再度提升［EB/OL］. 2022－01－25. https：//www. qianzhan. com/analyst/detail/220/220125－e088278d. html.

② 新华网. 吉林：30 亿元中药材资源待开发［EB/OL］. 2002－08－12. http：//news. sina. com. cn/c/.

表 7-12　　2017~2021 年吉林省人参出口及产值情况

年份	吉林省人参出口数量（千克）	吉林省人参出口金额（亿美元）	吉林省人参产值（亿元）
2017	330654	1.1	550
2018	232990	1.09	552.2
2019	351436	1.83	526.8
2020	251433	0.78	570.7
2021	150000	0.67	600

资料来源：国家统计局，https：//data. stats. gov. cn/；吉林省统计局，http：//tjj. jl. gov. cn/；产业信息网，https：//www. chyxx. com/shuju/news/。

表 7-12 反映了吉林省人参出口情况，自 2017 年起吉林省人参出口量呈现下降趋势，但这并不影响人参产值，2017~2021 年，吉林省人参产值从 550 亿元上升至 600 亿元，出口金额也随之增长。据统计，作为主要保健品和食用材料的人参，全国出口量由于近几年的疫情因素略有下降，但内部自销值并未受过多影响。尽管吉林省人参出口量降幅可达 14%，然而纵观吉林省人参种植、流通和加工等产业，其相关产业总产值却高达 600 亿元，且近几年吉林省正以高速水平打造“长白山人参”品牌，这种品牌效应是刺激吉林省人参产值增长的主要因素。据研究，人们的消费习惯和保健意识是决定人参出口和种植的另一主要因素。吉林省作为全国人参产业的主产区之一，吉林省人参产量和需求对比见图 7-1。

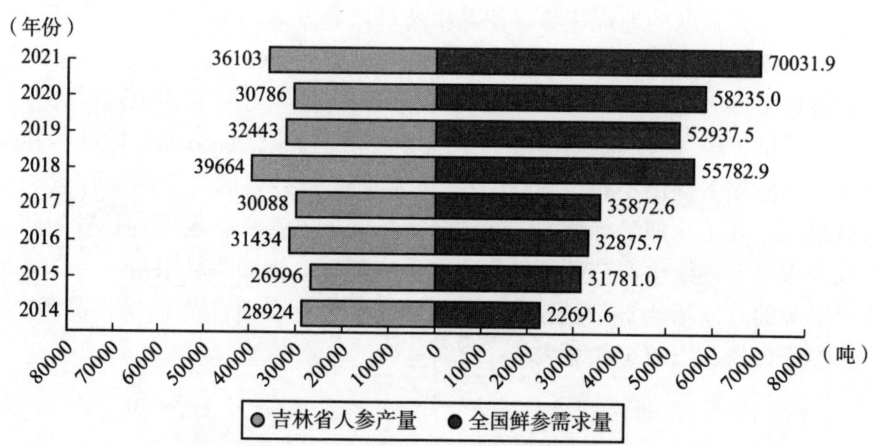

图 7-1　2014~2021 年全国人参产量和需求对比

资料来源：国家统计局，https：//data. stats. gov. cn/；吉林省统计局，http：//tjj. jl. gov. cn/；产业信息网，https：//www. chyxx. com/shuju/。

2014～2021 年人参的市场需求明显远高于人参的产量，这从产业需求角度督促吉林省加强人参产业的种植、培育以及销售。全国和吉林省人参进出口数量、进出口金额在全国人参产销体系中占有重要的地位，全国人参进出口数量和进出口金额对比见图 7－2。

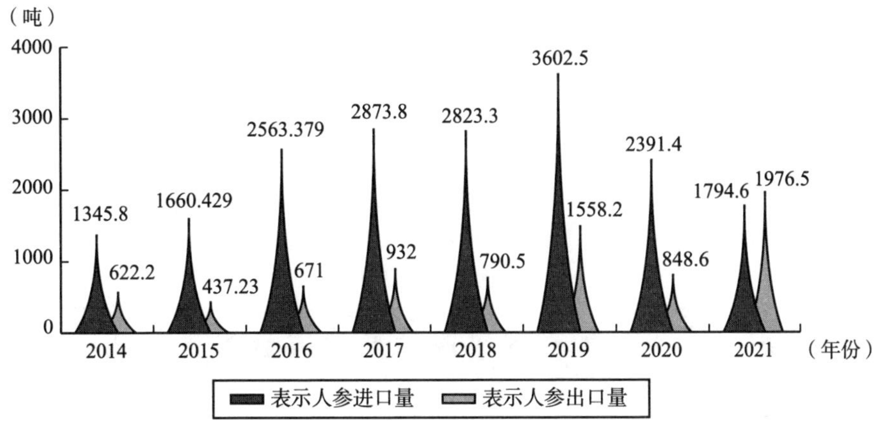

图 7－2 2014～2021 年全国人参进出口数量对比

资料来源：国家统计局，https：//data. stats. gov. cn/；吉林省统计局，http：//tjj. jl. gov. cn/；产业信息网，https：//www. chyxx. com/shuju/。

2010～2016 年是吉林省人参产业发展的重要转折点，全省大力打造特色人参产业，重点支持人参种植和培育工作。其间，全国人参也迎来了新的机遇：2014 年，全国人参进口量为 622. 2 吨，出口量为 1345. 8 吨，进出口贸易差使得中国人参产业具有极大的发展前景。2019 年是全国人参进出口数量最高的一年，中国人参行业规模达 134. 35 亿元，同比增长 13. 6%，这一数据在世界人参行业的发展领域处于领先位置。2020 年后，由于全球疫情和经济不稳定等因素，中国人参进出口数量呈现出明显的下降趋势，进出口金额也受其影响。

如图 7－3 所示，2014～2021 年，中国人参出口金额由 15817. 9 万美元下降至 3802. 5 万美元，而进口金额由 4448. 3 万美元上升至 5072. 6 万美元，进出口金额呈现倒向下降趋势。2019 年是全球经济贸易转换最为明显的一个时间节点，全球经济贸易萎靡，商品进出口数量受到严重影响，同比增长速度逐渐下降。据海关统计，2020 年中国人参出口 2391. 4 吨，出口金额仅为 10130 万美元，同一时期进口 848. 6 吨，进口金额高达 5297. 8 万美元，出口单价和进口单价分别为 4. 23（万美元/吨）和 6. 24（万美元/吨）。由此可见，2020 年中国人参出口贸易的利润并不乐观，且人参销量主要集中在国内市场。

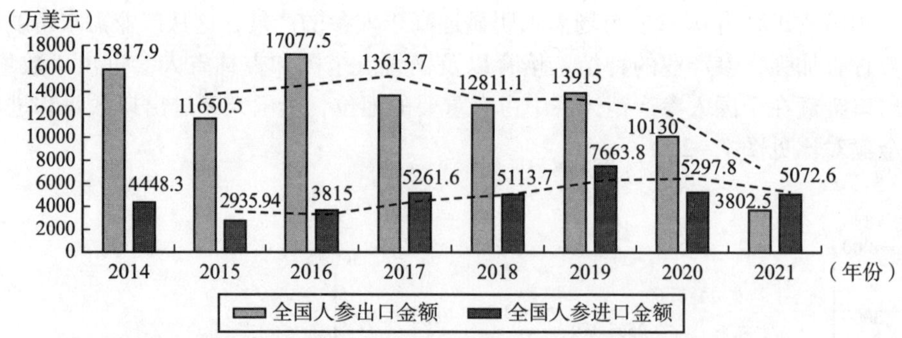

图7－3　2014～2021年全国人参进出口金额对比

资料来源：国家统计局，https：//data. stats. gov. cn/；吉林省统计局，http：//tjj. jl. gov. cn/tjsj/tjnj/；吉林省药品监督管理局，http：//mpa. jl. gov. cn/。

第二节　吉林省健康制造产业发展前景预测

吉林省健康制造产业主要是指与健康福祉产业相关的第二产业，根据《健康产业统计分类（2019）》，吉林省健康制造产业可以大致分为医药制造、医疗设备及器械制造、健康用品、器材与智能设备制造以及医疗卫生机构建设。结合吉林省具体省情，本书重点对以上几大类中具有一定发展优势的内容进行进一步分析。

一、吉林省健康制造业基础情况分析

吉林省医药制造产业主要包含化学药品、中成药以及生物药品制造，本书收集和整理了国家统计局、国家卫健委、吉林省统计局等官方网站内的基础数据，并对吉林省和全国医药制造产业的基础发展情况进行简单趋势分析和解释。本节主要选择从医药工业（包含卫材及医药用品、生物制品、医疗器械、中成药制剂、化学原料药、中药饮片等行业）角度，分析上述6类行业的总产值、企业数量等基础数据信息，以此来揭示吉林省和全国健康制造产业总体发展的基本情况。

（一）医疗器械行业

近年来，医疗器械行业蓬勃发展，促使各省份都竭尽全力发展和开发技术含量更高的医疗器械，吉林省医疗器械行业的发展也步入了高度发展阶段。产品总

量和产业规模在不断扩大，这得益于人民保健意识增强，同时也受益于中国在国际市场具有的独特优势。吉林省和全国医疗器械行业发展的基础数据见表7－13。

表7－13　　2013～2021年全国和吉林省器械、药品生产与经营数据

年份	全国器械生产企业（家）（发证）	吉林省器械生产企业（家）（发证）	生产占比（%）	全国器械经营企业（家）（发证）	吉林省器械经营企业（家）（发证）	经营占比（%）	吉林省药品生产企业（家）（发证）
2013	34	0	0	289	0	0	—
2014	168	10	5.95	5711	38	0.67	—
2015	1303	45	3.45	62400	851	1.36	—
2016	1310	42	3.21	112553	3044	2.70	37
2017	1897	59	3.11	100383	2958	2.95	2
2018	2572	47	1.83	133399	4605	3.45	6
2019	3927	116	2.95	181845	3571	1.96	9
2020	11700	333	2.85	376313	9465	2.52	5
2021	13300	186	1.40	359548	12044	3.35	271

资料来源：国家统计局，https：//data.stats.gov.cn/；国家卫健委，http：//www.nhc.gov.cn/；吉林省统计局，http：//tjj.jl.gov.cn/tjsj/tjnj/。

受全球疫情因素的影响，2020年始，全国医疗器械行业体系中的企业数量发生爆发式增长，由2019年3927家发证企业迅速扩张至11700家。在此阶段，吉林省医疗器械生产企业数量也由116家扩增至333家，与之相关联的是吉林省器械经营企业和吉林省药品生产企业数量在2019～2020年呈现指数增长趋势，体现出极为明显的企业关联性。而2020～2021年，无论是全国器械生产企业数量，抑或是吉林省器械生产企业数量，其上升趋势极为稳定，足以证明在今后的生产活动过程中，国家医疗器械行业是健康制造业里有力的支撑产业之一。

从比例视角挖掘吉林省医疗器械行业发展规律可以发现，2013～2021年，吉林省医疗器械生产企业占全国的比例逐渐下降，偶有上升趋势但并不明显；经营占比却呈现逐年增加趋势。形成上述现象的原因是我国南北经济发展持续多年呈现较为明显的差异性，尤其吉林省在企业注册和生产方面缺乏大企业的入驻。南方迅速发展的经济总量和独特的经济贸易位置使得南方具有更为有利的企业发展因素，因此，吉林省医疗器械生产产业占比相对较小，但经营占比相对较大。

（二）中成药制剂和化学原料药行业

吉林省中药材产业和医疗器械行业的发展带动了本省中成药行业的发展，近几年吉林省在促进中药材行业发展的领域作出了极大努力，配套出台了多项政策，极大地提升了中医服务能力和中医行业的发展能力。作为中国医药工业产业体系的重要行业，中成药的生产和制造与全国医药健康能力息息相关，各省中成药行业的发展过程对医药工业其他行业的发展也形成潜在拉力。因此，细致分析和挖掘中成药行业发展现状有利于全国和吉林省医药工业制造产业的良性推进。全国中医药、中成药和化学药品原药产量见图 7-4。

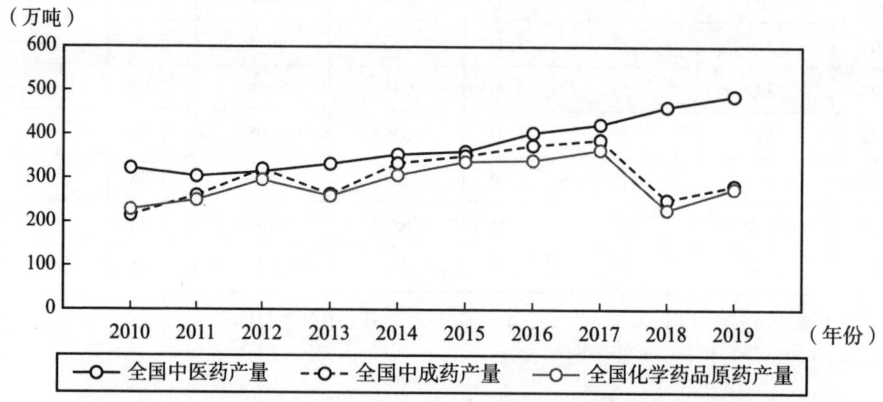

图 7-4　2010~2019 年全国中医药、中成药和化学药品原药产量对比

资料来源：国家统计局，https：//data. stats. gov. cn/；国家卫健委，http：//www. nhc. gov. cn/；吉林省统计局，http：//tjj. jl. gov. cn/tjsj/tjnj/；吉林省药品监督管理局，http：//mpa. jl. gov. cn/。

中成药、中医药和化学原料药等产量在 2010~2019 年均表现出明显的上升趋势，其中，中医药产量由 323.3 万吨上升至 487.2 万吨，中成药由 215.74 万吨上升至 282.36 万吨，化学原料药产量由 226.14 万吨上升至 276.85 万吨，平均分别上升 16.39 万吨/年、6.662 万吨/年和 5.071 万吨/年。东北地区中成药生产企业数量较多，有数据表明东北地区 2015 年的中成药生产销售额为 508 亿元，至 2019 年上升到 650 亿元。[①] 这一数据揭示了东北地区中药材资源丰富，尤其是吉林省长白山、通化等地药材基因库极为丰富。据统计，吉林省是中成药生产

---

① 前瞻网. 2021 年中国东北地区中成药行业竞争格局及市场份额分析［EB/OL］. 2022-01-31. https：//xw. qianzhan. com/trends/detail/506/220125-011e28e7. html.

商数量最多的省份，也是东北地区中药材全局贸易的重要集散地。吉林省各地区中药企业分布对比见图 7－5。

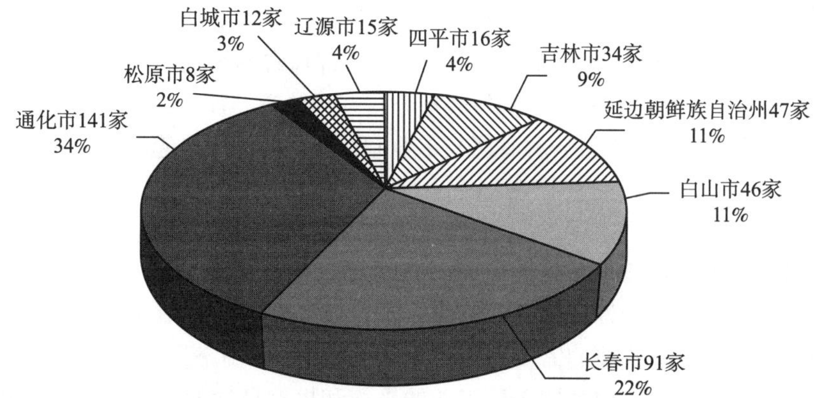

图 7－5　2020 年吉林省各地区中药企业分布占比

资料来源：国家统计局，https：//data. stats. gov. cn/；吉林省统计局，http：//tjj. jl. gov. cn/tjsj/tjnj/。

2020 年，吉林省通化市与长春市中药企业数量之和超过了全省中药企业数量的 50%，数量占比最小的松原市也有 8 家中药企业，这为吉林省中医药行业的发展提供了企业支撑。由中成药带来的营收数据见表 7－14。

表 7－14　　2011～2019 年全国和吉林省中成药营收、出口及金额数据

年份	全国中成药主营业务收入（亿元）	全国中成药出口数量（吨）	全国中成药出口金额（百万美元）	吉林省药品生产企业（家）（发证）	中国医药专利（项）
2011	3378. 67	14693	233. 05	—	207228
2012	4079. 2	14483	265. 94	—	284358
2013	5065	14235	268. 72	37	307627
2014	5806. 46	12990. 3	249. 3	2	333196
2015	6167. 39	12369. 22	263. 01	6	387096
2016	6697. 05	11435	224. 56	9	438770
2017	5505. 18	12330	250. 04	5	266333
2018	—	11266	262. 34	271	29367
2019	—	12639. 74	260. 83	—	—

资料来源：国家统计局，https：//data. stats. gov. cn/；吉林省统计局，http：//tjj. jl. gov. cn/tjsj/tjnj/；前瞻产业园数据网，https：//bg. qianzhan. com/；商务数据中心网，http：//data. mofcom. gov. cn/。

吉林省药品生产企业2018年骤增到271家。2016年，吉林省加大了中医药和中药材行业的财政和技术投入，从其实际产销可以看出极为明显的拉动效果。吉林省中成药企业的联合扩大是中国中成药行业快速进步的基石，全国由中成药创造的主营业务收入在2016年高达6697.05亿元，出口数量也持续走高，同年的专利数量增长迅速，全国中药行业发展“一炮而红”。吉林省顺势依据独特地理位置和资源优势出台了有关中成药和中医药发展规划，并从政策、社会、经济和信息技术等多角度予以支持，从而助推吉林省医药工业制造业一时间火热起来。

（三）化学制造和生物制品行业

在当前的国际形势下，各大工业国开始谋求经济增长的新突破点和创新点，我国工业经历了漫长的发展和优化阶段，产业周期性特征逐渐显露，因此，拥有高市场竞争力的工业是我们需要着重讨论的问题之一。医药工业作为工业体系中的重要一环，更需要完成全国医药工业的平衡和挖掘良性发展机制，吉林省近几年的工业产业结构失衡现象逐渐表露出来。因此，结合全国工业发展目标和规划，吉林省期望从生物角度打造一批具有战略地位的新兴产业，吉林省制造业部分产业企业数据见图7-6。

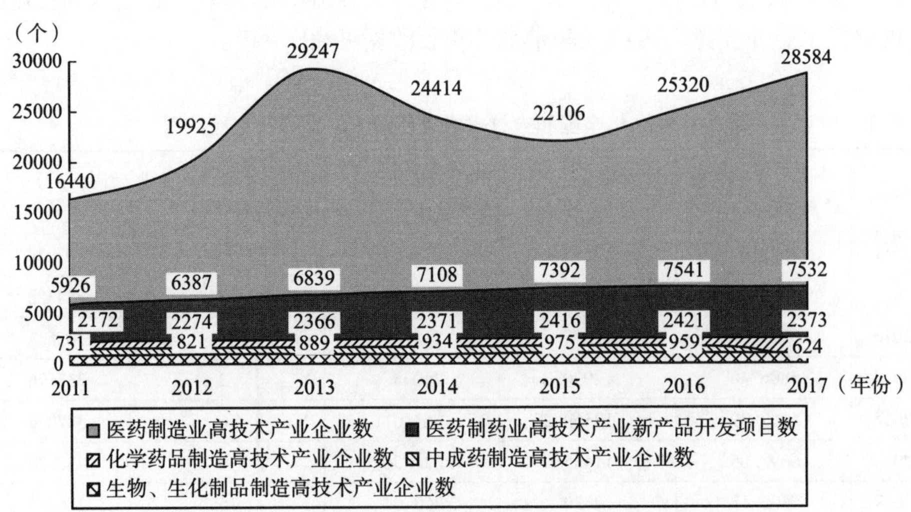

图7-6 2011~2017年吉林省制造业部分产业企业数量

资料来源：国家统计局，https：//data. stats. gov. cn/；吉林省统计局，http：//tjj. jl. gov. cn/tjsj/tjnj/。

图 7 -6 显示，吉林省中成药制造高技术产业企业数最多，而吉林省生物、生化制品制造高技术产业企业数最少，与医药工业相关的化学药品制造高技术产业企业数相对较多且发展平稳，从 2011 年 2172 家企业发展至 2017 年 2373 家，增量并不明显。在此期间，化学药品制造业领域的化学原料产成品、资产和利润总额分别见图 7 -7、图 7 -8 和图 7 -9。

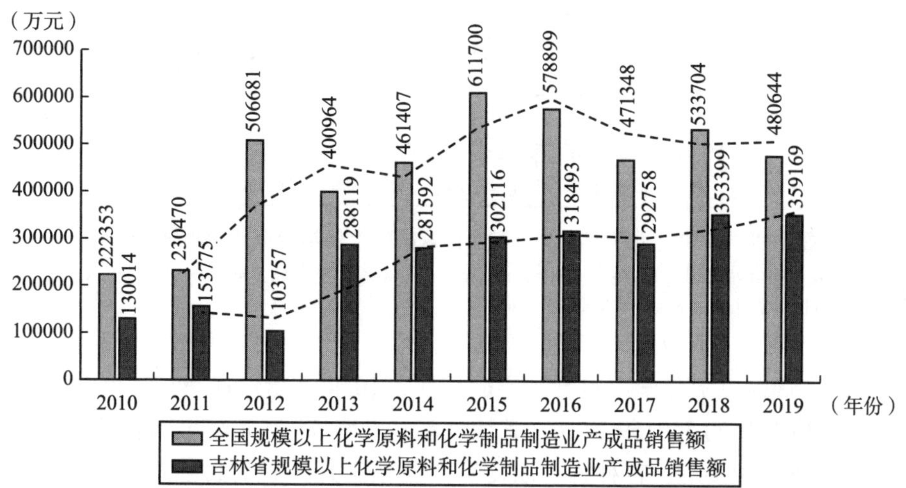

图 7 -7 2010 ~2019 年全国和吉林省规模以上化学原料制品产成品对比

资料来源：国家统计局，https：//data. stats. gov. cn/；吉林省统计局，http：//tjj. jl. gov. cn/tjsj/tjnj/。

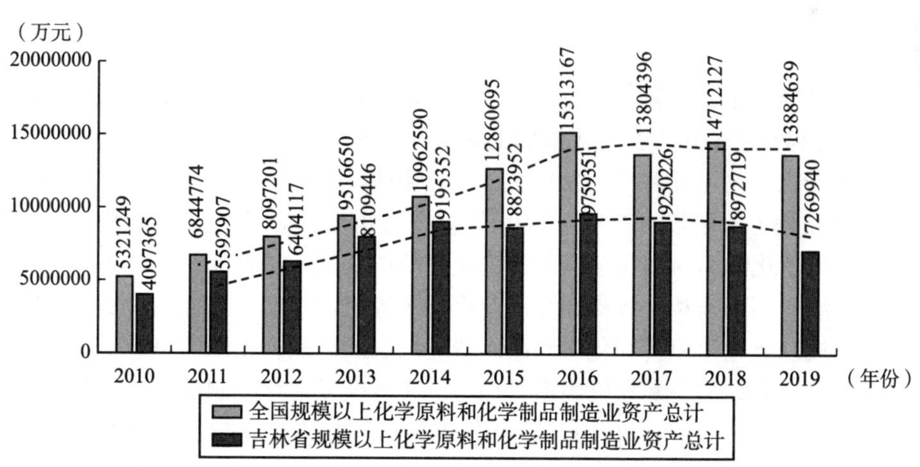

图 7 -8 2010 ~2019 年吉林省和全国规模以上化学制造业资产对比

资料来源：国家统计局，https：//data. stats. gov. cn/；吉林省统计局，http：//tjj. jl. gov. cn/tjsj/tjnj/；吉林省卫生健康信息中心，https：//qmjksjzx. com/。

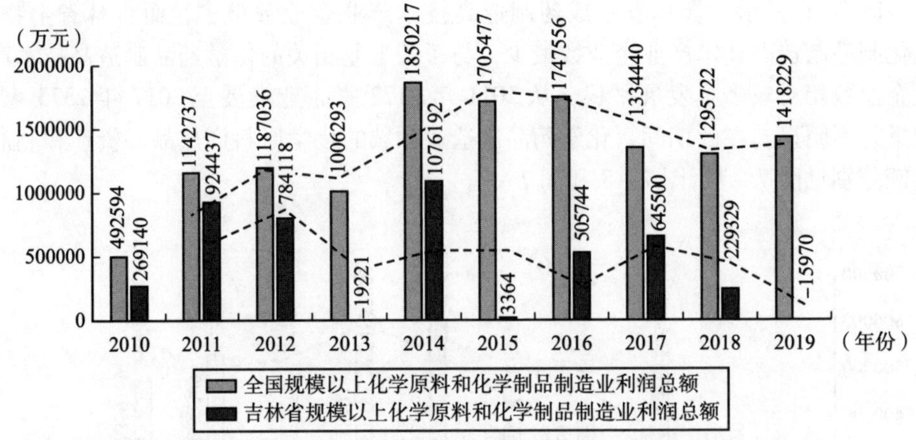

图7－9　2010～2019年吉林省和全国规模以上化学制造业利润总额对比

资料来源：国家统计局，https：//data. stats. gov. cn/；吉林省统计局，http：//tjj. jl. gov. cn/tjsj/tjnj/；吉林省卫生健康信息中心，https：//qmjksjzx. com/。

吉林省规模以上化学原料制品产成品从2010年开始迅速增长，由130014万元增长至2019年的359169万元，其增量高达229155万元与全国在此期间的增量258291万元较接近。吉林省石油化工产业基于其特有的自然资源优势，其生产和制造的30余种石化产品在国内市场占有一定份额和优势。尽管吉林省石化产业规模相对较小，但其化工原料产成品总量的相对增量较大，不过仍与相邻的黑龙江省和辽宁省化工产业原料制品存在明显的数量差异，在资产拥有上也存在着明显的短板，见图7－8。

在化学制造业资产拥有量上，吉林省拥有500亿元规模以上的化工企业仅有1家，为吉林石化公司，全省规模以上化学原料和化学制品制造业资产主要来源也是吉林石化公司。由图7－8可见，资产规模呈现出先升后降趋势，2010～2016年为快速上升阶段，2017～2019年则表现出较为显著的下降趋势，而且在全国规模以上化学原料和化学制品制造业领域占有份额逐渐缩小。这主要是受吉林省产业结构不均衡和经济支柱性产业流通慢等因素影响，进而向后贯穿并影响着全省规模以上化学原料和化学制品制造业的利润总额，见图7－9。

吉林省产业结构失衡和资源不对等是全省规模以上化学制造业创收的重要阻碍性因素，图7－9表明，2010～2019年吉林省规模以上化学制造业利润总额持续走低，甚至在2013年和2019年一度出现负利润。2019年12月是全国经济转折的重要时间节点，吉林省规模以上化学制造业利润呈现下降趋势是必然结果。吉林省医药工业部分行业总产值数据见表7－15。

表7－15　　2009～2011年吉林省医药工业部分行业总产值数据　　单位：万元

年份	医药制造业高技术产业总产值	化学药品制造高技术产业总产值	中成药制造高技术产业总产值	生物、生化制品制造高技术产业总产值
2009	94433032	48905770	20572675	9806632
2010	117413083.6	59515356.6	26511312.2	12080201.5
2011	149419874	72437677.4	35438025.1	16037049.8

资料来源：国家统计局，https：//data. stats. gov. cn/；吉林省统计局，http：//tjj. jl. gov. cn/tjsj/tjnj/；吉林省卫生健康信息中心，https：//qmjksjzx. com/。

此外，全国中成药、化学药品和生物制品等制造业项目开发数和出口交货值在此期间也表现出明显的差异性，见图7－10和图7－11。

图7－10和图7－11揭示了2010～2019年三类行业在项目开发数和出口交货值层面的区别，2010～2019年全国化学药品制造高技术产业新产品开发项目数最多且呈现稳定增长趋势，而中成药和生物制品行业的增量并不如前者明显，可见全国在大力发展化学药品制造高技术产业，对其投入力度也在不断增强。与之相呼应，全国化学药品制造高技术产业出口交货值也占比最高且增长最为稳定，中成药产业出口交货值增速最快且增长过程最为明显，表明我国对中成药给予了足够的重视和投入。

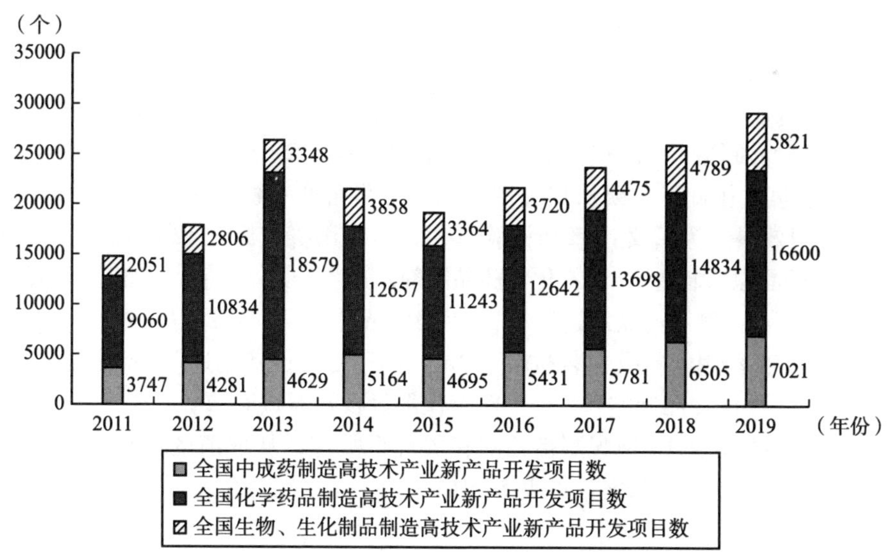

图7－10　2011～2019年全国中成药、化学药品、生物制品等制造业新产品开发项目数对比

资料来源：国家统计局，https：//data. stats. gov. cn/；吉林省统计局，http：//tjj. jl. gov. cn/tjsj/tjnj/。

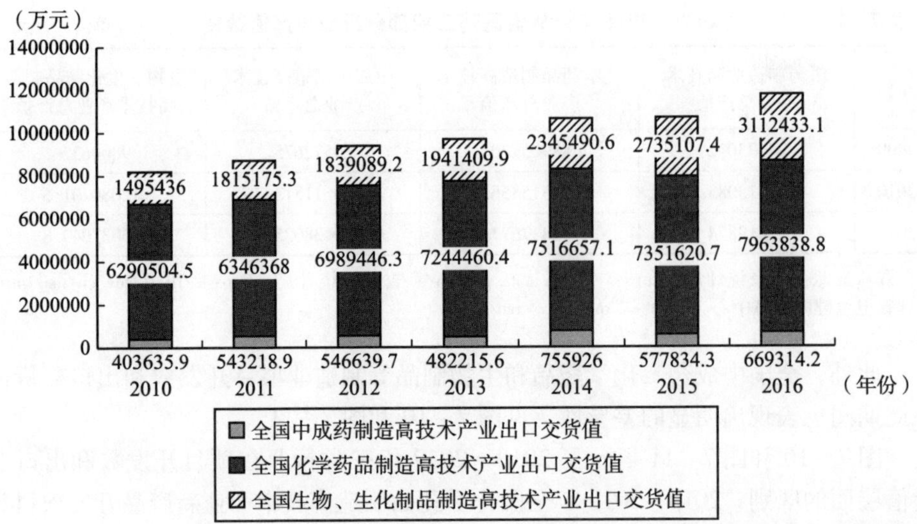

图7-11　2011～2019年全国中成药、化学药品、生物制品等制造产业出口交货值对比

资料来源：国家统计局，https：//data. stats. gov. cn/；国家卫健委，http：//www. nhc. gov. cn/；吉林省统计局，http：//tjj. jl. gov. cn/tjsj/tjnj/。

二、吉林省健康制造业内部行业关联性分析

吉林省健康制造业主要考虑“化学药品原药制造”“化学药品制剂制造”“中药饮片加工”“中成药制造”“兽用药品制造”“生物药品制造”“卫生材料及医药用品制造”“药用辅料及包装材料”“制药专用设备制造”“营养食品制造”“保健食品制造”“医疗仪器设备及器械制造”12个观测指标间的内在关联性和影响程度。因此，主要从相关性和结构方程角度考察上述12个观测指标间的交互作用效果。为后文计算和检验方便，本节用符号标记12项指标，分别为“a_1：化学药品原药制造”“a_2：化学药品制剂制造”“a_3：中药饮片加工”“a_4：中成药制造”“a_5：兽用药品制造”“a_6：生物药品制造”“a_7：卫生材料及医药用品制造”“a_8：药用辅料及包装材料”“a_9：制药专用设备制造”“a_{10}：营养食品制造”“a_{11}：保健食品制造”“a_{12}：医疗仪器设备及器械制造”。

首先，测算上文12项观测指标间相关性系数值，从取值的大小解释不同变量间的关联程度和影响深度，见表7-16。

表 7－16　　吉林省健康制造业产业数量间的总体相关系数

	a_1	a_2	a_3	a_4	a_5	a_6	a_7	a_8	a_9	a_{10}	a_{11}	a_{12}
a_1	1	0.943	0.942	0.922	0.954 *	0.927	0.388	ḃ	0.937	0.967 *	0.926	0.378
a_2		1	0.985 *	0.982 *	0.894	0.962 *	0.477	ḃ	0.998 **	0.996 **	0.998 **	0.573
a_3			1	0.998 **	0.843	0.995 **	0.606	ḃ	0.972 *	0.991 **	0.975 *	0.656
a_4				1	0.817	0.994 **	0.633	ḃ	0.969 *	0.984 *	0.973 *	0.693
a_5					1	0.801	0.108	ḃ	0.906	0.906	0.888	0.152
a_6						1	0.676	ḃ	0.943	0.974 *	0.947	0.697
a_7							1	ḃ	0.425	0.494	0.451	0.929
a_8								1	ḃ	ḃ	ḃ	ḃ
a_9									1	0.990 *	0.999 **	0.538
a_{10}										1	0.988 *	0.555
a_{11}											1	0.569
a_{12}												1

注：* 表示在 0.1 水平上显著，** 表示在 0.01 水平上显著。

在表 7－16 中，“医疗仪器设备及器械制造”与其余 11 项指标间的关联程度并不高，与其关联性最高的是“卫生材料及医药用品制造”。在医疗生产活动过程中，每类制造业之间通常具备相互关联的效果，“生物药品制造”与 a_7 和 a_{12} 间的相关系数分别为 0.676 和 0.697，表明二者之间呈现弱相关；而与其余指标间的相关系数均处于 0.8 以上，表明二者间呈现强相关。另外，a_{11} 与除 a_{12} 之外的所有指标都呈现强相关。相关性强弱反映了变量之间的关联程度，若在实际医疗发展进程体系下，提高 a_3 的企业数量，则 a_4 企业数量也将随之增加。相关系数的计算有利于我们判断医药健康市场的现有情况和行业规模程度。依据相关系数公式，我们可以计算出上述 12 项指标在工业总产值视角下的相互关联程度，见图 7－12。

相关系数热图可以从颜色深浅角度给予直观反映，颜色越深越接近于 1，表明二者之间具有强相关性；反之，颜色越浅代表数值越接近于 0，表明二者之间具有弱关联性或不相关。图 7－12 表明，生物药品制造业总产值与化学药品原药制造、化学药品制剂制造、中药饮片加工和中成药制造等变量的相关系数分别为 0.927、0.962、0.995 和 0.994，可见上述几类制造业之间具有高度关联性，这与实际医疗操作规律保持一致。

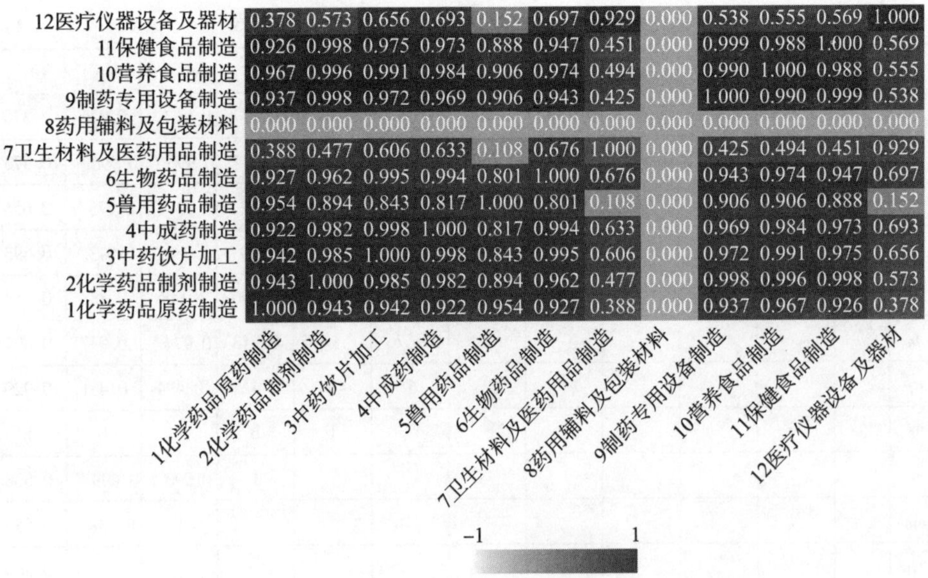

	1化学药品原药制造	2化学药品制剂制造	3中药饮片加工	4中成药制造	5兽用药品制造	6生物药品制造	7卫生材料及医药用品制造	8药用辅料及包装材料	9制药专用设备制造	10营养食品制造	11保健食品制造	12医疗仪器设备及器材
12医疗仪器设备及器材	0.378	0.573	0.656	0.693	0.152	0.697	0.929	0.000	0.538	0.555	0.569	1.000
11保健食品制造	0.926	0.998	0.975	0.973	0.888	0.947	0.451	0.000	0.999	0.988	1.000	0.569
10营养食品制造	0.967	0.996	0.991	0.984	0.906	0.974	0.494	0.000	0.990	1.000	0.988	0.555
9制药专用设备制造	0.937	0.998	0.972	0.969	0.906	0.943	0.425	0.000	1.000	0.990	0.999	0.538
8药用辅料及包装材料	0.000	0.000	0.000	0.000	0.000	0.000	0.000	0.000	0.000	0.000	0.000	0.000
7卫生材料及医药用品制造	0.388	0.477	0.606	0.633	0.108	0.676	1.000	0.000	0.425	0.494	0.451	0.929
6生物药品制造	0.927	0.962	0.995	0.994	0.801	1.000	0.676	0.000	0.943	0.974	0.947	0.697
5兽用药品制造	0.954	0.894	0.843	0.817	1.000	0.801	0.108	0.000	0.906	0.906	0.888	0.152
4中成药制造	0.922	0.982	0.998	1.000	0.817	0.994	0.633	0.000	0.969	0.984	0.973	0.693
3中药饮片加工	0.942	0.985	1.000	0.998	0.843	0.995	0.606	0.000	0.972	0.991	0.975	0.656
2化学药品制剂制造	0.943	1.000	0.985	0.982	0.894	0.962	0.477	0.000	0.998	0.996	0.998	0.573
1化学药品原药制造	1.000	0.943	0.942	0.922	0.954	0.927	0.388	0.000	0.937	0.967	0.926	0.378

-1 1

图 7-12　12 类健康制造业工业总产值的相关系数热图

资料来源：本书借助 Python 绘图软件绘制。

三、吉林省健康制造业总体情况预测

本书利用吉林省统计局发布的医药制造业总产值进行进一步的预测分析。由于 2017 年及以后的年统计数据并未公布，故从 2017 年起采用预测数据，模型估计与实际产值可能存在偏差，结果仅代表模型预测结果。如表 7-17 所示为吉林省 2013 ~2016 年规模以上医药制造业总产值。

表 7-17　2003 ~2016 年吉林省规模以上医药制造业总产值　单位：万元

年份	规模以上医药制造业工业总产值
2003	1146365
2004	1363004
2005	1537887
2006	1965853
2007	2623917
2008	3359759

续表

年份	规模以上医药制造业工业总产值
2009	4376882
2010	5943614
2011	8771134
2012	10544897
2013	13537382
2014	16331385
2015	18588630
2016	20648367

资料来源：吉林省统计年鉴，http：//tjj. jl. gov. cn/tjsj/tjnj/。

在对所有常见潜在模型进行拟合后，二次模型、三次模型以及指数模型均取得良好的拟合效果。综合考虑后，本书选择三次模型作为趋势外推法的模型，模型系数均在5%的显著性水平下显著，可决系数为0.995，拟合函数为：

$$y = 2467917.4066 - 1114159.6237x + 243336.50894x^2 - 4880.8675x^3$$

趋势外推法、灰色预测模型以及ARIMA模型的拟合值与预测值如表7－18所示。

表7－18　医药制造总产值预测模型拟合值与预测值　单位：万元

年份	观测值	三次模型		灰色预测模型 GM（1，1）		差分整合移动平均自回归模型 ARIMA（1，2，0）	
		拟合值	预测值	拟合值	预测值	拟合值	预测值
2003	1146365	1592213.424		1146365		—	
2004	1363004	1173897.255		－1050030.63		—	
2005	1537887	1183683.694		182222.46		—	
2006	1965853	1592287.537		1491953.945		—	
2007	2623917	2370423.578		2884035.312		—	
2008	3359759	3488806.614		4363644.341		—	
2009	4376882	4918151.438		5936284.368		—	
2010	5943614	6629172.847		7607804.753		5495237.08	

续表

年份	观测值	三次模型		灰色预测模型 GM（1，1）		差分整合移动平均自回归模型 ARIMA（1，2，0）	
		拟合值	预测值	拟合值	预测值	拟合值	预测值
2011	8771134	8592585.636		9384422.639		7501549.48	
2012	10544897	10779104.6		11272746.07		11298236.66	
2013	13537382	13159444.53		13279798.58		12967327.93	
2014	16331385	15704320.23		15413045.3		16246698.93	
2015	18588630	18384446.49		17680420.75		19423348.17	
2016	20648367	21170538.11		20090358.32		21282546.13	
2017e			24033309.88		22651821.66		23005664.77
2018e			26943476.59		25374338.01		25457519.07
2019e			29871753.05		28268033.65		28087172.31
2020e			32788854.04		31343671.53		30860490.73
2021e			35665494.37		34612691.36		33791470.96
2022e			38472388.82		38087252.08		36874373.65
2023e			41180252.2		41780277.18		40111552.23
2024e			43759799.29		45705502.68		43502041.68
2025e			46181744.9		49877528.27		47046237.70
2026e			48416803.81		54311871.6		50743978.04
2027e			50435690.83		59025026.02		54595329.22
2028e			52209120.75		64034521.87		58600263.97

三种方法各自的相对误差以及熵值法权重如表 7－19 所示，组合预测值如表 7－20 所示。

表 7－19　相对误差及熵值法结果

年份	相对误差（趋势外推）	相对误差（GM）	相对误差（ARIMA）
2003	38.89%	0.00%	—
2004	13.87%	177.04%	—

续表

年份	相对误差（趋势外推）	相对误差（GM）	相对误差（ARIMA）
2005	23.03%	88.15%	—
2006	19.00%	24.11%	—
2007	9.66%	9.91%	—
2008	3.84%	29.88%	—
2009	12.37%	35.63%	—
2010	11.53%	28.00%	7.54%
2011	2.04%	6.99%	14.47%
2012	2.22%	6.90%	7.14%
2013	2.79%	1.90%	4.21%
2014	3.84%	5.62%	0.52%
2015	1.10%	4.89%	4.49%
2016	2.53%	2.70%	3.07%
信息熵值 e	0.8488	0.8012	0.8743
信息效用值 d	0.1512	0.1988	0.1257
权重系数 w	31.79%	41.79%	26.43%

表 7－20　　医药制造总产值组合预测值结果　　单位：万元

年份	三次模型预测值	GM（1，1）预测值	ARIMA（1，2，0）预测值	组合预测值
2017	24033309.88	22651821.66	23005664.77	23186782.68
2018	26943476.59	25374338.01	25457519.07	25897689.35
2019	29871753.05	28268033.65	28087172.31	28732881.20
2020	32788854.04	31343671.53	30860490.73	31678524.73
2021	35665494.37	34612691.36	33791470.96	34733790.15
2022	38472388.82	38087252.08	36874373.65	37892932.01
2023	41180252.2	41780277.18	40111552.23	41152663.26
2024	43759799.29	45705502.68	43502041.68	44509159.38
2025	46181744.9	49877528.27	47046237.70	47959316.39

续表

年份	三次模型预测值	GM（1，1）预测值	ARIMA（1，2，0）预测值	组合预测值
2026	48416803.81	54311871.6	50743978.04	51500266.47
2027	50435690.83	59025026.02	54595329.22	55129610.00
2028	52209120.75	64034521.87	58600263.97	58845355.94

总体来看，医药制造业总产值预计会持续增长，预计 2023 年突破 4000 亿元，2027 年突破 5000 亿元。虽然长期预测数值有效性并不一定具有实际意义，但考虑到目前吉林省“十四五”规划提出的做大做强中药、生物药、化学药三大产业，重点开发疫苗、基因工程药物和细胞治疗等产品，建成国内外知名的北药基地的政策目标，未来吉林省会持续对医药制造产业进行政策倾斜，医药制造业未来会有相对光明的前景。

医疗器械产业是一个具有社会效益和经济效益特征的朝阳行业，随着人口老龄化的不断加快以及吉林省政策的大力支持，医疗器械产业迎来了关键发展期。2017 年发布的《关于印发鼓励创新促进医疗器械产业发展的若干规定（试行）》为医疗器械制造企业提供了对策倾斜，包括开设审批绿色通道、缩短审批时限、鼓励第三类医疗器械注册申报等措施，吉林省“十四五”规划则提出要鼓励医疗器械产业进行创新。目前吉林省形成了以迪瑞医疗为龙头的一系列初具规模的医疗器械产业，未来医疗器械产业将会伴随着大健康产业的进一步融合发展而拥有更广阔的市场。其中，体外诊断医疗器械是吉林省相对强势的领域，在进一步的创新培育下，有望继续巩固现有优势。考虑到目前医疗发展现状，以及康养领域日渐提升的重要性，医疗影像设备以及康复医疗器械是未来培育发展的重点方向，吉林省拥有进一步发展以上两项产业的潜力。

营养品和保健品产业也将是吉林省十分具有发展潜力的产业之一，人参和鹿茸未来的产量预计进一步扩大，人参和鹿茸的相关中药营养保健品也会扩大生产，预计未来产值也会持续上升。随着老龄化的加剧，人均医疗保健消费支出提高以及消费升级的推动，保健品市场有望进一步增长。双轨制等政策的完善代表了行业监管逐步趋严，造成短期内保健品行业的阵痛，但也加速了市场集中度的提升，电商渠道的开拓也打开了保健品新的增量市场，这对于具备保健品原材料优势的吉林省来说既是机遇也是挑战。对标美日，国内保健品需求正在加速释放。我国保健品在各年龄段的渗透率以及人均医疗支出相较美国仍有很大提升空间，我国当前的人口结构与日本 20 世纪 90 年代之后的人口结构类似，人口老龄化将进一步催化保健品需求。而对于吉林省来说，能否提供有效供给应对进一步扩大的保健品需求是未来的重点关注问题。从产品角度来说，中药保健品作为吉林省的优势应进一步加速“护城河”的构建，同时应该逐渐补充产品种类，构建包括蛋白质、维生素、矿物质、天然动植物提取物等全面、科学的膳食补充体系，并进一步整合产业链以应对未来的需求升级。

我国体育用品产业化始于20世纪80年代初，经过近40多年的发展，现已成为全球最大的体育用品制造国家。一方面，随着近年来社会的发展，生活水平的提高，人们越来越意识到健康和运动的重要性。国务院相继印发《“健康中国2030”规划纲要》以及《国务院关于实施健康中国行动的意见》，反复倡导全民健身、全民健康这一理念。另一方面，国务院于2014年颁布的《国务院关于加快发展体育产业促进体育消费的若干意见》中提出，到2025年，体育产业总规模要超过5万亿元。2019年，我国体育产业规模近3万亿元[①]，距离5万亿元仍然有一定的距离。在体育产业结构逐步调整、大众体育锻炼意识不断增强的背景下，随着利好政策的出台和落实，体育产业发展将迎来“最好的时代”。体育产业链全面发展，市场化进程加快，相关产业的市场空间巨大。在这种背景下，吉林省体育用品制造业虽未凸显出发力态势，但冰雪装备制造业逐渐显现出得天独厚的优势，具有广阔的发展前景。吉林省拥有丰富的冰雪资源，尤其是雪雕，能够吸引全国各地的游客前来参观。同时，吉林省拥有舒适的气候，人体舒适度较高，滑雪体验更佳。除此之外，长春市举办的越野滑雪赛具有一定的国际影响力。随着人们健康观念的不断提升，冰雪体育产业能够成为吉林省的招牌产业之一，冰雪装备制造也将面临更高的需求。尽管吉林省在2016年已经出台了《关于做大做强冰雪产业的实施意见》，提出以冰雪装备制造、冰雪商贸、冰雪人才等为支撑，但是吉林省目前冰雪装备产业发展相对滞后。目前还没有国内乃至国际知名的冰雪装备企业及品牌，高端产品生产能力不足，产业整体缺乏核心竞争力。这样的现状既是局限，也是机遇。抓住冰雪装备制造未来广阔的市场，率先进行产业规划就能够将冰雪产业变成吉林省特色产业。目前吉林市已经在永吉经济开发区落地了冰雪装备产业园，并着力于引进国外成熟的雪场专用设备，通过成熟技术的引进以及创新，未来也将逐渐拓展到冰雪护具、冰球杆生产等项目。目前，长春市冰雪装备制造产业园项目也在进行当中，彰显出吉林省对于发展冰雪产业的决心，未来冰雪产业很可能成为吉林省健康产业中不可或缺的一环。

---

① 国家体育总局体育经济司．2019年全国体育产业总规模与增加值数据公告［EB/OL］．2020-12-31. https：//www.sport.gov.cn/jjs/n5032/c974977/content.html.

第三节 吉林省健康服务产业发展前景预测

健康服务产业是指与健康相关的第三产业，根据《健康产业统计分类(2019)》，吉林省健康服务产业主要包含医疗、养老、养生和体育运动四个主方向，同时还包含健康金融以及智慧健康技术服务两个潜在发展方向。本部分结合吉林省具体省情对医疗和养老两项内容进行发展预测分析。

一、吉林省健康服务产业需求分析

(一) 居民健康素养和年龄需求分析

随着国民经济的迅猛发展和国民经济生活水平的提升，全国居民健康保健意识逐步加强，吉林省近年大健康产业发展快速，从宏观经济视角带动了吉林省经济的发展。

2012~2021年全国居民健康素养水平呈现逐年升高的趋势。据《中国卫生统计年鉴》数据统计，2012年全国居民健康素养水平仅为8.8%，相对较低，2021年上升至25.40%，10年间平均每年增速为1.66%，足以见得全国人民对健康的认识已然上升了一个幅度。① 健康素养意识和水平与中国人口老龄化问题关联甚大，据研究表明，老龄化问题越突出的国家或地区，其健康意识和保健服务体系越完善，如严重老龄化的日本。《2020世界卫生统计报告》显示，日本居民的健康预期寿命位居世界第一，其人民健康素养和意识普遍偏高，但这种健康素养却表现出极为明显的分层问题，即不同收入群体健康基本素养水平并不一致且相差较大。我国居民基本健康素养与近年逐渐显露出的老龄化现象具有内部关联性，全国60岁及65岁以上老年人数量及比例见图7-13。

如图7-13所示，2021年我国60岁以上老人、65岁以上老人分别占全国人口的18.90%和14.20%，老年人逐渐成为我国人口的一个主要群体。而吉林省在2019年拥有65岁以上人口374.83万人，占比约为13.93%，高于全国65岁及以上人口占比12.6%。此外，吉林省和全国预期寿命数据见表7-21。

---

① 《中国卫生健康统计年鉴》2012~2021年，https://kns.cnki.net/kns8/defaultresult/index.

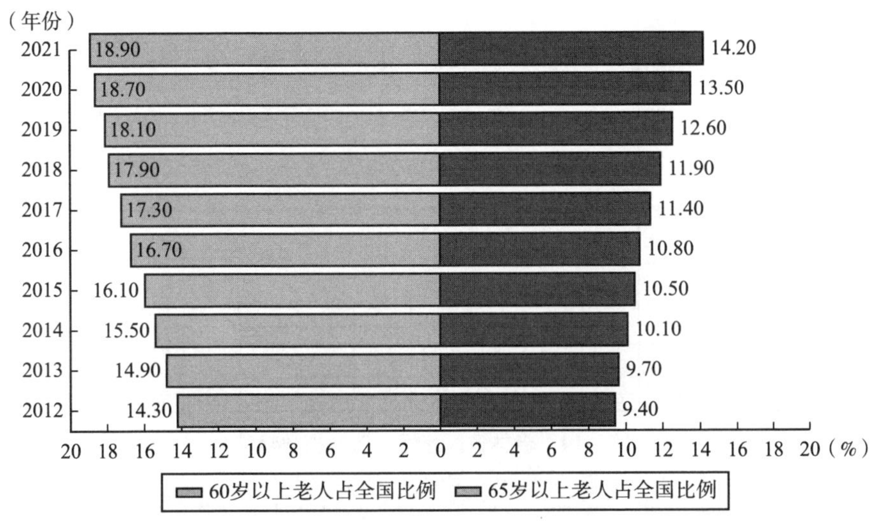

图7-13　全国60岁以上及65岁以上老年人占比

资料来源：《中国卫生健康统计年鉴》2012～2021年，https：//kns. cnki. net/kns8/defaultresult/index；国家统计局，https：//data. stats. gov. cn/。

表7-21　　　　全国和吉林省预期寿命数据　　　　单位：岁

目标对象	全国预期寿命	吉林省预期寿命
男性	72.4	74.12
女性	77.4	78.44
总体	74.8	76.18

资料来源：《中国卫生健康统计年鉴》2012～2021年，https：//kns. cnki. net/kns8/defaultresult/index；国家统计局，https：//data. stats. gov. cn/。

吉林省老龄化问题严峻，老龄化现象催促吉林省关注养老问题和老年人生活健康问题，因此，吉林省健康服务产业需求相对较大。

（二）家庭医疗健康消费需求分析

家庭医疗健康消费反映了人均医疗资源情况，也可解释某区域家庭医疗消费水平和健康服务产业发展的未来前景，若一个地区家庭健康消费水平偏高，就表明该地区需要加大医疗资源的投入和对应服务产业的建设及打造；反之，则需要平衡医疗资源。吉林省作为老龄化问题较为突出的省份，其养老服务和医疗健康服务的需求缺口相对较大，吉林省医疗保健消费指数见图7-14。

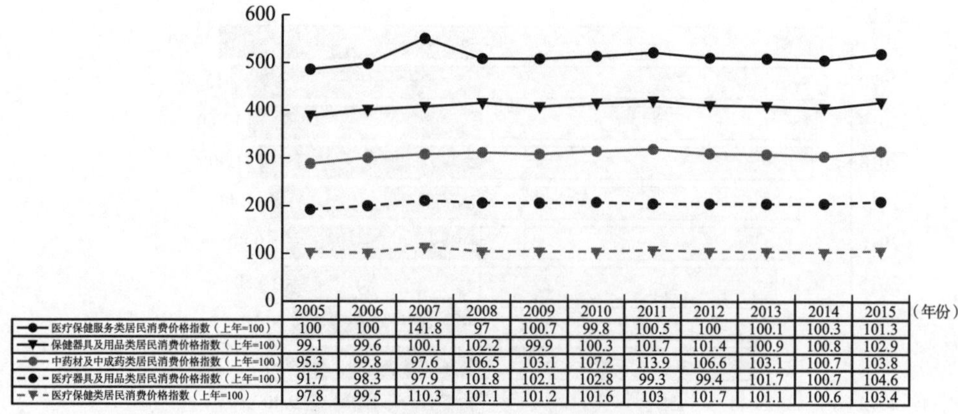

	2005	2006	2007	2008	2009	2010	2011	2012	2013	2014	2015
医疗保健服务类居民消费价格指数（上年=100）	100	100	141.8	97	100.7	99.8	100.5	100	100.1	100.3	101.3
保健器具及用品类居民消费价格指数（上年=100）	99.1	99.6	100.1	102.2	99.9	100.3	101.7	101.4	100.9	100.8	102.9
中药材及中成药类居民消费价格指数（上年=100）	95.3	99.8	97.6	106.5	103.1	107.2	113.9	106.6	103.1	100.7	103.8
医疗器具及用品类居民消费价格指数（上年=100）	91.7	98.3	97.9	101.8	102.1	102.8	99.3	99.4	101.7	100.7	104.6
医疗保健类居民消费价格指数（上年=100）	97.8	99.5	110.3	101.1	101.2	101.6	103	101.7	101.1	100.6	103.4

图 7 – 14　吉林省医疗保健消费指数趋势

资料来源：《中国卫生健康统计年鉴》2012 ~ 2021 年，https：//kns. cnki. net/kns8/defaultresult/index；《吉林省统计年鉴》2005 ~ 2015 年，http：//tjj. jl. gov. cn/tjsj/tjnj/2021/；吉林省统计局网站，http：//tjj. jl. gov. cn/tjsj/tjnj/。

图 7 – 14 给出了吉林省医疗保健服务类、保健器具及用品类、中药材及中成药类、医疗器具及用品类和医疗保健类居民消费指数，其中，医疗保健服务类消费指数最高且保持平缓上升趋势，而医疗保健类项目的消费指数最低且保持平缓上升趋势。无论是哪种保健类项目，吉林省居民的消费指数均呈现上升趋势，可见吉林省居民投入保健服务领域的消费力度相对较大，从侧面揭示吉林省健康服务产业在未来的需求量较大的高可能性。而这种高医疗保健服务消费能力也体现出极为明显的阶层性和群体性，即城镇居民和农村居民人均医疗年消费支出具有明显差异，见图 7 – 15 和图 7 – 16。

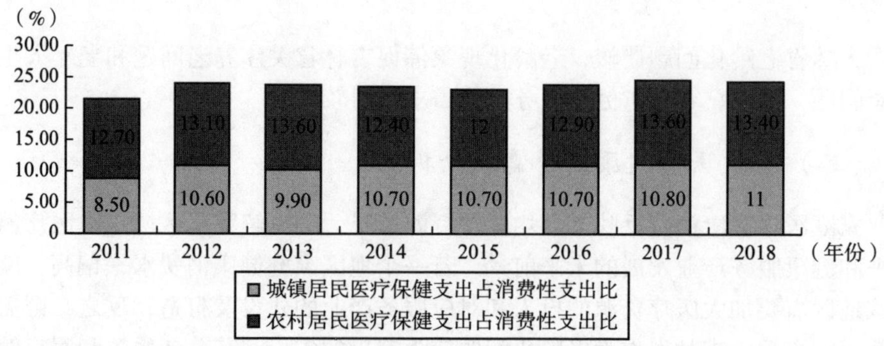

图 7 – 15　吉林省城镇居民和农村居民医疗保健消费支出占比

资料来源：《中国卫生健康统计年鉴》2012 ~ 2021 年，https：//kns. cnki. net/kns8/defaultresult/index。

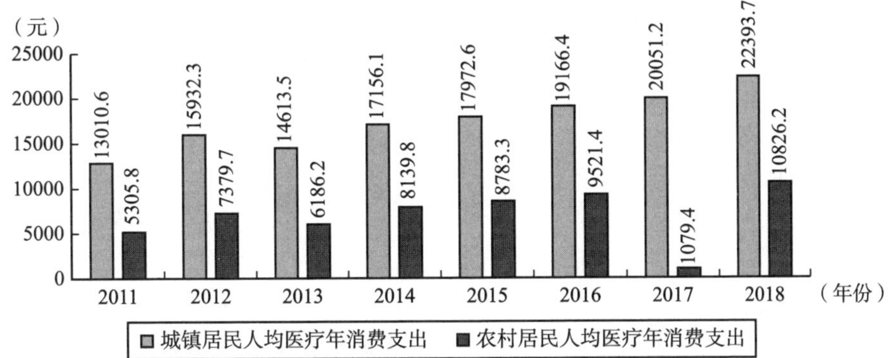

图7－16　吉林省城镇居民和农村居民人均医疗消费支出情况

资料来源：《中国卫生健康统计年鉴》2012～2021年，https：//kns. cnki. net/kns8/defaultresult/index；国家统计局，https：//data. stats. gov. cn/。

由图7－15和图7－16可得出结论：其一，吉林省农村居民医疗保健消费能力高于城镇居民；其二，农村居民医疗保健消费能力波动幅度小于城镇居民，表明农村居民在医疗保健消费和支出意识上更稳定；其三，城镇居民人均医疗年消费高于农村居民，表明城镇居民和农村居民的保健意识和医疗诊治意识存在明显区别。造成上述现象的本质原因，是生活环境、教育背景、家庭观念等宏观因素，农村居民多且久居乡镇，信息闭塞的同时也保留了根深蒂固的传统意识，因此对保健的投入更大，很多居民认为“偏方治大病”，多进行保健服务的消费，进而造成农村居民医疗保健服务消费水平高，但医疗诊治消费水平低的情况。

从整体看，吉林省由于老龄化问题严重，日渐增长的老年人口数量使得吉林省健康服务产业具有一定的发展空间。养生保健服务业作为一个新兴的朝阳产业，正处于快速发展的上升态势，市场规模扩大的空间依然很大。各地养生保健业的发展对繁荣地方经济、丰富人民文化生活和改善当地人民的生活质量起着重要的推动作用，连锁经营步伐明显加快。目前，集休闲、娱乐、餐饮、保健、健身和美容等多功能于一体的养生保健企业在我国急剧增加，经营规模不断扩大，现代服务经营理念得到了丰富与发展，养生保健连锁企业也开始出现。经营业态由过去单一的大众浴室向浴场、桑拿、保健中心、休闲会馆等多种业态转变。

目前，养生保健企业主要有综合汗蒸、足浴、温泉、SPA会所等。足浴、汗蒸是养生保健企业最主要的经营形态。服务功能也由过去单一的模式向休闲、保健、娱乐、餐饮多功能转变。许多养生保健企业通过延伸产业链，将休闲娱乐、餐饮住宿、美容保健集于一体，成为多功能服务场所，并带动了化妆品、纺织品、啤酒及饮料等相关产业的发展。最后，所有制形式由过去单一私有制向股份制、股份合作制、外资经营等多种形式转变。养生保健企业大多为自主经营，形成了营业网点多、服务功能多、经济成分多、消费层次多、经营业态多的特征。特别是近几年，一些国外养生保健服务项目如韩国汗蒸、日式岩盘浴、泰式按摩、印度SPA等也已进入我国，使我国养生保健市场形成了多元化、多层次的消费格局。吉林省凭借着中医药的天然优势，以及净月潭、长白山等优质生态资源，目前正在大力开展森林养生、康体养生、运动养生、滋补养身等项目，着力推动打造吉林省健康养生产业发展。未来吉林省养生产业有待进一步整合产业链，打造多种经营业态，并进一步吸收国内外优质养生项目。随着产业政策的倾斜以及“治未病”观念逐渐深入人心，吉林省健康养生产业将会迎来迅速发展的大好时机。打造成熟项目，并将标准化的养生服务进行全国推广将是吉林省养生产业的可行之路。

二、吉林省健康服务产业现状分析

如表7－22所示，吉林省卫生机构数量总体呈现显著上升趋势，但数据中出现明显不合理的数值，例如2001年卫生机构激增4000个，又在2002年减至2080个，以及2012年卫生机构数激增1万余个，考虑到卫生机构无法在短期内出现大幅波动，这是由历年统计口径的差异所造成的。近10年除村卫生室外，卫生机构数保持一个平稳上升的趋势，其中医院数自2014年呈现出明显的激增态势，近5年医院数量从不足600所扩展到近800所。其中，中医院从75所左右增长到2019年的114所。可以看出吉林省整体医疗服务水平在近5年有了明显的提升，而中医作为吉林省特色之一，也有了明显的发展。吉林省医疗卫生服务产业增长趋势虽然无法准确预测，但在目前健康产业的整体发展下，吉林省医疗卫生服务产业也将有进一步增长的空间。未来随着老龄化的不断加速，除治疗服务需求外，康复、护理服务机构的需求也将进一步上升。

表7－22　1978～2019年吉林省历年卫生机构数量　单位：个

年份	卫生机构数	年份	卫生机构数	年份	卫生机构数
1978	3889	1981	4565	1984	4557
1979	4263	1982	4494	1985	4568
1980	4274	1983	4540	1986	4539

续表

年份	卫生机构数	年份	卫生机构数	年份	卫生机构数
1987	4566	1998	3832	2009	9565
1988	4447	1999	3912	2010	9532
1989	4425	2000	3323	2011	8178
1990	4407	2001	7417	2012	19729
1991	4369	2002	2080	2013	19913
1992	4189	2003	7695	2014	19891
1993	4006	2004	8219	2015	20619
1994	3920	2005	8755	2016	20828
1995	3891	2006	9696	2017	20827
1996	3720	2007	9683	2018	22648
1997	3663	2008	9659	2019	22178

资料来源：吉林省统计年鉴，http：//tjj. jl. gov. cn/tjsj/tjnj/。

全国医疗卫生部门数量及医疗卫生支出费用占比分别见图7－17和图7－18。

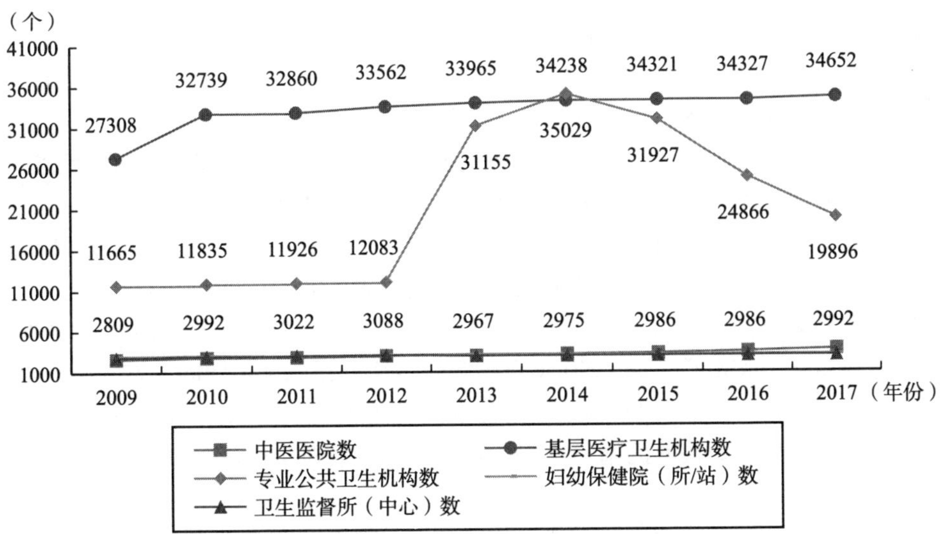

图7－17 2009～2017年全国卫生部门数量分配

资料来源：《中国卫生健康统计年鉴》2012～2021年，https：//kns. cnki. net/kns8/defaultresult/index；国家统计局，https：//data. stats. gov. cn/；国家医疗保障局，http：//www. nhsa. gov. cn/col/col7/index. html。

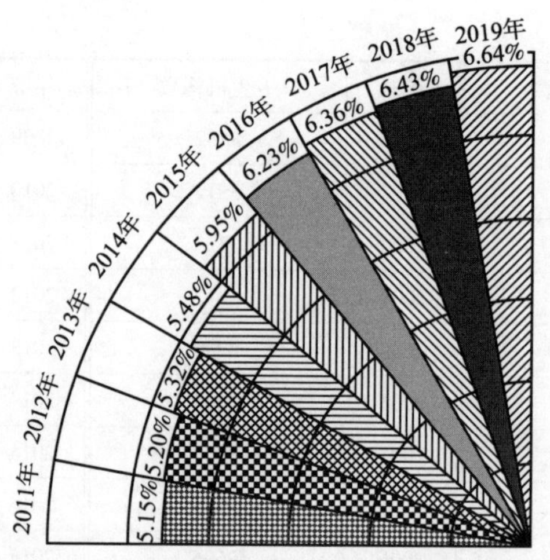

图 7-18 2011~2019 年全国医疗卫生总费用占 GDP 比值

资料来源：《中国卫生健康统计年鉴》2012~2021 年，https：//kns. cnki. net/kns8/defaultresult/index；国家统计局，https：//data. stats. gov. cn/；国家医疗保障局，http：//www. nhsa. gov. cn/col/col7/index. html。

全国各类医疗卫生机构自 2012 年开始呈现上升趋势，尤其是卫生监督所、妇幼保健院、专业公共卫生机构数量持续上升趋势明显，这在医疗保健层面缓解了全国由老龄化问题带来的医疗资源紧缺压力。

全国医疗卫生总费用占 GDP 比值反映了国家医疗卫生支持水平和发展能力。2011 年全国医疗卫生总费用占全国 GDP 的 5. 15%，2019 年占全国 GDP 的 6. 64%，其比例在增加，表明我国政府、社会和个人针对医疗卫生领域所给出的支持态度，全国整体在医疗卫生问题上也投入了大量经费，以此平衡全国医疗卫生和养老服务资源。其中，政府医疗卫生支出占比见图 7-19。

国家对医疗卫生的投入始终是国家发展的一个重要焦点，改革开放政策实施的几十年中，我国经济得以快速成长，但随之而来的老龄化问题也日益凸显，人民医疗资源紧缺且不均衡问题逐渐暴露。因此，国家通常以政府支出形式增加全国医疗卫生能力和水平，如 1990 年全国政府卫生支出占 GDP 和财政支出比例分别为 1% 和 6. 07%，在 2018 年该数值分别增长至 1. 82% 和 7. 54%，其中，占财政比例更表现出极为快速的增长态势，可见我国政府对全国医疗卫生保障体系的重视和支持。

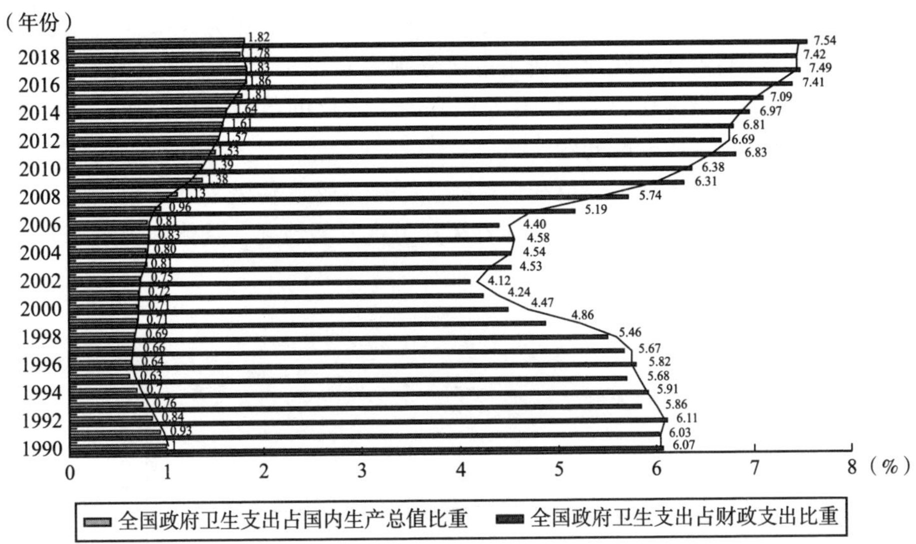

图 7－19　1990～2018 年全国政府卫生支出占比（GDP 和财政）

资料来源：《中国卫生健康统计年鉴》2012～2021 年，https：//kns. cnki. net/kns8/defaultresult/index；国家医疗保障局，http：//www. nhsa. gov. cn/col/col7/index. html。

（一）吉林省医疗卫生情况

当前，全国平均每千老年人口养老床位数为 30.5 张，吉林省这一数据仅为 28.1 张，低于全国平均水平，可见吉林省目前养老产业有待进一步加强。全国和吉林省医疗卫生费用支出见图 7－20。

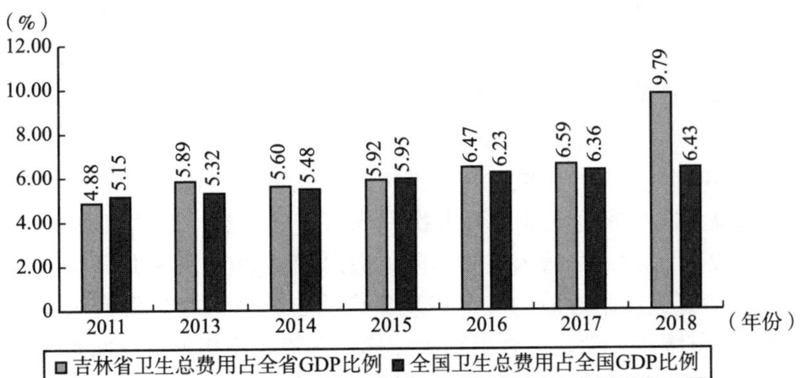

图 7－20　2011～2018 年全国和吉林省医疗卫生总费用占比

资料来源：《中国卫生健康统计年鉴》2012～2021 年，https：//kns. cnki. net/kns8/defaultresult/index；吉林省统计局，http：//tjj. jl. gov. cn/tjsj/tjnj/。

2011 年全国医疗卫生总费用占比为 5.15%，到 2018 年为 6.43%，增长速度缓慢；而同一时期吉林省医疗总费用占比分别为 4.88% 和 9.79%，增长速度快，且这一数值远高于全国在 2018 年卫生总费用中占比的数值，故吉林省医疗服务面临着严峻考验和资源分配问题。

下面我们将从卫生技术人员和住院病人手术人次、住院率和床位周转率、吉林省入院和出院人数等数据分析吉林省医疗卫生发展情况，具体见图 7－21。

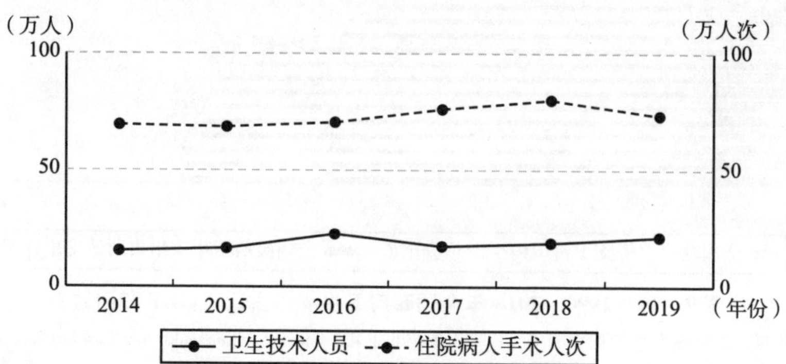

图 7－21　2014～2019 年吉林省卫生技术员和住院病人手术人次总量

资料来源：《中国卫生健康统计年鉴》2012～2021 年，https：//kns. cnki. net/kns8/defaultresult/index；《吉林省统计年鉴》，http：//tjj. jl. gov. cn/tjsj/tjnj/2020/。

吉林省卫生技术人员在 2016 年达到最高，为 22.3186 万人，后快速掉落并缓慢回升。吉林省医疗卫生人员总量并不稳定，此外吉林省住院病人手术人次从 2014 年的 68.8 万人次上升至 2020 年的 72.82 万人次。卫生技术人员总量降低的同时住院病人手术量却增加，这给吉林省医疗资源的分配提出了难题，使得吉林省医疗资源紧缺程度进一步加深。除按照流程进行手术的人次外，仍有一部分医疗卫生资源和设备投入住院病人体系。吉林省住院和出院人数见图 7－22，吉林省住院率、床位周转率见图 7－23。

2014～2019 年，吉林省医疗卫生机构入院人数始终高于出院人数，如 2014 年入院和出院人次分别为 335.5 万人次和 331.7 万人次，而这组数据在 2018 年更是相差 2.12 万人次。尽管入院和出院人数总量在 2019 年有所下降，但二者差值始终在 1.92 万人次附近波动。上述现象说明吉林省医疗资源有大部分停留在最初入院人数范围内，而新患者得到医疗诊治和资源享用的机会将大大减少。可见，吉林省急需一套适用于居民健康保养的服务体系，以此增强居民抗病意识和自身免疫能力，缩减看诊人数总量，均衡医疗卫生资源。住院和出院人数产生的床位周转率、使用率和病床工作日等数据见图 7－23。

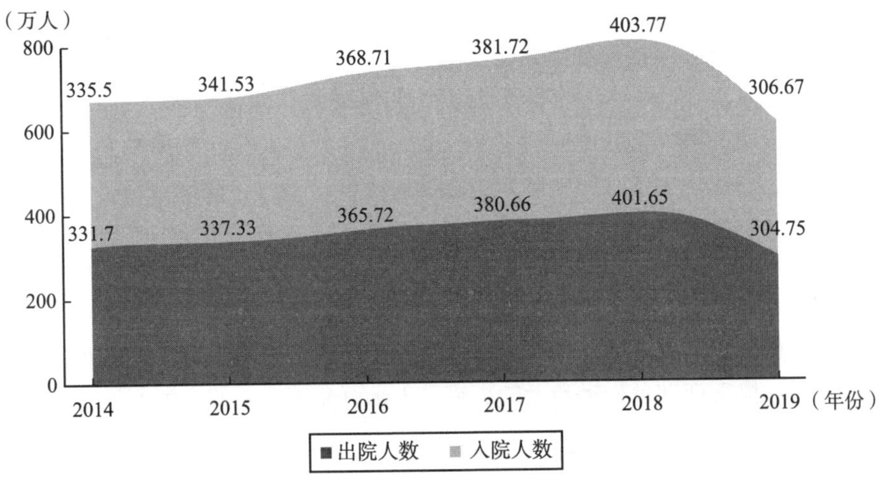

图 7－22 2014～2019 年吉林省入院和出院人数

资料来源：《中国卫生健康统计年鉴》2012～2021 年，https：//kns. cnki. net/kns8/defaultresult/index；《吉林省统计年鉴》，http：//tjj. jl. gov. cn/tjsj/tjnj/2020/。

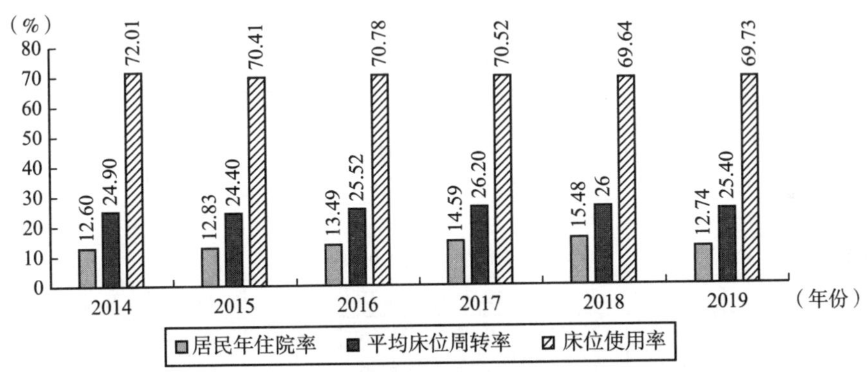

图 7－23 2014～2019 年吉林省住院率、床位周转率

资料来源：《中国卫生健康统计年鉴》2012～2021 年，https：//kns. cnki. net/kns8/defaultresult/index；《吉林省统计年鉴》，http：//tjj. jl. gov. cn/tjsj/tjnj/2020/。

居民平均床位周转率由 2014 年的 24.9% 降至 2020 年的 18.8%，表明吉林省出院人数比重降低，入院人数比重增加，加重了医疗卫生机构床位流转性低这一问题。

综上所述，吉林省医疗保健和健康服务需求较大，医疗卫生资源空缺性高，同时医疗卫生人员流动性强，全省医疗资源出现分化现象，吉林省居民需要健康服务产业的建设和投入，但目前总量不足，尤其是养老服务这一模块的医疗资源更为紧缺。当前社区养老是老年人更加青睐的养老方式，但吉林省的社区养老服务中心普遍存在建成的硬件设施缺乏后续运营资金支撑、专职服务人员与专业服务队伍建设不足的问题，存在着利用率低、可及性差与闲置浪费等现象。2019 年，吉林省率先推出“文养结合”幸福养老新模式，将精神文化资源与养老资源有机结合，通过对社会资源的最大化利用应对老年社会，引导老年人充分挖掘激发自身的生命潜能和动力，养成积极乐观向上的人生态度。通过“学习、健康、旅游、娱乐、公益”等丰富多样的生活行为，提升老年生活品质，迈入老年生活的新境界，实现延年益寿、安享幸福晚年的人生目标。同时，积极开发老龄人力资源，发展银发经济；要推动养老事业和养老产业协调发展，健全居家社区机构互助养老相协调、医养康养文养相结合的养老服务体系。这些布局和措施将使得吉林省在养老产业布局上更加立体，也更加贴合积极养老的需求，未来有非常广阔的发展前景。

（二）各市医疗卫生情况

由表 7－23 所示，吉林省入院和出院人数形成鲜明对比，由于各市医疗资源和配套服务能力的不同，不同城市之间也存在着极为显著的医疗卫生资源差异性特征。

表 7－23　2014～2019 年吉林省各市入院和出院人数统计　单位：万人

吉林省各市入院人数									
年份	长春	吉林	四平	辽源	通化	白山	松原	白城	延边
2014	122.4	57.2	34.7	17.2	24.9	13.2	24.9	16.1	24.9
2015	124.72	59.64	34.49	17.44	26.61	12.69	23.96	17.42	24.56
2016	135.32	63.66	37.21	18.23	27.95	17.81	25.05	19.1	24.38
2017	141.53	68.56	36.3	19.34	28.35	17.02	25.56	21.01	24.05
2018	150.18	70.3	40.88	19.53	30.06	16.61	28.86	20.97	26.37
2019	126.16	50.02	19.57	15.42	15.49	13.42	25.14	14.94	19.59
吉林省各市出院人数									
年份	长春	吉林	四平	辽源	通化	白山	松原	白城	延边
2014	121	57	34.4	17.1	24.4	13.1	24.6	16.1	24
2015	123.38	58.82	34.22	17.18	26.37	12.53	23.37	17.11	24.33
2016	134.4	63.38	36.35	18.18	27.62	17.6	25.08	18.88	24.24
2017	141.1	68.56	36.5	19.19	28.21	16.94	25.65	20.74	23.79
2018	149.25	70.35	40.22	19.48	30.02	16.47	28.71	20.8	26.35
2019	125.47	49.87	19.25	15.26	15.31	13.11	25.07	14.81	19.64

资料来源：《吉林省统计年鉴》，http：//tjj. jl. gov. cn/tjsj/tjnj/2020/；吉林省卫生健康信息中心，https：//qmjksjzx. com/。

从总体趋势上看，吉林省长春市入院人数和出院人数是所有城市中最高的一个城市，但这二者差值也最大，可见长春市承担着全省绝大部分医疗的压力。此外，吉林市和四平市医疗资源占用情况较为突出，而其他城市的医疗资源占用现象并不明显，总体具备均衡流通特征。

吉林省各城市居民住院率、卫生机构数量、实有床位数量见图7-24、图7-25和图7-26。

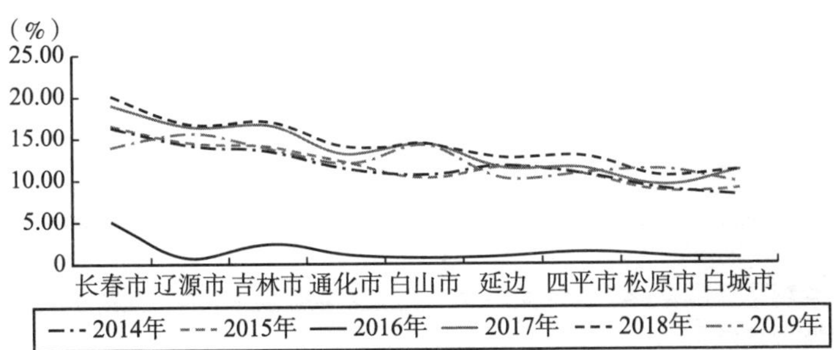

图7-24　吉林省住院率、床位周转率

资料来源：《吉林省统计年鉴》，http：//tjj. jl. gov. cn/tjsj/tjnj/2020/；吉林省卫生健康信息中心，https：//qmjksjzx. com/。

住院率和床位周转率反映了各城市医疗床位资源的分配情况和该医疗机构的负担能力，上图体现了长春市和吉林市居民年住院率相对较高，分别为19.99%和16.51%；白山市居民年住院率于2019年最高，为14.1%；四平市和辽源市于2018年居民年住院率最高，分别为12.8%和16.66%。可见在2018年各城市年住院率均相对较高。

如表7-24所示，长春市医疗卫生机构数量最高且均值处于4300个附近，其次是吉林市，卫生医疗机构数量较高，处于3500个附近。吉林省医疗资源多分布于长春市和吉林市，医疗资源地区分配不均是吉林省医疗卫生的主要特征之一。与之关联的各城市卫生机构实有床位数也表现出极为明显的区域不对等特征，若想切实解决吉林省医疗卫生资源不均衡的问题，更好地打造健康服务产业，应充分考虑到吉林省区域资源分配和医疗共享的问题。

表7-24　2011~2019年吉林省各市卫生机构数量对比　　单位：个

年份	长春	吉林	四平	辽源	通化	白山	松原	白城	延边
2011	4153	3544	2101	697	1801	1100	2701	1553	2140
2012	4090	3435	2095	784	1875	1141	2616	1554	2139
2013	4225	3465	2129	795	1911	1114	2644	1578	2052
2014	4219	3487	2102	903	1915	1121	2591	1407	2146

续表

年份	长春	吉林	四平	辽源	通化	白山	松原	白城	延边
2015	4317	3416	2099	987	2060	1181	2751	1675	2133
2016	4404	3519	2098	947	2091	1181	2718	1674	2196
2017	4380	3633	2026	939	2106	1179	2708	1661	2195
2018	5137	3840	2095	975	1970	3077	1273	1878	2403
2019	7966	3845	1667	1051	1652	1306	3167	1980	2397

资料来源：《吉林省统计年鉴》，http：//tjj. jl. gov. cn/tjsj/tjnj/2020/；吉林省卫生健康信息中心，https：//qmjksjzx. com/。

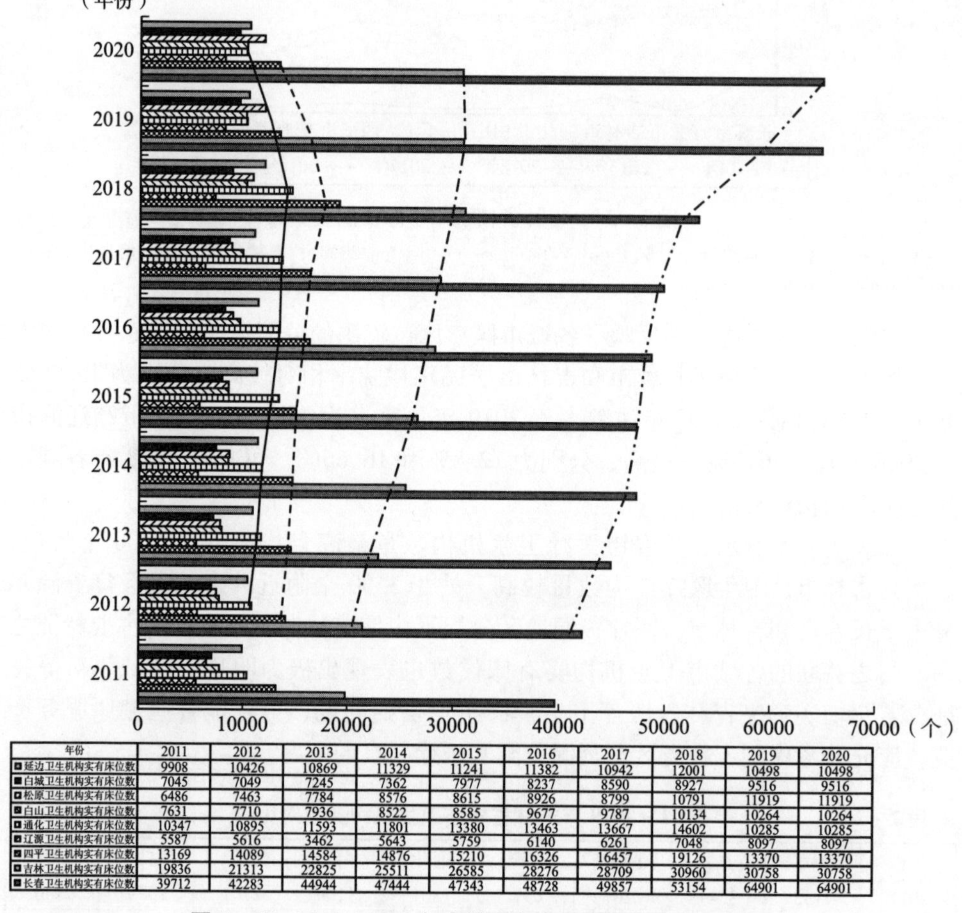

年份	2011	2012	2013	2014	2015	2016	2017	2018	2019	2020
延边卫生机构实有床位数	9908	10426	10869	11329	11241	11382	10942	12001	10498	10498
白城卫生机构实有床位数	7045	7049	7245	7362	7977	8237	8590	8927	9516	9516
松原卫生机构实有床位数	6486	7463	7784	8576	8615	8926	8799	10791	11919	11919
白山卫生机构实有床位数	7631	7710	7936	8522	8585	9677	9787	10134	10264	10264
通化卫生机构实有床位数	10347	10895	11593	11801	13380	13463	13667	14602	10285	10285
辽源卫生机构实有床位数	5587	5616	3462	5643	5759	6140	6261	7048	8097	8097
四平卫生机构实有床位数	13169	14089	14584	14876	15210	16326	16457	19126	13370	13370
吉林卫生机构实有床位数	19836	21313	22825	25511	26585	28276	28709	30960	30758	30758
长春卫生机构实有床位数	39712	42283	44944	47444	47343	48728	49857	53154	64901	64901

图 7-25 2011～2020 年吉林省各市卫生机构实有床位数

资料来源：《吉林省统计年鉴》，http：//tjj. jl. gov. cn/tjsj/tjnj/2020/；吉林省卫生健康信息中心，https：//qmjksjzx. com/。

上文我们讨论了医疗、养老等视角下的吉林省医疗卫生服务能力和资源，除此之外，未来吉林省健康金融以及智慧健康产业的发展也要与其他大健康产业相配套，尤其是医疗卫生人员的分配和设备共享问题，见图7-26。

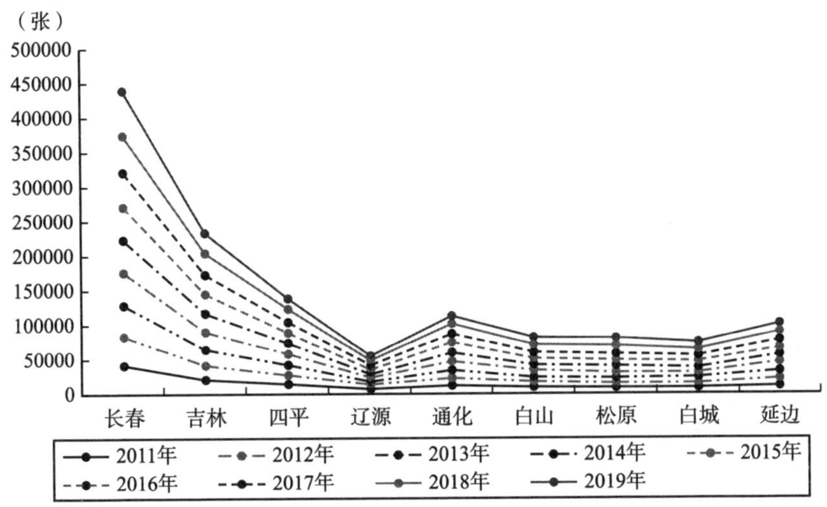

图7-26　吉林省各市卫生机构实有床位数

资料来源：《吉林省统计年鉴》，http：//tjj. jl. gov. cn/tjsj/tjnj/2020/；吉林省卫生健康信息中心，https：//qmjksjzx. com/。

一方面，金融产业要从研发及材料供应、制造和流通、医疗健康服务以及健康养老全方位融入健康产业，做到能够满足企业融资需求，助力企业产业研发及规模扩张；解决企业周转导致资金储备不足的问题；促进支付方式的变革，引导大健康产业消费增长；帮助老年用户群体老有所养，降低因病带来的财务风险。另一方面，随着互联网、物联网、大数据等新一代信息和通信技术为大众提供了更加智能化的健康服务，我国的智慧健康产业目前呈现出持续升温的态势。但从全国来看，产业整体处于建设初期阶段，大多数医疗机构虽然已经初步建成了自己的医疗信息系统，基础的计算机硬件和网络设备也已经基本搭建完毕，但是整体信息化的进程仍然有很大的发展空间。吉林省未来应进一步为各健康活动提供支持健康基金，建设互联网+健康服务平台，应用健康大数据、云计算技术与物联网健康技术，将大健康产业与生物信息技术革命紧密联系，以适应急速发展的未来。

三、吉林省健康服务产业预测分析

本节以"吉林省人均卫生总费用""吉林省城镇居民人均医疗保健支出""吉林省农村居民人均医疗保健支出""吉林省卫生技术人员数"4项指标进行吉林省健康服务产业预测的分析，并运用时间序列分析完成向后7次预测数据。检验结果见表7-25。

表7-25　　检验数据模型汇总

变量	模型	差分阶数	模型公式
吉林省人均卫生总费用	ARIMA（1，0，0）	1	y（t）=3022.795+0.861*y（t-1）
吉林省城镇居民人均医疗保健支出	ARIMA（1，0，0）	1	y（t）=1814.209+0.788*y（t-1）
吉林省农村居民人均医疗保健支出	ARIMA（1，0，0）	1	y（t）=1068.991+0.852*y（t-1）
吉林省卫生技术人员	ARIMA（1，0，0）	1	y（t）=173860.1+0.488*y（t-1）

资料来源：本书借助SPSSAU网站计算获得。

下面给出上述4项指标向后7次预测结果，见表7-26。

表7-26　　4项指标向后7次预测数据

时间	吉林省人均卫生总费用（元）	吉林省城镇居民人均医疗保健支出预测值（元）	吉林省农村居民人均医疗保健支出（元）	吉林省卫生技术人员（人）
1	3926.90535880	2330.39256552	1394.27882382	192533.885597
2	3801.18590628	2221.00158383	1346.05219686	182969.587447
3	3692.94814168	2134.79303945	1304.97555901	178303.910342
4	3599.76118094	2066.85404659	1269.98886631	176027.889403
5	3519.53216212	2013.31287171	1240.18923495	174917.595828
6	3450.45924239	1971.11828967	1214.80764095	174375.969957
7	3390.99113083	1937.86569936	1193.18907439	174111.752825

资料来源：本书借助SPSSAU网站计算获得。

由表 7－26 可明显发现，吉林省卫生总费用、城镇居民人均医疗保健和农村居民人均医疗保健以及吉林省卫生技术人员数量呈平缓下降趋势，但下降区间范围并不大，形成上述现象的原因可能是吉林省目前经济结构不均衡且经济发展仍有进步空间。日后在发展吉林省健康服务产业项目时，应从医疗卫生配套服务和资源入手，着重考察资源共享性和均衡性，以此平衡吉林省居民在医疗保健服务行业的消费水平。

第四节　全国和吉林省健康产业投资分析

全国和吉林省健康产业投资主要从健康产业园、养老机构数量、床位数、全国医药产业园和医疗卫生费用等几个角度描述吉林省健康产业投资现状和能力。其中，全国健康产业园发展情况见图 7－27。

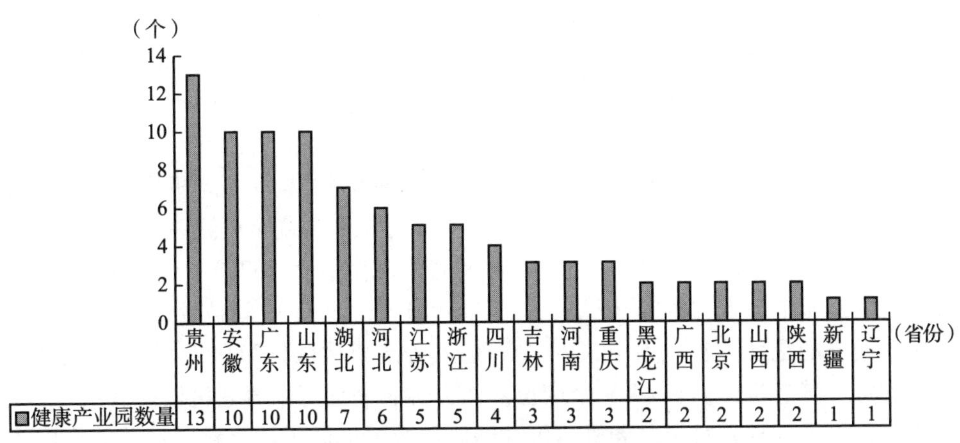

	贵州	安徽	广东	山东	湖北	河北	江苏	浙江	四川	吉林	河南	重庆	黑龙江	广西	北京	山西	陕西	新疆	辽宁
■健康产业园数量	13	10	10	10	7	6	5	5	4	3	3	3	2	2	2	2	2	1	1

图 7－27　全国健康产业园数量

资料来源：国家卫健委，http：//www.nhc.gov.cn/；《中国卫生健康统计年鉴》2012～2021 年，https：//kns.cnki.net/kns8/defaultresult/index。

由图 7－27 可知，贵州健康产业园数量居全国首位，为 13 个；辽宁健康产业园数量最少，为 1 个；吉林健康产业园为 3 个。产业园数量说明了该省份健康服务意识的强弱和医疗卫生健康素养水平的高低，吉林省医疗健康服务意识和投入要高于新疆、陕西等地。此外，全国不同省份医药产业园数量分布见图 7－28。

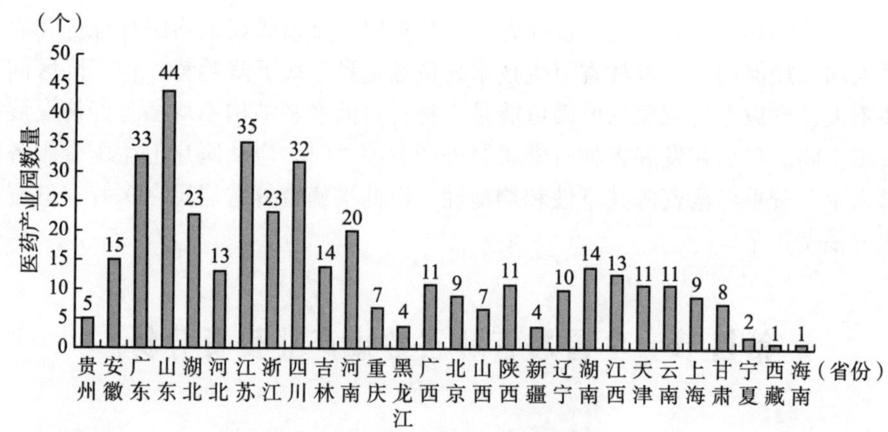

图 7-28　全国医药产业园数量

资料来源：国家卫健委，http：//www.nhc.gov.cn/；《中国卫生健康统计年鉴》2012~2021 年，https：//kns.cnki.net/kns8/defaultresult/index。

图 7-28 显示，山东医药产业园数量最多，海南医药产业园数量最少，分别为 44 个和 1 个。可见山东对医药健康产业的投入相对较大，居民对健康服务的意识相对较强。吉林医药产业园数量（14 个）高于黑龙江（4 个）和辽宁（10 个），吉林相较于相邻省份具有较高水平的医药健康服务能力，且吉林医药健康产业园的数量可进一步深化和完善吉林健康养老服务体系结构。养老机构的数量增长可一定程度地解决由老龄化问题带来的医疗资源紧缺和提高全局健康服务能力。

如表 7-27 所示，全国养老机构最多的是河南省为 13223 个，最少的是西藏，仅为 164 个；吉林省养老机构数量为 5954 个，处于中间位置。而养老机构床位数最多的是江苏省，为 443220 个，但其养老机构数仅为 9870 个，说明江苏省平均每个养老机构拥有 44.9 个床位。而吉林省平均每个养老机构拥有约 22.84 个床位，可见吉林省每个养老机构可容纳床位数要远低于江苏省。目前，全国和吉林省卫生医疗服务总费用支出构成分别见图 7-29 和图 7-30。

表 7-27　2021 年全国各省份养老机构和床位数量

省份	养老机构床位	养老机构	省份	养老机构床位	养老机构
北京市	113020	2324	湖北省	280508	7651
天津市	62985	1612	湖南省	227870	9594
河北省	234241	7134	广东省	252466	7738

续表

省份	养老机构床位	养老机构	省份	养老机构床位	养老机构
山西省	73914	2936	广西壮族自治区	93749	2320
内蒙古自治区	77905	2670	海南省	8908	218
辽宁省	181718	8534	重庆市	108863	4230
吉林省	135985	5954	四川省	298026	10062
黑龙江省	167611	7839	贵州省	84602	3915
上海市	139999	2719	云南省	89169	3564
江苏省	443220	9870	西藏自治区	4538	164
浙江省	331681	6891	陕西省	106101	3032
安徽省	364899	10191	甘肃省	29587	1069
福建省	87329	2889	青海省	6451	252
江西省	168514	7357	宁夏回族自治区	21186	492
山东省	362015	8885	新疆维吾尔自治区	49405	1535
河南省	312999	13223	湖北省	280508	7651

资料来源：国家卫健委，http：//www. nhc. gov. cn/；《中国卫生健康统计年鉴》2012～2021 年，https：//kns. cnki. net/kns8/defaultresult/index。

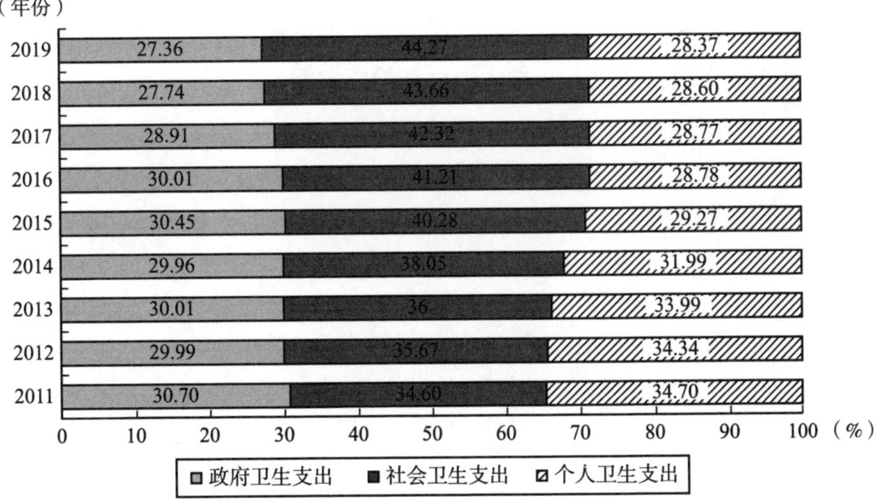

图 7－29　全国卫生费用支出构成

资料来源：《中国卫生健康统计年鉴》2012～2021 年，https：//kns. cnki. net/kns8/defaultresult/index。

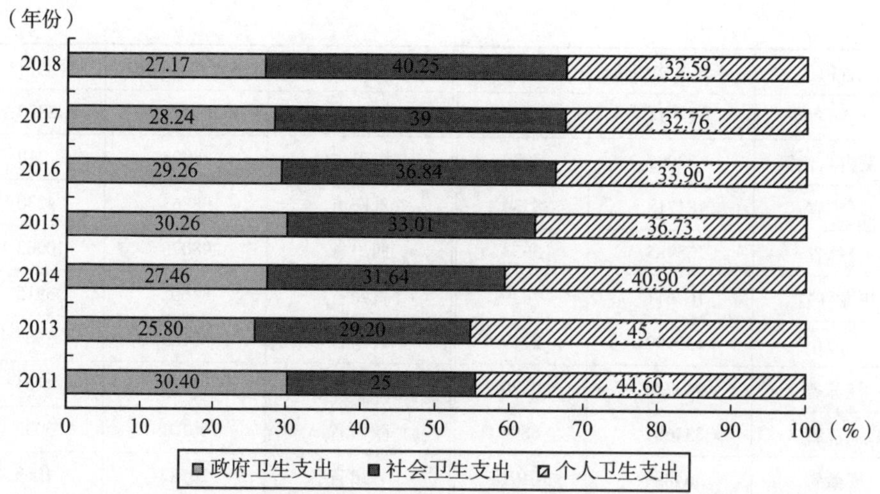

图 7 – 30 吉林省卫生费用支出构成

资料来源：《中国卫生健康统计年鉴》2012 ~ 2021 年，https：//kns. cnki. net/kns8/defaultresult/index。

从全国视角看，全国卫生总费用支出体现更多的是社会卫生支出，政府卫生支出和个人卫生支出相对平衡；从吉林省视角看，卫生总费用支出更多的是个人卫生支出和社会卫生支出，而政府卫生支出相对较少，形成上述现象的原因可能是吉林省经济增长并不明显，所拥有的经费投入有限，故在政府医疗卫生支出板块的财政投入要明显低于社会卫生支出和个人卫生支出。

综上所述，吉林省健康产业投资多体现于养老机构和健康产业园的建立和完善，在财政支出视角仍需进一步加大力度和投资空间。

第八章

吉林省健康福祉产业发展的关联效应分析

产业关联效应是指一个产业因为在生产、产值、技术等方面的变动，对其他相关产业产生直接或间接的影响，可以划分为后向关联效应和前向关联效应。后向关联效应是指产业的产品、技术、劳务等方面的变动，会对其上游产业产生直接或间接的影响，进而促进上游产业的发展。这种影响也被称作回顾效应，一个产业的发展可拉动后向关联产业的发展。前向关联效应是指行业变动对下游行业的影响，其变动会直接或间接地影响到下游行业的中间投入，进而带动下游行业的发展，这就是所谓的前瞻效应，甚至可以衍生出新的行业。

健康福祉产业与人民的生活息息相关，是关乎人的全生命周期的产业，是备受国民关注的新兴产业。人们对健康的关注度逐渐增强，众多资本也纷纷将目光对准了健康福祉产业，拥有巨大市场潜力的健康福祉产业迎来了重要的发展机遇。健康福祉产业因其关联性强的特征，极易与其他产业融合创新，焕发出新的活力。因此，健康福祉产业的快速发展必将使整个产业链发生变化，从而对健康福祉产业上下游产业产生关联效应。发展壮大健康福祉产业，不仅是提升人民幸福感和获得感的重要基础，同样也是应对经济结构新变化的重大举措。吉林省当前各产业间也面临着转型升级的新挑战，通过打造吉林省健康福祉产业新面貌，也必将对其上下游产业产生带动效应，推进吉林省整体产业结构、产业链升级。不断促进健康福祉产业与其他产业融合，赋能“健康中国”战略，实现一二三产业融合发展。

产业关联效应的基本形式又表现为产品服务间关联、技术服务间关联、劳务间关联三种形式。通过这三种关联形式，健康福祉产业将对其上下游产业产生资本扩散效应、技术激励效应和就业拉动效应，如图 8－1 所示。因此，本章将对健康福祉产业的关联效应进行分析，从其与后向关联产业及前向关联产业的产品服务间关联、技术间关联、劳务间关联三个角度进行分析。由于健康福祉产业所涉及的产业范围十分广泛，本章将从健康福祉产业的细分产业入手，分析健康福祉产业与其前后向产业之间的关联效应。

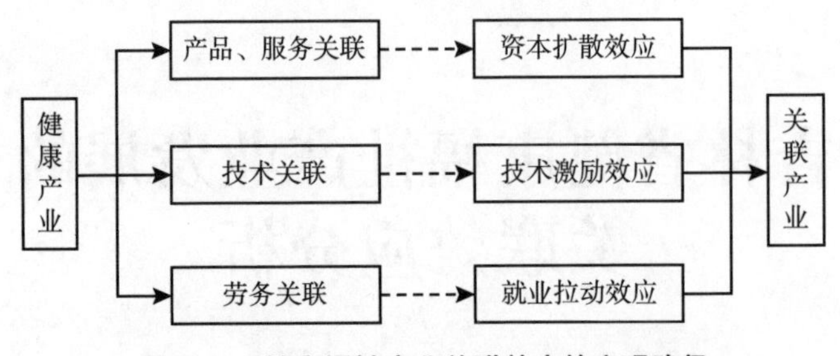

图 8－1　健康福祉产业关联效应的实现路径

第一节　吉林省健康福祉产业发展的后向关联效应分析

健康福祉产业包括众多子产业，例如托育产业、康养旅游产业、医疗器械制造业等。《健康福祉产业统计分类（2019）》指出：健康福祉产业涵盖了一二三产业，可分为与中药材种养殖紧密相关的健康农林牧渔业；以医药和医疗器械等生产制造为主体的健康相关产品制造业；以医疗卫生、健康保障、健康人才教育及健康促进服务为主体的健康服务业。后向关联效应指的是健康福祉产业与其上游产业之间的联系，主要表现为健康福祉产业的发展变化对其供给端产生的影响。健康福祉产业及其子产业的变化会使其上游产业在生产、产值、技术等方面产生变化。吉林省健康福祉产业与其上游行业主要通过产品、技术、劳务等方式联结起来，根据吉林省实际情况进行分析。

一、后向产业产品服务间关联分析

产品服务间关联是产业间关联的最基本形式，不同产业在经济活动中进行产品服务间交换行为，进而满足各产业间的产品服务需求。当一种产业产品服务发生变化时，也将引起其对关联产业产品服务需求的变化。2022 年吉林省科技工作会议指出：目前吉林省全年规模以上医药健康工业总产值已经达到 744.3 亿元，较上年同期增长 18.3%①，医药健康行业已经是吉林省经济发展中的第四大

---

① 罗春晓．产业之变构建现代产业新格局［N］．吉林日报，2022－10－10（8）．

支柱产业，也是第三大投资行业。随着吉林省医药健康相关产品制造业的发展，其上游产业的产品会随之发生变化。

医疗器械的生产制造业是健康福祉产业的重要子产业，属于吉林省健康福祉产业中的第二产业。根据吉林省人民政府新闻办公室介绍，近年来，吉林省的医疗器械行业发展迅速。截至2021年末，全省医疗器械生产企业已达536家，增幅为75.7%；第二类医疗器械证有1841个，两年增幅46.3%；医疗器械产值达60亿元，近两年增幅50%。① 如图8－2所示，医疗器械生产制造业的上游产业主要是电子器件供应、材料供应等基础产业。电子器件产业为医疗制造业提供电池、传感器、光学模块等产品，材料供应产业为医疗制造业提供钢铁、生物医用材料、化工原料等产品。医疗器械生产企业的增加会提高对上游产业所供应产品的需求量，促使上游产业增加生产要素的投入，提高产品产量。此外，随着医疗器械的不断换代升级，上游产业也必须提高其产品的质量与水平，来满足医疗器械制造业对上游供应品提出的更高要求。

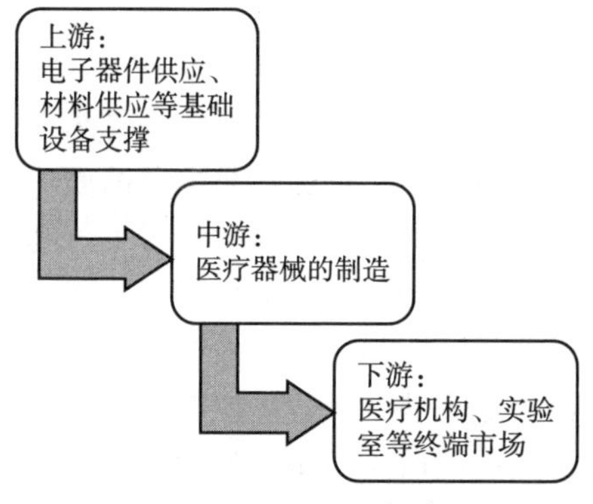

图8－2　医疗器械行业产业链

医药生产产业属于吉林省健康福祉产业中的第二产业。以医药生产产业为例，其上游产业主要是动植物提取物、农产品生产、加工行业。对于吉林省来说，第一产业则是整个产业系统中最重要的一项。吉林省的第一产业是以农牧业为主体，农业生产以谷物、玉米、豆类为主。畜牧业的产出以猪、牛、羊养殖为主。广阔的平原地形使吉林省拥有丰富的自然资源，从而为生物医药产业的发展提供了有利条件。得天独厚的自然资源加上产业政策的助推激励，使得吉林省诞

① 王旭．全方位服务医疗器械产品技术创新［N］．吉林日报，2022－06－29（2）．

生了诸多闻名全国的中医药企业，如表 8－1 列示了吉林省一些知名中医药企业。与此同时，随着中医药企业规模的扩大，其对上游产品的需求量加大，使得上游产业受到影响，引起众多资本的关注。中药种植也将朝着专业化、集群化发展，中药材产量不断提升、质量不断提高、品种不断丰富。

表 8－1　　2021 年度中国中药企业排行榜 TOP100 吉林省上榜企业

地区	企业名称
吉林省通化市	吉林万通药业集团有限公司
吉林省敦化市	吉林敖东药业集团股份有限公司
吉林省敦化市	吉林华康药业股份有限公司
吉林省集安市	吉林省集安益盛药业股份有限公司

对于保健品生产产业来说，其上游产业主要包括明胶行业和鱼油行业。食用明胶是胶原蛋白的水解物，具有较高的蛋白质含量。食用明胶是一种天然的营养补充剂，也是一种很珍贵的天然高分子材料。如图 8－3 所示，明胶的原材料包括骨明胶、皮明胶，主要利用猪、牛、羊等动物的骨头和皮的胶原制成。骨明胶主要原料就是动物的骨头，皮明胶主要原料是动物的皮。食品明胶的生产工艺比较严格，必须用未经化学处理的且已经检疫的猪、牛等动物骨头或原皮制作。制成的明胶不仅可以用于保健品行业，也可以用于如果冻、酸奶等食品行业。在国际市场上，国外明胶生产商虽进入中国市场较晚，但凭借其多年的先进技术及充足资金，有迅速占领中国市场之势。美国的罗赛洛和德国的嘉利达是世界两大著名明胶生产企业，其在中国的明胶工厂也都设立于吉林省内。可见吉林省凭借着明胶产业的资源优势吸引了众多资本投入，形成了新的产业优势。

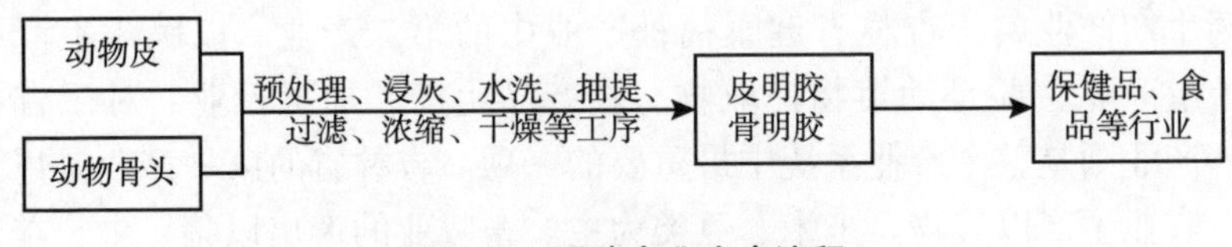

图 8－3　明胶产业生产流程

随着吉林省健康福祉产业的发展，作为其分支的医药和医疗器械生产制造行业必将注入更多资金来扩大生产需求。受到资本扩散效应的影响，相关产品间的交换频率将提高，带来生产量的提升，并带动其上游产业扩大生产。无论从国际市场还是国内市场来说，吉林省所拥有的自然资源都可以满足上游产业提升产品的产量及质量的需要。健康福祉产业的发展不仅能够使吉林省整体经济形势向好发展，而且随着健康福祉产业的扩大、需求量的增加，还能带动生产企业销量上涨，进而可以使企业生产者、个体生产者、牧民收入增加，拉动后向关联产业发展，增加后向关联产业从业者收入，从而有利于提高吉林省整体收入水平。

二、后向产业技术间关联分析

产业技术间关联，是指产业之间通过提供技术服务，以满足发展需要的技术需求，并根据行业的特征，针对行业的市场需求、产业结构和未来发展方向提出特殊的技术服务的要求。随着产业结构升级，以及人们对产品质量、产品个性、智能程度的关注度的上升，产业间技术服务的交易将越来越多，且影响效应将越来越大。

以保健品生产产业为例，吉林省健康福祉产业的发展带动后向产业生产需求量的增长，同时也会提高对后向关联产业的生产技术、产品质量的要求。以其上游产业明胶产业为例，当前吉林省明胶产业虽然有一定的产业基础和产量基础，但目前国内明胶行业普遍存在企业规模不大、明胶质量参差不齐、品牌效应不强、生产技术不够成熟等问题。随着保健品行业的发展，对明胶产量的需求量将进一步增大，这就需要明胶企业提升自己的生产技术，提升对原材料的提炼效率。不论在国内市场还是国外市场，吉林省明胶产业的发展仍有进步的空间。面对省内关联产业需求量的增多，一方面，政府应当适当给予产业保护政策，首选省内具有特色优势的企业进行政企间合作；另一方面，应当加强对明胶产业的关注。随着供给端与需求端产业间合作的增多，政府应当明确市场对于产品需求的差异化，激励企业进行技术创新。企业应努力打造吉林省明胶产业的品牌优势，提高市场竞争力，实现从代工厂到本土优质品牌的转变。提升保健品产业的产品质量标准将带动产业间技术服务关联，提升明胶产业的产品质量管控水平，进一步刺激明胶产业提升生产技术，拉动产业结构升级，同时也将拉动畜牧业的发展。畜牧业从业者多为农民、牧民，对于生产技术的掌握度较低，这也需要明胶产业、保健品产业等相关产业与之进行技术服务沟通，从原材料源头保证产品质量。产品技术的提升也将带动保健品产业外其他关联产业的质量提升，产生良性循环，促使吉林省各产业产量提升、技术提升，使得产业链整体升级。

吉林省医疗器械制造业的发展有赖于上游零配件制造产业的支撑，医疗器械制造业的产业升级也会反过来激励上游产业在技术方面进行改进与提升。吉林省医疗器械制造业的加速发展必将为上游产业链带来大量的医疗器械加工需求，同时也会对上游供应的精密零部件制造技术及水平提出更高的要求，发生在上下游之间的技术激励效应使健康福祉产业之间的联系变得更加紧密。

三、产业劳务间关联分析

产业劳务间关联是指健康福祉产业与其关联产业发生关联时，出现的产业间劳动力的交流与沟通。随着健康福祉产业的发展，对于关联产业的劳务需求也将发生变化，相关产品研发、生产、销售、流通等环节的劳务需求可能会增加，对于人力的需求层级也将扩大。

以医药制造业为例，作为技术密集型产业，其上游产业主要是原材料生产行业，如中药材、化工行业、种植业等。如图 8-4 所示，其对于人力资源的需求层次较高。农业和化工行业都可以为医药产业提供药品生产的原材料，但制成最终的医药产品仍需要再经历精细提炼、加工等环节。吉林省作为东北老工业基地之一，化工产业在吉林省经济结构中也有着十分重要的地位。吉林省拥有雄厚的化工产业基础，但同时也存在着精加工与深加工程度不高、产业链延伸不足等问题。通过发展吉林省健康福祉产业，可以促进健康福祉产业需求端与化工产业供给端合作交流，加强对于技术人员的培养。技术人员间进行交流，有利于双方了解市场需求，从而明确化工产业精深加工提升方向，刺激化工产业进行专利研发，拉动吉林省化工产业发展。电子信息产业发展也是未来吉林省产业发展的重要方向。吉林省健康福祉产业的发展，必将带动相关产业技术水平的提升以及相关从业人员专业化水平的提升，这将为培育吉林省高精尖新产业打下坚实基础。

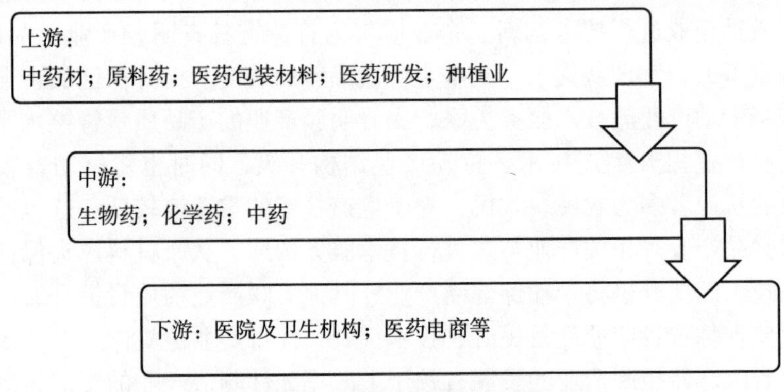

图 8-4　中国生物医药产业链

以医疗卫生、健康保障、健康人才教育及健康促进服务为主体的健康服务业属于吉林省健康福祉产业中的第三产业。以养老服务产业为例，作为劳务密集型产业，其上游产业主要涉及为养老产业提供针对性服务的房地产业、家政服务产业、旅游业、餐饮业等。对于提供服务类型的产业来说，所进行的产业间交流与关联主要以劳务间关联形式为主。根据第七次人口普查数据，如图 8－5 所示，吉林省常住人口为2407.3 万人，其中60 岁及以上的人口有555.1 万人，65 岁及以上的人口有375.7 万人。[①] 可见，吉林省已经步入深度老龄化社会。据吉林省政府发展研究中心预测，2040 年吉林省老年人口将达到峰值 942.5 万人，如图 8－6 所示。随着吉林省人口老龄化进程的加速，其养老服务业将会迅速发展。然而吉林省的产业结构主要以第一产业和第二产业为主，服务业的发展还有待提高，养老服务供给端仍存在较大缺口。养老服务产业的发展，将导致相关服务业人员需求量的增大，对于人员素质的要求也将提升。一方面，可以带动关联服务产业拓宽产业领域，拓展养老产业服务型细分领域；另一方面，也将提升吉林省服务产业培训机构需求量，需要专门机构增设针对性培训部门，为吉林省劳动者提供更多就业机会，提升教育产业层次结构。针对不同类型产业培养不同层次的服务人员，有利于为吉林省服务产业提供更多具有更高素养的从业人员。这不仅能够使吉林省养老服务业朝着全面化、专业化方向发展，同时也能够带动吉林省服务业整体水平提升，促进吉林省产业结构完善，促进吉林省一二三产业融合发展。

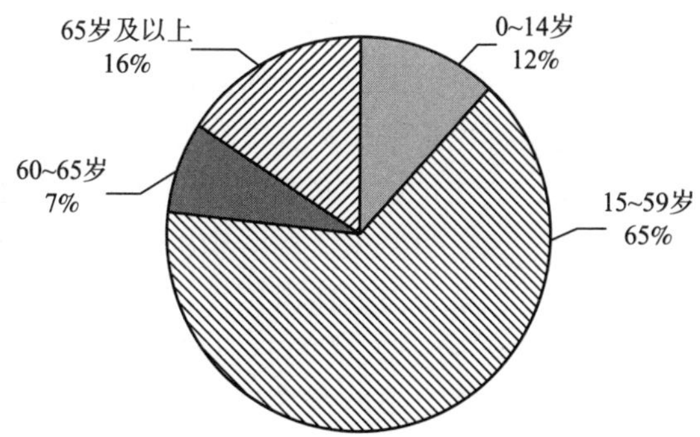

图 8－5　吉林省人口年龄构成

资料来源：吉林省政府发展研究中心．吉林省人口老龄化现状研究［EB/OL］. 2018－11－29. http：//fzzx. jl. gov. cn/yjcg/yjcg_2018/201811/t20181129_5304715. html.

---

① 第七次全国人口普查公报［R］. 国家统计局，2021.

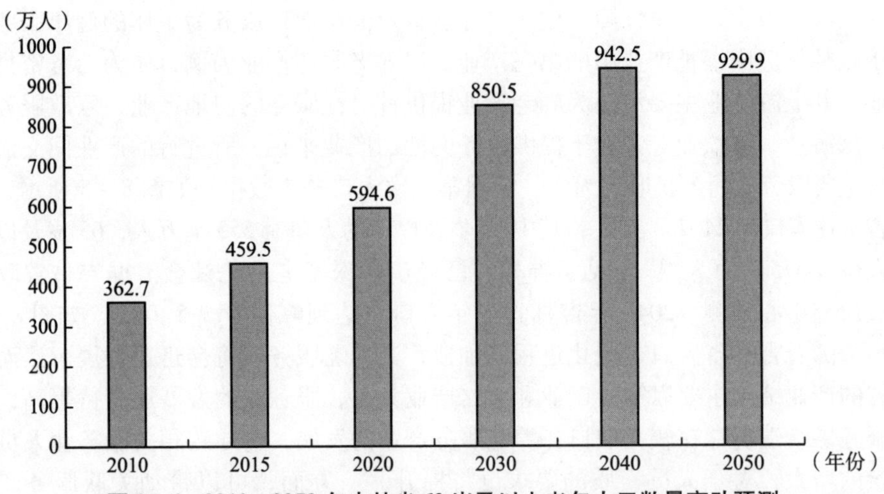

图 8－6 2010～2050 年吉林省 60 岁及以上老年人口数量变动预测

资料来源：吉林省政府发展研究中心．吉林省人口老龄化现状研究［EB/OL］. 2018－11－29. http://fzzx. jl. gov. cn/yjcg/yjcg_2018/201811/t20181129_5304715. html.

作为健康福祉产业第三产业中的新兴产业，吉林省的康养旅游业发展迅速。康养旅游业，也被称为医疗健康旅游业，顺应了人们对健康的追求和观念的转变。吉林省拥有优美的自然风光和丰富的旅游资源，具备发展康养旅游业的特殊优势和基础条件。一方面，吉林省是一个拥有良好的生态环境和生态资源的农业大省；另一方面，吉林省中医药发展历史悠久，中医药产业基础较好，康养氛围浓厚，为康养旅游业的发展打下了基础。其中，吉林省长白山景区是吉林省乃至全国独具特色的康养旅游基地，紧密融合了中医药产业与旅游业。与常规旅游相比，长白山中医药健康旅游的特色是更加关注健康与调养。长白山景区有专门的健康管理师根据游客的体质，个性化地定制养生计划、提供特色药膳。除了中药药膳，长白山景区还提供十二经导引、手诊脉等中医服务。这些项目的研发与执行，都需要上游市场参与者，也就是需要旅游资源供应商发掘相关人才，加强对景区服务人员的培训，从而充实劳务人员的专业知识，提升工作人员的工作技能。健康旅游产业的不断发展，会对上游劳务供给提出更高的要求，反向刺激上游产业提升劳动力供给的水平，进而拉动整体产业链劳务素质的提升，产业间的后向关联随之越来越紧密。

第二节　吉林省健康福祉产业发展的前向关联效应分析

前向产业关联是指健康福祉产业与其下游产业之间的关联。健康福祉产业的前向关联效应主要表现为对健康福祉产业需求端的影响效应，如健康福祉产业的发展消费和耗用了许多下游产业的产品、技术和劳务服务，这将在很大程度上影响下游产业在资本、技术、人力等方面的布局。

一、前向产业产品服务间关联分析

健康福祉产业的下游产业主要为健康产品与服务的流通和应用产业。与健康福祉产业产品间关联密切的下游产业主要有交通运输业、仓储业、批发和零售业等，健康福祉产业通过对其产品、服务的应用，深刻影响了下游产业的产业布局和资本投入。

近些年，伴随着我国人口老龄化程度日益加剧，国家卫生投入持续增加，消费者对健康的重视程度也日益加深，从而对医疗保健等健康服务有了更加广泛的需求。居民医疗保健等健康支出作为提升生活质量的重要支出，在消费者日常支出中所占比例越来越大，消费者对于医疗保健等健康服务需求的增长极大地带动了健康产品的批发与零售业的发展。以生物医药产业为例，随着互联网技术的普及，生物医药产业的流通模式分为线上销售渠道与线下销售渠道两种模式。线上渠道包括在线药品零售、第三方 App 等线上电商。线下渠道主要包括医院、诊所、药店等线下实体，其内核为医药产品。伴随着生物医药产业的发展，作为生物医药产品流通载体的批发和零售业也焕发出了新的活力。然而实体批发业和零售业具有聚集性强、流通性强的特征，由于近些年来新冠疫情的影响，吉林省实体批发业和零售业的发展受到了抑制。同时，居民对于健康福祉产业产品的需求量提升也最为显著。可以说，新冠疫情在一定程度上是“互联网 + 医药”健康时代的一种催化剂。消费者不再局限于通过线下药店、诊所、医院等渠道购买和接受医疗健康服务，取而代之的是消费者可以无须接触流动人群享受上门送药服务。阿里巴巴等互联网巨头也纷纷进军医药配送领域，如图 8 - 7 所示，诞生了多家医药 O2O 核心企业。

电商平台名称	特色
海王星辰	25分钟急速送达
叮当快药	核心区域28分钟送药到家服务
益丰大药房	全国9省市5900余家益丰大药房门店1小时送药上门
大参林	O2O送药服务现已覆盖全国7639家门店，建立多个医药工业创新制造基地
老百姓大药房	为会员提供免费寻药、送药上门服务
阿里健康	与线下药店合作，提供平台
泉源堂	24小时营业，30分钟送药上门

图 8－7　中国 O2O 核心企业

除此之外，医药新零售平台助力消费者实时监控管理自己的身体健康。由于消费者对健康服务的需求日益增长，新零售将成为健康福祉产业未来发展的必由之路。面对 2022 年新冠疫情的多点散发和局部暴发情况，也更需要吉林省政府积极推动健康福祉产业的发展，从健康福祉产业入手，拓展产品间交易的方式，如网络零售、平台经济等新模式。加强与互联网平台的合作，打造新型业态模式，推动批发零售业跨界融合、线上线下融合。推动批发零售业产业结构升级，提升互联化、智能化水平，优化消费环境，加强各流程监管力度，规范市场环境。健康福祉产业通过优化产品间交易模式，使得吉林省健康福祉产业整个产业链发展水平提升。同时推动吉林省整个批发业、零售业产业结构优化，满足居民日益增长的消费需求，刺激吉林省批发零售业发展繁荣。

此外，随着健康福祉产业需求量的增长，物流运输、仓储产业在健康服务产品流通中的作用也日益凸显。健康福祉产业通过物流运输产业降低健康服务产品的物流成本、优化物流流程的同时，也促使更多的资本汇聚物流产业。从而扩大物流规模、提高物流运输效率、提升服务质量，最终增强其核心竞争力。其一，健康福祉产业日益重视完善物流网络布局和现代化物流技术与装配。其二，物流业与其他产业跨界融合深度发展。由于近年来中国药物物流总额稳定增长，如图 8－8 所示，顺丰、邮政等物流与仓储企业也加入健康服务的供应与分销链中，对物流与仓储业的投资也相应增加。对于吉林省健康福祉产业来说，无论是健康生产产业、健康制造产业，还是健康服务产业，都对物流运输、仓储产业有很大需求。2021 年末，吉林省就已经启动了物资储备管理中心医疗物资储备库的相关建设工作。同时，亚泰医药产业园中的现代医药物流基地第二期建设也在积极推进。然而，正如吉林省“十四五”医药健康福祉产业发展规划所指出的那样，我省在医药商业与流通业的发展方面还很薄弱。未来应当继续挖掘医药物流潜力，重点推进医药物流产业集群发展，继续推进医疗物资储备库项目建设。

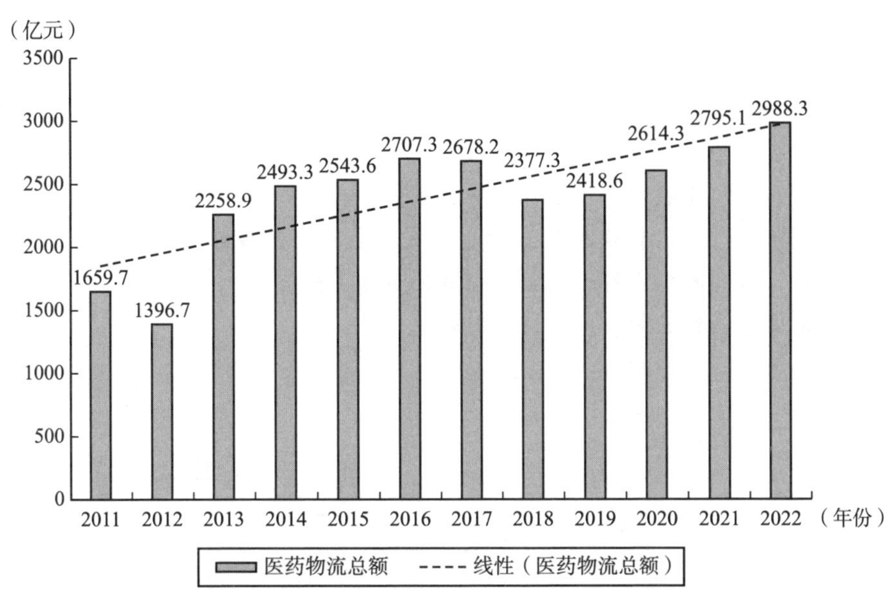

图 8 – 8　中国医药物流总额统计及预测

资料来源：2022 ~ 2028 年中国医药物流市场深度调查与市场前景预测报告［R］. 共研网，2022.

健康福祉产业通过从下游产业，如零售与批发业、物流运输业等关联产业购买产品与服务，从而使资本进入相关产业的资金循环中，实现健康福祉产业向关联产业“资本扩散”。健康福祉产业的资本投入在扩大自身规模的同时，由于消费和耗用了其下游产业的产品和服务，也对其产生了投资乘数效应，这一效应将进一步推动相关产业链的延伸，提高社会资源利用率。

二、前向产业技术间关联分析

以互联网医疗产业为例，其下游为各类型医院，主要包括互联网医院、综合医院、专科医院等。随着中国互联网医疗产业的不断发展，健康福祉产业与信息传输、计算机服务和软件业关系更加密切。吉林省健康福祉产业需求量的增长，会促进制造类产品需求的增长，同时也将带动互联网、大数据及数字技术、人工智能等技术类相关产业的发展。吉林省一直非常关注互联网与制造业的融合发展，工业互联网就是互联网与制造业融合的产物，工业互联网的发展对吉林省先进制造业发展也起到了非常重要的作用。一方面，健康福祉产业的发展能够推动工业互联网的深化发展，推动吉林省特色医药制造产业、中药材种植产业等与工业互联网进一步深度融合。医药产业互联网就是其融合的产物，且拥有巨大的市场规模，如图 8-9 所示。发挥两种重要产业融合的地区化特色优势，更能够为健康福祉产业的进一步发展提供技术上的支持。另一方面，健康福祉产业不仅包括产品制造类产业，同时也包括健康服务类产业。健康福祉产业细分行业较多，产业之间也有一定关联性，也能为吉林省互联网行业提供市场数据基础，推进吉林省互联网服务行业、互联网数据行业发展，推动吉林省健康福祉产业信息化、智能化发展，进而使得吉林省互联网行业拓宽服务范围，发挥对前向关联产业的推动作用，促进吉林省第三产业优化升级。

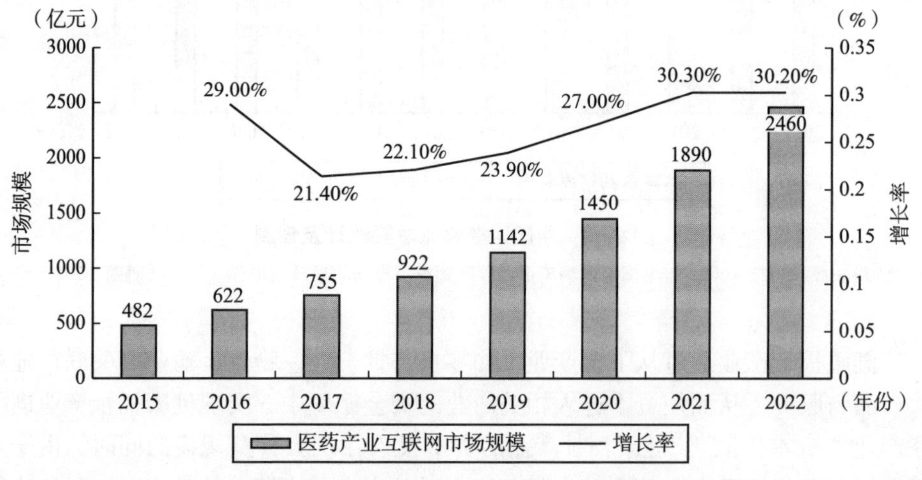

图 8-9 中国医药产业互联网市场规模

资料来源：艾瑞咨询.2020 年中国医药产业互联网白皮书［EB/OL］.2020-12-14. https：//baijiahao.baidu.com/s？id=1686040945519804355.

自 2020 年新冠疫情暴发以来，人们对自己的身体健康状况的关心程度空前上升。新冠疫情期间，阿里巴巴、京东、腾讯等十多家互联网巨头打造与开通了互联网医疗平台。在当前“健康中国”的战略背景下，阿里巴巴等企业纷纷抓住机遇，积极进军健康福祉产业，为健康福祉产业注入了生机与活力，健康福祉产业的市场规模不断扩大。一方面，随着阿里巴巴等互联网巨头纷纷入驻健康福祉产业，为健康福祉产业赋能，提升健康福祉产业的数字化水平，从而提高产品与服务的质量；另一方面，健康福祉产业更多地应用互联网技术，也对互联网产业的技术提出了更高的要求，使得阿里巴巴等企业进一步提升大数据算法、人工智能等技术，使大数据分析更加精确。

健康福祉产业的发展也将促进诸如运输业、仓储业、物联网产业、电子商务产业等一系列下游产业的发展。健康福祉产业市场的扩大，以及互联网平台的普及，将带动健康产品在全国市场的推广。吉林省电子商务产业、物联网产业技术水平的提升，对于提高产品运输能力、辅助吉林省各产业走向全国市场有着十分重要的意义，同时也有利于吉林省打造特色健康品牌，提升健康服务技术水平，促进整个产业链良性循环。

健康福祉产业是一个技术密集型产业，其发展离不开互联网、云计算和人工智能技术、生物技术等技术的支持。健康福祉产业在发展中对这些技术的应用，不仅有利于促进自身服务的进步、规模的扩大，而且对于健康福祉产业的下游产业的技术进一步提升也有助益。健康福祉产业与下游产业通过技术间的关联，扩大健康福祉产业的资金投入，也会对其下游产业的发展产生明显的技术激励效应，促进相关产业技术水平的提升，从而支撑相关产业的进一步发展。

三、前向产业劳务间关联分析

健康福祉产业涉及一个人生老病死的各个阶段，是全面呵护居民健康的产业链体系，所以其前向产业涉及居民服务业。近些年来吉林省一直关注文化产业、旅游业、体育运动业等产业的发展。吉林省不仅在自然资源方面存在着一定的地理优势、资源优势和产业基础，而且政府支持服务业的发展，推进吉林省服务业不断优化创新，提升第三产业发展潜力。健康福祉产业的下游产业大多属于第三产业，与前向产业之间的劳务间关联变得尤为重要。一方面，健康福祉产业通过与前向产业进行沟通交流，能够更加了解市场中的消费者表现，对产品、服务的反馈会更加直接，能够使健康福祉产业的产品与服务及时调整，更加适应市场需要。另一方面，健康福祉产业发展水平的提升也将带动多项产业扩大规模，增加岗位，提高服务水平。从而对其他前向产业产生前瞻效应，促进前向产业整体就业率上升，推动吉林省服务业水平整体提升，有利于吉林省整体就业结构的优化。

健康福祉产业内部之间存在着劳务关联关系。以养老产业为例，其下游产业包括：①养老场景，如居家养老、社区养老、机构养老等；②养老金融，如老年保险等；③文化生活，如养老旅游等；④护工培训等。进入21世纪，我国社会老龄化程度不断加深，养老意识较20世纪也显著增强。健康养老是“健康中国”背景下新的要求，这也促使健康福祉产业与养老服务业融合发展。一方面，势必需要更多具有专业素养的养老服务人员，这对相关产业产生就业拉动效应，促进就业；另一方面，满足了人们对于健康养老的需求，养老服务人员的实践促进了健康福祉产业上下游间的信息交流，促使健康福祉产业为养老产业提供更优质、更具有针对性的产品与服务。

健康福祉产业的前向关联产业也有外部相关产业。随着健康福祉产业的发展，相关产业园区、特色小镇的建设，也将与建筑业、餐饮服务业、文化体育业等产业劳务关联，创造更多的就业机会，带动吉林省服务人员素质水平提高。以吉林省长春亚泰国际医药健康福祉产业园项目为例，该项目总投资约70亿元。第一期项目建设从2016年开始，2018年结束，耗时约3年。项目用地约68万平方米，总建筑面积约100万平方米。① 如此浩大的工程极大地带动了建筑业等第二产业及餐饮服务业等第三产业的发展。这些产业本身的发展就能够创造更多的就业机会，提升吉林省就业率。且园区规划了新药、保健品、中医药、生物制品生产与研发区及电子商务、现代物流、仓储区等七个特色功能区，预计将容纳各类企业500余家，增加3万余个工作岗位，营业收入突破千亿元。② 这都进一步体现了健康福祉产业的发展对前向关联产业所带来的就业拉动效应。打造吉林省特色服务业项目，为居民提供更加优质的服务赢得市场认可，不仅能提升吉林省第三产业比重，促进一二三产业进一步深化融合，还将对吉林省的就业产生积极作用。

---

①② 亚泰医药产业园官网，http：//www.ytpip.com/zjyq/yqgk/。

第四部分

健康福祉产业融合创新发展的对策建议

第九章

健康福祉产业融合创新发展的对策建议

第一节 政府层面的对策建议

一、提升战略地位，制定健康福祉产业政策

随着经济发展与人口老龄化程度逐渐加深，“十四五”时期，我国健康福祉产业出现新机遇，产业需要对发展理念与政策取向进行深刻变革，市场格局迎来新的挑战。政府部门应进一步领会“健康中国”战略的新内涵，重“健康”的同时更要重“福祉”。政府部门要把“健康福祉”纳入更多的顶层政策设计之中，把发展健康福祉作为经济建设的战略性工程，把健康福祉产业的具体工作纳入经济社会发展全局和“健康中国”战略之中。将健康福祉产业纳入国家及各地区经济和社会发展规划中，统筹推进健康福祉产业发展，政府引导社会各界共同参与建设，并采用市场化手段进行运作，逐步制定产业具体发展目标。另外，在已经发布的《“十四五”医药工业发展规划》《“十四五”国民健康规划》基础之上，各地区政府部门要进一步明确健康福祉产业的战略地位与战略内涵，在范围更广、影响更深的基础之上规划并落实产业发展相关措施。要以中医药、医疗制造等传统优势产业为依托，以健康旅游、休闲养老等新兴服务产业为抓手，以满足人民福祉为目标，将发展健康福祉产业作为我国经济转型升级与高质量发展的重要组成部分。政府要充分发挥引导作用，出台综合性配套政策措施，为健康福祉产业发展提供政策支持，进而提升健康福祉产业的战略地位，满足人民全方位的健康福祉服务需求。

二、完善健康福祉产业体系，推动产业融合发展

政府部门在明确健康福祉产业定位的基础上，要合理布局，快速落实主导产业与配套产业的发展。在高质量完成《“十四五”医药工业发展规划》《“十四五”国民健康规划》等重点任务的同时，进一步巩固中药、生物药、化学药等重要板块的产业优势，重点发展健康医疗、健康养老、健康运动、健康旅游、健康食品等具有健康福祉特色的融合性产业，应注意健康福祉产业盈利性与公益性兼备的特点，将“关心人类福祉”这一目标深刻融入产业之中，打造特色优势，积极探索产业发展创新之路，构建较为完整的健康福祉产业价值链体系。要继续支持重点产业及其细分产业的融合发展，整合产业内资源，促进健康福祉产业链上各个主体之间的合作，最终形成链条完整并且业态丰富的健康福祉产业体系，增强产业核心竞争力。一是持续支持产业间融合，根据健康福祉产业综合性与多样性的特点，不仅需要促进现有医疗与健康服务业的融合发展，如健康旅游与休闲体育、“互联网+”健康等，还要继续深挖关系民生福祉的相关产业，探索新兴产业融合的可能性，从而真正加快健康福祉产业的多元发展。二是要促进产业要素之间的整合，如资金、技术、土地、人才等健康福祉产业重要资源的整合。三是推动产业部门及卫生部门的联动协同，切实将发展健康福祉纳入相关部门的重点工作中，有机整合、统筹推进。四是推动优势企业与落后企业进行资源整合，培育一批主业突出、品牌影响力强、具有中国特色的龙头企业，培育一批具备健康福祉产业特色、发挥“强链”“补链”作用的专精特新中小企业，尽可能地提高产业资源使用效率，进而带动产业内其他企业的快速崛起，最终实现健康福祉产业的全面发展。

三、加快调整产业布局，构建健康福祉产业大平台

政府部门要依据“十四五”期间健康福祉产业相关的发展规划，加快健康福祉产业结构布局调整，发展核心区域建设，充分发挥产业示范与技术引领等功能，进而从整体上提升产业链、价值链水平。首先，培育发展大健康产业要根据产业布局特征与发展趋势进行梯度开发与转移，顺应产业结构优化的空间格局演变趋势，东部沿海发达地区要以京津冀一体化、长三角一体化、粤港澳大湾区建设为契机，扩大对外辐射范围，发展外向型经济，积极承接国际优质的健康产业转移与投资，提升健康产业发展空间，全力打造一批具有综合性与专业性的国家

高新区，发挥带动与示范作用；中西部以及东北地区则要提升对外开放水平，梯度化承接东部沿海和国际健康产业转移，增强地区产业发展活力，进而促进梯度化产业发展模式形成。其次，健康福祉产业布局调整与优化的重点在于实现产业发展与资源禀赋特征的结合，因此，要充分了解各地区所处的经济发展阶段与资源聚集情况，循序渐进地承接并发展符合当地实际、顺应时代发展、满足群众需求的健康产业集群。最后，健康福祉产业布局调整要准确把握产业均衡化与区域差异化发展的关系，既要注重生产制造、产品服务环节的相关产业，也要均衡发展要素投入与消费促进领域的产业，优化健康循环产业链。政府部门还要鼓励健康福祉产业研发机构的大力建设，强化政策引导，注重激励约束，积极调动优秀企业与高校等力量参与，优化科研力量布局。要以中医药、医疗制造、健康服务为主要发展方向，继续完善现有顶尖健康福祉产业园区的建设，着力打造集高端产品研发与生产、优质人才培养与汇聚于一体的、创新活力旺盛的健康福祉产业基地，辐射带动其他地区产业快速发展，实现科技创新和经济效益的深度融合。

尽管目前国内已建成一批健康福祉产业园区，出现了一批发展较好的健康福祉产业集群，但从国际的视角来看，这些园区及产业集群还存在着健康福祉特色不突出、科技创新能力不强、协作配套体系不完善等问题。针对这些问题，首先，政府可以前瞻性地着手打造若干具有国际影响力的、产业特色鲜明的健康福祉产业大平台，科学地进行基础设施系统建设，以满足产业快速发展的要求。重点推动目前国内已经建成的健康福祉产业园、养生度假区等集聚发展，形成具有示范和引领作用的产业大平台。要突出“健康福祉”特色，在产业配套政策中赋予“特权”，在财政资金、土地、税收、金融服务等方面进行相应的配套改革和创新，从而更好地利用这些大平台带动健康福祉产业创新发展。其次，要推动建设高质量研发创新与服务大平台。以国内健康福祉产业重点高校为依托，适当引入其他科研力量，积极牵头建设集科技研发、信息共享等功能于一体的健康福祉产业专业化大平台，使各产业主体能够及时、有效地了解产业前沿动态。最后，在建成前述大平台的基础上，引导健康福祉产业平台优化服务能力。有关部门需要规范并协助平台内企业细化服务标准，完善服务流程，尽可能地使产业大平台发挥应用功能，使其产业信息化服务、中介服务等提升质量。政府部门要充分发挥政策保障作用，为健康福祉产业平台提供资本运作、企业管理、法律服务等全方位的扶持，保障基础大平台的正常高效运转，最终助力健康福祉产业高质量发展。

四、加强政府监管，完善产业法规与标准建设

健康福祉产业起步较晚，目前缺少系统性的监管标准与产业标准，低质量、

盲目发展的问题在产业内大量存在。相关职能部门应相互协调、联合执法，尽快制定健康福祉细分产业的统一标准，编制多层次、分类型和综合的产业目录体系，放宽健康福祉产业市场准入范围，明确公共类、非营利类和市场竞争类产业项目。对相关产业政策进行汇总、归纳，进一步提出扶持产业建设和共享的产业政策，以便于分类指导，建立合理竞争的市场秩序，促进产业资源的有效开发利用。在此基础上，健全与健康福祉产业特色标准相配套的高水平监管法规，完善健康福祉产业规范管理体系，分门别类地引导并达成产业内规范化管理模式，助推健康福祉相关产品标准化、规范化，助力健康福祉产业与国际接轨。另外，相关部门需尽快制定统一标准，保护健康福祉信息数据这一基础型战略资源，积极推动健康管理大数据的产业应用；探索远程医疗、可穿戴设备、智能健康电子产品、医疗机构等产生的数据资源，规范健康医疗数据资源目录；由政府牵头，行业协会专业机构和企业参与，尽快健全相关政策，强化标准和安全体系建设，增强安全技术的支撑能力。

五、深化医药卫生体制改革，健全完善医疗服务体系

传统的医疗卫生服务产业仍然是健康福祉产业的重要组成部分，政府部门应扎实推进医药卫生体制改革，明确改革方向，要从以治病为中心转变为以人民健康福祉为中心，进一步深化改革举措，搭建促进健康福祉产业持续快速发展的体制机制。第一，尽快构建就医诊疗的新格局，全面提升基层医疗的服务水平。要激发高水平医院的示范引领作用，出台政策完善医疗联合体建设，落实医院主体责任，调动联合体各方参与积极性，规范医疗联合体建设发展，增强市县级普通医院的服务能力，有效提升基层医疗卫生的服务水平；鼓励社会各方医疗机构、康复护理机构、养老保健机构等参与医疗联合体建设，尽可能地优化就医诊疗新秩序；推动医疗服务体系的综合性改革，探索基层医疗资源、人才资源的共享机制，充分实现健康福祉产业内基本机构的协同发展；完善医保投入与支付、服务价格等配套措施，完善激励机制，落实保障政策，加强考核评价，鼓励各类健康福祉人才参与健康福祉产业的发展。第二，增强公共卫生服务能力。要充分认识当前新冠疫情形势，科学精准地进行常态化疫情防控工作；提升疾病预防控制能力，以健康管理为着力点，整合公共卫生资源，推进全生命周期健康管理工作，向以“防病”为主、“防治”并重的模式转变；加强医防协同，即强化医防深度融合发展，构建覆盖全生命周期的“互联网+公共卫生”共享平台，全面提升公共卫生信息使用效率，做好各类疾病的监测工作，增强公共卫生事件的早期预警

能力。第三，进一步推进“智慧医疗”建设，加速建成智慧医院和全民健康信息平台，加快推动区域内各医疗机构之间实现诊疗信息共享。健全互联网诊疗收费政策，推广分时段预约诊疗、智能分诊导医、候诊提醒、检验检查结果查询、诊间结算、移动支付等线上服务，推动重点地区医疗健康领域公共信息资源的对外开放。

六、设立产业基金，拓宽产业资金引入渠道

根据健康福祉产业具备的盈利性与公益性特点，首先，要加大健康福祉领域的财政投入。设立专项资金，用于健康福祉产业的长期投资与发展，支持建立中医药产业引导基金、医养结合产业基金等健康福祉专项基金，同时在资本市场引进社会资金，扩大基金规模。要重视健康福祉产业与国际相关知名企业的合作，主动引导优秀企业通过线上或线下多种形式展开国外营销与招商引资。要加大对健康福祉企业的宣传推广力度，重点培育国家中医药重点企业、专精特新中小企业、超亿元大品种和重大产业化项目，鼓励各地区充分利用健康福祉产业的专项资金，加大对产业内相关企业的资金支持力度。其次，加强税收激励。引导健康福祉产业综合体、产业园等重大项目的建立建成，在项目归属、税收分成方面进行政策探索，实现利益共享、互利共赢，同时鼓励企业引进先进设备，加快技术改造，尽快实现企业的转型升级。最后，强化金融支持。在拓宽健康福祉产业融资渠道的同时，要严控金融风险，避免个别短期投机行为，对于金融机构支持健康福祉产业发展，要制订专门的考核办法和激励机制。

七、提高科技创新水平，引导健康福祉产业创新发展

当前，数字经济发展迅猛，科学技术对健康福祉领域的渗透性越来越强，影响力越来越大，产业变革正加速演进。政府部门需要鼓励社会各主体进行全方位的技术研发，在政策上持续加大扶持力度，提升基础科学与战略性高科技领域的研究水平，不断完善健康福祉科技创新体系，鼓励开展中医药种植与加工、中成药产品质量提升、新食品原料与保健食品开发等关键技术的创新研究，吸收国内外前沿技术与人工智能、数字化等领域的最新成果，通过深化医科协同、医工协同的手段，在协同创新中解决技术创新问题。同时，加快推进科技成果的转移转化，可以通过重大成果转化对接、成果转化项目推介等形式，依托健康福祉产业科技平台，加强技术资源市场化和成果中试熟化。另外，政府部门要紧紧把握数

字经济发展、数字中国建设的有利契机，搭建以技术为导向的创新互联网平台及服务体系，引导培育健康福祉产业价值链上的新业态，推动互联网、物联网、云计算、大数据等高新技术与健康福祉产业互通互融，结合大数据等前沿技术，探究健康福祉领域的颠覆性创新与应用，加强应用体系的建设和完善，进而培育出“数字”+“健康福祉”的产业新业态，大力促进医养融合、医旅融合等价值链新兴业态的快速兴起，助推健康福祉产业高质量创新的实现。

第二节　企业层面的对策建议

一、紧跟产业政策步伐，提高政策利用效率

企业要提高自身把握和运用政策的能力，主动去收集和了解国内以及具体地区的产业政策，了解健康福祉产业平台的相关法律法规，合法经营，评估企业投身健康福祉产业的可行性，要用长远发展的视角来规划企业发展的模式，扎牢健康福祉产业融合发展的根基。善于运用优惠政策和法律法规中的有关条款维护自身利益，降低成本，根据优惠政策这一“指南针”及时调节战略定位与生产目标，调整生产资源的分配，改变投融资方式，从巩固竞争力、增强企业融资能力、减轻企业运营负担、促进新兴市场形成、提升企业效率、增强信息共享能力和减少信息不对称等方面积极迎合发展规划的要求，提高政策利用效率。

二、打造品牌特色，注重推广营销

健康福祉企业可以充分挖掘历史文化资源，打造传统中医药、新型养老旅游等健康品牌，讲好企业自身的故事，做好品牌的宣传，突出地方特色与优势。要将“健康福祉”植根企业文化，遵循好国家大政方针，承担起惠及百姓、服务民生、提升国民健康水平的历史使命，以实际行动践行“健康福祉”的深刻理念。要加大对传统中医药新产品新技术的研发，加强地方历史文化交流，重点打造一批具有我国民族特色的国际知名品牌。企业应尽快推进商标注册、地理标识认证等工作，及时维护自身知识产权，提升品牌影响力。要充分利用互联网新媒体等渠道，通过打造节假日庆祝活动、举办交易博览会和健康产业论坛等具体方式，开展自身优势产品推广促销活动，以及服务评选活动与推介活动等，全方位、多

角度、多渠道、多形式地对企业生产产品或经营服务进行大力宣传，助力提高我国健康福祉产业产品和服务的社会影响力和国内外知名度。

三、重视数字化转型，促进企业高质量发展

新一代信息技术为健康福祉产业的发展提供了新动能。人工智能、大数据、云计算、物联网、区块链等核心技术飞速发展，企业在健康福祉领域发展的过程中需要紧跟时代，进行数字化转型。企业加大科技研发投入进行创新孵化，积极推进信息技术与生物医疗等技术的融合，在精准医疗、智慧医疗等新兴领域融入新技术，在远程医疗、个性化诊疗等新业务模式中实现创新，推动健康福祉产业创新发展。同时，健康福祉产业体系庞杂，领域众多，企业在数字化转型的过程中需要有清醒的认识，正确认识自身所处产业链的位置，有选择性地进行数字化转型。例如，在传统医疗的产业链上，制药企业处在产业链上游，需要对产品不断进行更新与研发，保持其核心竞争力。在进行数字化转型的过程中，可以重点关注数字化对于产品研发效率的提升上，在新药研制、寻找受试者、临床试药等环节，积极探索数字化的重要作用。医疗机构处在这一产业链的下游，需要不断增强医疗服务水平与效率来保持其核心竞争力，重点关注数字化对医疗服务与疾病诊疗等环节的作用，最大程度提高就诊患者的满意度。

四、企业间协同发展，“链主”与“专精特新”企业同频共振

健康福祉产业的产业链现代化水平提升离不开“链主”型企业的引领与“专精特新”中小企业的培育。“链主”型企业是能够充分利用、整合各类要素资源，具有产业链上的核心凝聚力与较强的创新能力，占领产业链核心地位的企业。健康福祉产业中的“链主”型企业要利用自身优势，快速识别出具备“专精特新”发展潜力的中小企业。然后与这些中小企业积极协作，从资金到技术、订单等多维度给予要素支持，利用产业协同的优势，帮助中小企业快速成长，尽早融入产业链、供应链和市场循环，成为或者壮大“专精特新”企业。在健康福祉产业发展过程中，“链主”型企业能够充分利用内外部资源，发挥比较优势，整合各类资源和要素，具有某一细分产业链的核心凝聚力，能集合产业链上各个规模企业的产、供、销等环节，形成以“链主”型企业为核心的网状辐射结构，同时能协同政策、资本、资源、人才等各方力量，持续带动产业链上各企业不断发展。在“链主”型企业发挥作用的同时，“专精特新”中小企业与其产生互动

作用，在“链主”型企业的主导下，中小企业是链主企业的主要外包者，是“链主”型企业供应链体系的重要一环。以“链主”型企业为核心，“专精特新”中小企业为供应链，降低产业链各环节传递成本，减少企业间的摩擦，打造健康的产业链生态系统，从而带动产业链的现代化发展。链主型企业与“专精特新”企业同频共振，还具有较强的辐射扩散能力，在提升自己所在产业链现代化水平的同时，也能够带动其他相关产业共同形成网状产业集群，从而整体提升健康福祉产业链现代化水平。

第三节 社会层面的对策建议

一、深化产教融合，培育并吸引健康福祉产业人才

健康福祉产业的发展需要一大批中医药学人才、健康管理人才、医疗救助人才等。国内各高校应根据自身的条件与实力，结合健康福祉产业的发展布局，科学制定健康福祉产业的人才培养计划，紧密对接健康福祉产业集群，完善相应的专业设置，重点加快中医药种植、养生保健、老年服务、病后康复专业等学科建设，以迎合健康福祉产业快速发展的需求，并优先培养相关的紧缺人才。在具体的人才培育过程中，高校需要与企业、政府等各方进行深度合作，共同制定健康福祉产业人才的培养目标，构建相对应的人才培养体系、校内实训基础及校企合作基地等，与健康福祉产业相关的用人企业共同制定实践类课程的教学实施方案和管理制度，全面推行职业教育的人才培养模式，培养真正适合企业的健康福祉应用型人才，深度实现产教融合的目标。

在各方联合培育健康福祉人才的同时，还需要注重引进海内外优质高端人才。政府要在生活补助、住房补贴、子女及家属安置等方面予以政策扶持，不断为健康福祉产业发展壮大力量。企业需要进一步完善健康福祉人才的考核机制，根据各细分领域的特点，对健康福祉人才的上岗标准进行严格评定，并进行个性化、持续性的培训。

二、优化服务水平，营造一流发展环境

一流的发展环境是健康福祉产业快速发展的重要保障。第一，地方政府部门

要着力改善审批服务，提升服务水平，方便健康福祉企业办事，为健康福祉相关企业开通“绿色通道”，推广“一站式”服务方式。加强管理制度建设，创造公平有序的良性营商环境。第二，社会各部门协同合作，着重完善健康福祉产业园区、高新技术示范开发区等在城市生活方面的基础设施配套建设，为企业发展提供良好的外部环境。第三，社会各方应积极组建健康福祉产业协会及商会。协会与商会开展工作，能够为健康福祉领域市场主体发展及时提供政策信息，协调并对接国内各地区的优势资源，提供综合平台式服务，为政府及企业提供更为有效的意见和建议，推动医疗、养老、旅游、休闲等产业在健康福祉领域深度融合发展，为健康福祉产业新业态与新模式发挥协调、指导、组织、信息咨询等作用。

三、转变传统观念，强化健康福祉理念

目前，我国社会老龄化程度不断加深并且无法逆转，养老问题的有效解决是重中之重。社会各界应加强健康福祉教育，转变传统观念，注重宣传引导，积极营造良好氛围，使健康福祉理念深入人心。从社会的总体视角来看，要从健康福祉“以人为本”与“融合发展”的理念出发，转变传统观念，从“弱势照料”“压力负担”转变为“平等互动融合”。具体而言，众多老年人群体在逐步提高收入水平与健康水平的基础上，不仅有着多元化与个性化的现实需求，同时也有一定的经济能力。对于家庭来说，应从简单的物质支持为主、满足身心需求逐步转变为尊重包容、主动支持与直面衰老。我国传统的孝亲文化，往往更多地强调单方面的顺从与接受，而且经常对衰老与死亡采取回避和拒绝的态度。但老年人真正的健康在于实现身心平衡与自我实现，这既要基于物质基础与医疗保障，也需要家庭成员之间的尊重交流与包容支持。另外，无论衰老还是死亡，都是不可避免的，唯有直面现实并坦然接受，重视生命的质量与生活的尊严，才有利于每个人的自我实现，让每个人有尊严地活着，也能够有尊严地离开，这才是真正的以人为本与人文关怀。对传统健康福祉企业而言，这意味着一批新的用户和一个巨大的潜在市场，有必要将老年人平等地视为消费者与服务对象，合理、合法地尊重他们的需求与愿望；对健康福祉服务行业企业而言，不能仅停留在各种照料与陪伴层面，还应当更多地为老年人提供复合多元的服务，为他们的能动性与自我提升的需求提供平台与支持。对社会来说，也要在爱老、护老与敬老的基础上，更加积极平等地看待老年人，引导与促进他们与社会互动，支持与保障代际间的交流融合。

第十章

健康福祉产业融合创新发展的未来思考

第一节　实现智能化健康服务体系普及

一、构建覆盖到村的远程医疗服务体系

远程医疗服务是指通过现代计算机技术，将大医院或具备专业治疗技能医院的优势技术和设备功能，辐射至医疗设施不完善、医疗环境不理想的贫困地区，进而实现对基层群众的诊断与治疗。由于互联网可以完整、实时地传输生动具体的数字、图像、语音，从而极大便利了专家与患者的沟通。即使患者与专家地理距离相隔很远，也可以借由互联网进行及时的语音和视频交流。这不仅显著降低了双方的时间和金钱成本，也使得患者能够得到及时有效的治疗。这种“面对面”的网上诊疗，可以使患者得到医生的专业建议，用科学的方法对疾病进行治疗。远程医疗能够使居民以最便利的方式得到医生指导，不会因路程遥远等阻碍而延误治疗的最佳时机，这也缓解了基层医疗服务与基层医护人员不足等问题。由于当前条件的制约以及相关机制运行的局限性，要构建覆盖到农村的远程医疗服务体系，仍需要政府部门的引导，通过逐步完善相关法律法规、健全政策激励制度，鼓励市场积极探索具备可行性的方案，稳步推进远程医疗的运用。

二、打造“有温度”的智能化助老新模式

满足老年群体健康需求是健康福祉产业发展的内在驱动力和最终愿景。在中

国健康福祉产业趋向深度融合发展的格局下，各种智能化场景依托智能设备被应用到产业发展中。这在供给端无疑是极大的创新，但无形之中也在需求端（服务端）拉远了与不擅长使用智能设备的老年人的距离，暴露出健康福祉智能化服务“外在温暖、实则冷酷”的问题。对此，本书对推行智能化助老新模式进行思考，在宏观层面，向谁服务就向谁调研。智能化助老服务除了要以老年人需求为中心之外，还要充分考虑老年群体接受智能化服务的能力。所以，服务供给方应深入老年群体进行调研，打造适合老年群体的智能化助老服务模式，实现智能化与老年群体的和谐共处。在中观层面，根据老年群体的特殊情况，设计符合老年审美观的智能化服务机器人，并通过刷脸、语音、预测、学习等手段简化系统操作流程，实现老年群体与机器人的高效交互。在微观层面，积极推行智能化助老新模式，通过跟踪式服务实现用前科普、体验，用中升级完善、优化服务。

第二节　建立以人为本的共享型健康福祉产业

一、扩大医疗保障覆盖范围

健康福祉产业融合发展涉及不同产业和大量企业，医疗保障业务是其中重要板块，也是产业融合发展具备可持续性的重要保证。目前，我国医疗保险在保险深度、保险密度和保障范围上较发达国家尚存差距，这也为医疗保障业务纳入健康福祉产业融合发展提供了契机。对此，本书以扩大医疗保障覆盖范围为切入点进行如下思考，一是在社会医疗保障范畴上，政府在确保现行保障体系正常经营的情况下，通过扩展筹资渠道做大医疗保障基金，间接为扩大医疗保障覆盖范围提供现实基础与保障，最终实现保障范围在人群上的全覆盖。同时，根据居民健康风险保障需求，开发多样化新型医疗保障产品，实现保障范围在病种上的全覆盖。二是在商业医疗保障范畴上，保险公司应基于其市场绝对优势，通过中国医疗风险类型和客户大数据，以客户健康需求为中心开发个性化医疗保险产品，以“一人一单”的保障理念填补社会医疗保障范围空白区。同时，基于大数据、人工智能等前沿科技刻画客户“健康画像”，打造全生命周期一站式健康管理平台，最终实现保障范围在时间上的全覆盖，即实现“事前预防 + 事中诊疗 + 事后康复”的全时段健康管理。综上所述，以“政企”联办模式，通过扩大医疗保障覆盖范围，助力我国健康福祉产业高质量融合发展。

二、促进优质健康资源均衡布局

实现健康资源有效利用和合理配置是打造“以人为本”“人人共享”的健康福祉产业中的重要一环。2020 年，我国进入全面小康社会，但我国人口老龄化、慢性病高发等问题仍然存在，疫情也进入了常态化管控阶段，人民生活质量和生活水平得到了不同程度改善的同时，对健康保障的需求日益扩大。对比人民对健康资源需求的增加，目前我国健康资源供给仍然存在不足和失衡。就我国医疗卫生资源来说，由于我国地理特征及地区发展现状等因素，大多数资源只集中在大型城市以及省会城市，从而导致中小城市以及边远地区的人民“看病难”的问题一直存在，想要看病只能到外地，而外地就医会产生诸多麻烦与不便。促进优质健康资源均衡布局，就是要实现人人共享健康的权利。为了从根本上解决看病难的问题，可以从以下几方面入手。(1) 继续推广线上健康诊疗和线上药房运营，健全消费者健康产品线上购买渠道，充分利用医药流通电商的便利性。同时要继续完善电商药品流通行业的法律法规，确保线上诊疗服务的可信度，并增加日常保健、疾病预防、轻症诊疗的保障渠道。(2) 推动优质健康资源下沉到社区，医疗健康社区作为距离居民生活最近的健康机构，可以充分发挥其预防与治疗的作用，应鼓励提倡更多具有专业技能的人员入职社区，加强职业医疗队伍建设；提高健康社区相关医疗设备投入，在具有专业人才的基础上补充物资设备等；政府还应加强多部门之间的合作，完善相关政策规定，起到资源整合的作用，使健康社区建设的各个环节和主体都参与其中。(3) 进一步培养居民的健康观念，组织相关健康宣传知识，使居民对慢性病预防、健康生活习惯产生一定的认识，提高患者慢性病的自我管理能力，从本质上减少居民健康问题的困扰，改善居民的生活质量。

三、打造健康福祉产业一体化智能融合发展的统筹平台

在高质量发展和统一国内大市场战略背景下，以人民健康需求为中心、供给侧结构性改革为切入点，统筹中国健康福祉产业高质量融合发展，对于通过发挥集聚外部性效应实现产业协同发展、合力创新，最终畅通国内市场大循环、应对老龄化挑战，具有重大现实意义。特别是在科技为第一生产工具、数据数字为核心生产要素的经济时代，“科技 + 产业”的赋能模式是推动健康福祉产业融合发展的重要途径。对此，本书提出“打造健康福祉产业一体化智能融合发展统筹平台”的举措，第一，政府统筹、多方协同，基于人工智能、5G 传输、云计算、

区块链等前沿科学技术，共建共享健康福祉产业发展信息系统，实现政府与企业、企业与企业、产业与产业之间数据信息的跨界互通。第二，在信息系统中嵌入智能分析功能模块，根据中国国情与各地发展状况，构建地域差异化数据分析模型，从宏观—中观—微观层面全方位统筹协调健康福祉产业融合发展，形成“一地一策、异时异策、百城百样”的产业发展格局，最终实现具有中国特色的融合发展方案。第三，通过科技赋能打造科学监管机制，以实时、全方位的动态监管体系，打破跨行监管、过度监管、监管空白等难题，为中国健康福祉产业高质量融合发展提供良好的外部环境。综上所述，健康福祉产业一体化智能融合发展的统筹平台，是“数据融合＋数据分析＋政策建议＋监管治理”闭环式一体化智能融合发展统筹平台。

第三节　建立科学合理的整体健康观

关于健康的概念，不仅仅是指人类良好的身体状态，还应包括精神状态、自然环境乃至于整个社会正向蓬勃的健康状态。因此，关于健康福祉产业的建设与发展，离不开身体健康、精神健康、心理健康、自然环境健康共同发展的整体健康发展观。

一、关注环境健康促进健康福祉产业可持续发展

健康福祉产业是涉及国民经济各个部门、经济发展各个环节的全产业链产业，以制造业作为健康产品供应支撑，通过产业间的创新融合发展来满足整个社会的健康需求，因此健康福祉产业发展的基础一定离不开生态环境。优美的生态环境是人类健康生活的自然基础，人类和自然环境是命运共同体，环境的破坏不仅会给人类带来财产损失，更会危害整个人类的健康甚至威胁生命安全。所以，保证环境的健康其实就是在保障人类自己的健康。近些年，我国将“建设美丽中国”作为重要发展举措，针对环境的治理和保护也取得了众多傲人的成绩，退耕还林、植树造林都取得了巨大成效。在发展健康福祉产业的各个环节中，我们还要注重环境的健康问题，加强对环境的保护意识，做到从源头上减少环境污染；强化对环境健康的管理监督，增强关于维护环境健康的科学技术支持，吸纳环境治理人才组建专业环境健康人才队伍；综合运用有利的政策工具与科技手段，有效预防、控制和降低环境健康风险，打造绿色可持续发展的健康福祉产业。

二、打造精神健康与身体健康并重的健康福祉产业体系

关注人类的精神健康，也是健康福祉产业不应忽视的一个方面。一个拥有健康的心理精神状态的人，会具有一种积极向上的生活状态，能够更好地发挥能动性，更容易在生活中获得幸福感，过上充实而又富有创造力的生活。不同年龄阶层的人具有不同的压力，老年人或因生病等原因产生焦虑情绪，学生常常因为学习压力而感到苦恼，年轻人也负担着工作和生活的双重压力。帮他们解决这些压力，对压力进行疏通显得尤为重要，在健康福祉产业促进人民健康发展中，精神健康与身体健康同样重要。近些年，我国对心理咨询、心理辅导的重视程度越来越高，尤其是新冠疫情以来所发生的一些社会现象，使整个社会越来越重视人们的心理健康和精神状态。同时，优质的心理咨询服务属于稀缺资源，收费往往较高昂，一般人难以承担。基于此，应该加强人们对健康心理状态的认知，使人们同时重视自己的身心健康；政府还应积极引导，建立更多的心理健康咨询治疗中心，增加心理医疗服务供给，降低相关治疗费用；支持投建社区型心理健康咨询中心或者在社区设立专门的心理咨询部门，增加人们获取精神健康服务的渠道。

第四节　健康福祉产业智能化数字化与网络安全保障

一、保障健康福祉产业网络安全的背景

近年来，多起大规模网络攻击影响了全球的个人和企业，让人们对未来的潜在威胁感到不安。健康福祉产业所涉及的医疗、保健等行业之所以一直以来都是网络安全威胁的重灾区，主要有三个原因：第一，犯罪分子可以出于保险欺诈的目的在暗网上快速出售患者或是消费者的医疗和账单信息；第二，勒索软件锁定患者护理和后台系统的能力使得有利可图的赎金支付成为可能；第三，联网的医疗设备容易被篡改。2017 年 5 月，“蠕虫式”的勒索病毒（WannaCry）的突然暴发对医疗机构产生了影响，英国国家卫生服务医院受到勒索软件的袭击，大量设备受到影响。这不仅限于计算机，其他医院设备，如核磁共振扫描仪和血液冷藏箱，也在袭击中受到影响。这种特殊的攻击被控制得相对较快，其影响较小，但这一事件揭示了医疗机构中的软件存在漏洞以及网络攻击可能造成潜在破坏。

2018年，新加坡国内最大的健康服务机构——新保集团（SingHealth）遭受网络攻击，导致约150万名患者的个人资料遭到黑客窃取。这也是新加坡历史上最大的个人数据泄露事件[①]。2021年3月，在我国西安也发生了针对医院的网络攻击事件。频繁发生的网络攻击也使人们更进一步地认识到对于健康福祉产业而言，保障网络安全的重要性。

二、健康福祉产业面临网络攻击的风险种类

在健康福祉产业中，面临的网络攻击威胁主要来自以下四个方面。

（一）恶意网络流量

它是指从应用软件或Web服务进行网络访问开始的任何攻击。此流量可能会执行恶意行为，例如将未经授权的软件下载到医疗保健计算机或设备上，黑客可以实现收集信息或破坏设备的功能。

（二）网络钓鱼

网络钓鱼是指通过说服用户单击链接、关注Web表单或提交敏感个人数据的方式来欺骗用户的任何企图。如果用户不幸上当，黑客可以访问相关组织的系统。

（三）易受攻击的操作系统

黑客还可以针对医疗保健组织内使用的操作系统进行攻击。一些医疗保健设备在设计时也没有考虑到网络安全。

（四）中间人攻击和恶意软件

当设备完全信任未经授权的第三方（即黑客）时，就会发生中间人攻击。利用这种方式，网络攻击者可以通过系统进行过渡并获得信息。值得注意的是，有两种不同类型的中间人攻击特别麻烦，分别是SSL剥离和SSL证书欺骗攻击。前者是指黑客位于连接的中间，自己连接到站点的HTTPS版本，并把用户连接到站点的HTTP版本。这能够让他们以未加密的形式看到用户所说的所有内容。后者则是指在传输数据的过程中，攻击者替换目标网站发给浏览器的证书，之后解

---

① 央广网．新加坡保健集团遭网络攻击　李显龙等150万患者个人资料失窃［EB/OL］. 2018－07－22. https：//china. cnr. cn/xwwgf/20180722/t20180722_524308366. shtml.

密传输中的数据。

恶意软件是为了未经授权而访问移动设备或系统，并加以损害而创建的应用程序或软件。

三、保障网络安全对于健康福祉产业发展的积极影响

（一）有助于保护敏感的患者数据

患者数据的安全性对于健康福祉产业组织非常重要，网络安全对于保护数据免遭未经授权的访问、修改和破坏是必要的。保护数据最常用的方法是加密。

（二）降低相关机构运营成本

通过在医疗保健组织中应用网络安全，可以显著降低数据泄露的风险，这是因为无须购买昂贵的安全设备和软件来保护联网设备。通过实施适当的网络安全解决方案，可以提高运营效率并减少管理网络设备所需的时间和成本，帮助医疗保健组织降低总体成本并提高业务生产力。

（三）提高客户满意度

通过实施强大的网络安全解决方案，健康福祉产业组织可以确保其客户免受服务交付期间可能发生的数据泄露或其他网络犯罪的侵害，这大大提高了客户满意度，有助于通过提高客户忠诚度来与客户建立长期关系。

（四）改进业务流程和数据质量

网络安全有助于改进各种业务流程，包括患者注册、索赔处理、实践管理等。通过实施强大的网络安全解决方案，健康福祉产业组织可以确保其客户的安全，防止任何类型的数据泄露或对网络设备的任何其他网络攻击，防止丢失或更改向客户提供高质量服务所需的关键数据，保障数据和信息安全。

四、保障健康福祉产业网络安全的措施

（一）健全完善健康福祉产业网络安全标准化体系建设

保障网络安全是健康福祉产业发展的重要内容。为加强健康福祉产业网络安

全体系建设，保障相关领域信息化的顺利发展，不断满足人民群众多层次、多样化的健康需求，亟须完善相关领域网络安全体系建设，为持续推进健康福祉产业信息化安全稳定发展保驾护航。

近年来，我国对于该方面的重视程度大幅提高。2020 年，国家卫健委发布《关于加强全民健康信息标准化体系建设的意见》（以下简称《意见》），推进互联网、大数据、人工智能、区块链、5G 等新兴技术与医疗健康行业的创新融合发展。《意见》对网络安全提出明确的要求，将推进网络安全等级保护、商用密码应用、关键信息基础设施保护等制度在行业落地实施。围绕大数据应用和数据联通共享的安全需求，从个人信息安全、重要数据安全、跨境数据安全三个方面，研究编制数据分类分级、数据脱敏、去标识化、数据跨境、风险评估等标准。《意见》的发布，为健康福祉产业网络安全标准化体系建设指明了前进的方向。

（二）加强对相关工作人员的培训以保障健康福祉产业信息化的安全发展

人为因素仍然是所有行业安全面临的威胁之一，尤其是在健康福祉领域。简单的人为错误或疏忽可能会给相关组织带来灾难性或代价高昂的后果。安全意识培训为员工提供必要的知识，以做出明智的决策，并在处理数据时更加谨慎，以正确的方式处理和报告安全漏洞，例如，不点击未知链接，不打开来自未知发件人的电子邮件，不下载或安装未知软件等。

（三）定期开展风险评估提升相关机构安全意识与风险应对能力

虽然审计跟踪有助于在事件发生后识别事件的原因和其他有价值的详细信息，但主动预防同样重要。定期进行风险评估可以识别健康福祉产业相关机构安全性中的漏洞或弱点，以及员工教育中的缺陷等。此外，仔细评估业务伙伴的安全与合规状况也格外重要。由于健康福祉产业相关的医疗保健等信息越来越多地在提供商之间和所涵盖的实体之间传输，因此仔细评估所有潜在的业务伙伴的风险是健康福祉产业相关组织可以采取的关键安全措施之一。这也就意味着，健康福祉产业的网络活动是否安全，不仅取决于健康福祉产业组织本身开展的活动，还取决于与之开展业务的任何辅助组织及其使用的第三方服务。通过定期评估整个机构的风险，可以提升相关机构的安全意识与风险应对能力，产业内的企业及其业务伙伴可以更好地避免数据泄露以及由数据泄露带来的不利影响。

（四）推进健康福祉产业网络安全技术升级并加强数据保护体系顶层设计

网络攻击事件的频发对于网络安全技术的要求越来越高，缺乏适当的安全框架会招致不必要的网络威胁，导致数据的泄露与流失。因此，对于健康福祉相关机构而言，加强数据保护体系顶层设计是十分必要的。我们主要可以通过以下五种途径来实现。

（1）备份存储和还原。最大限度地减少网络攻击造成的损害的最佳方法是采用无缝备份、离线存储和恢复技术。备份可以在首选时间设置，并且可以从实时到每小时、每12小时或每24小时一次。应定期监视备份，并且每周执行检查以测试备份恢复是无错误的。此安全协议对各种勒索软件攻击特别有效。

（2）多重身份验证。多重身份验证（MFA）是用户访问系统时使用的一种身份验证方法。它要求用户提供两种或多种验证方法来访问系统或应用程序。事实证明，它通过提供多重保护而不是简单地依靠用户名和密码作为身份验证方法来降低网络攻击的可能性。单独使用时，简单且易于预测的密码很容易被黑客入侵。建议经常更新和更改密码，以避免任何未经授权的访问。

（3）加密静态和传输中的数据。加密是医疗保健组织非常有用的数据保护方法之一。通过加密传输中的数据和静态数据，医疗保健提供商和业务伙伴使攻击者更难（理想情况下不可能）破译患者信息。

（4）记录和监控使用。记录所有访问和使用数据也至关重要，使提供商和业务伙伴能够监控哪些用户正在访问哪些信息、应用程序和其他资源，何时以及从哪些设备和位置访问。这些日志可帮助组织确定关注的领域并在必要时加强保护措施。当攻击事件发生时，审计跟踪可以使组织能够精确定位入口，确定原因并评估损害。

（5）降低连接设备风险。物联网的兴起意味着连接各种形式的设备。在健康福祉领域，从血压监测仪等医疗设备到监控场所的摄像头，所有设备都可以连接到网络。要想保持足够的连接设备安全性，需要在自己的独立网络上运维物联网设备，并对之进行持续的监控，以识别可能存在的风险。在使用设备之前禁用设备上的非必要服务，或在使用前完全删除非必要服务，使所有连接的设备保持最新状态。

附录

健康福祉产业融合发展情况的企业调查问卷

尊敬的先生/女士：

感谢您在百忙之中接受我们的访谈，为更好地促进健康福祉产业和产教融合相关规划的发展，我们进行了此次问卷调查工作，您提供的所有意见与资料都将被保密，感谢您的支持与配合。

企业名称：________________________________

姓名及电话：______________________________

职务：____________________________________

访谈日期：________________________________

1. 目前贵公司参与了健康福祉产业中的哪一细分领域？

□健康食材和药材的农林牧渔种植养殖　□医疗器械产业

□营养品和保障品产业　□体育用品产业　□养老服务业

□养生保健服务业　□医疗卫生服务产业　□健康金融产业

目前企业在健康福祉产业领域（中医药产业/养老产业等）的发展情况如何？

□幼小　□新兴　□朝阳　□衰退　□夕阳　□其他

您对未来健康福祉产业的发展前景有何具体看法？

□积极　□消极

____

____

2. 您认为公司目前在吉林省（或其他所在省份）相关产业中存在哪些优势？有哪些不足需要公司进一步改进？

优势：

___

___

不足：

___

___

3. 请问您是如何看待产业融合发展的？

___

___

您认为企业在融合发展过程中应当扮演什么样的角色？

□组织者 □主导者 □管理者 □其他

您认为融合发展将对贵公司的生产经营产生哪些影响？

___

___

4. 贵公司在生产经营过程中与其他企业合作的情况怎么样？

___

___

在合作过程中遇到了哪些问题？有什么样的潜在风险？

___

___

您认为是什么导致了这些问题和风险的产生？

___

___

5. 在参与健康福祉产业以及与其他企业合作过程中，是否享受到了相关优惠政策？

□是 □否

您希望政府和相关行业组织能够为贵公司提供哪些帮助？（如资金支持、税后优惠政策、融资扶持政策等）

___

___

6. 请问贵企业是否考虑未来入驻省内相关的健康产业园区？

□是 □否

您认为选择园区的重要因素有哪些？

根据您的了解，目前健康产业集聚的政策环境如何？

（若企业已入驻产业园区：请问贵企业选择入驻健康产业园区的重要因素有哪些？目前企业是否享受到了入驻园区带来的政策便利？）

7. 请问您认为我国或我省健康福祉产业融合发展面临的主要问题有哪些？哪些因素阻碍了产业发展？

8. 请问贵公司目前是否有产教融合的相关项目？

□是　□否

未来是否有产教融合的相关合作计划？

□是　□否

9. 从学历结构来看，目前贵公司的人员结构情况如何？

在招聘人才的过程中，公司目前是否遇到了困难？

□是　□否

您认为企业甚至我省是否仍面临综合性人才缺失的问题？

□是　□否

10. 请问您认为健康福祉相关企业融合过程中需要的各类资源中最重要的是哪几种资源？

政府的政策资源在融合发展过程中占据怎样的地位？

____

____

11. 请问您认为产业融合是否可以帮助相关企业实现创新发展？

□是　□否

____

____

什么样的企业适合融合发展模式？

____

____

12. 请问您认为我国目前健康福祉产业发展存在哪些优势与不足？对于健康福祉产业的创新发展，您有哪些更好的建议？

优势：____

不足：____

建议：____

健康福祉产业融合发展情况的产业园区调查问卷

尊敬的先生/女士：

感谢您在百忙之中接受我们的访谈，为更好地促进健康福祉产业和产教融合相关规划的发展，我们进行了此次问卷调查工作，您提供的所有意见与资料都将被保密，感谢您的支持与配合。

产业园名称：____________________

联系人及电话：____________________

填写日期：____________________

1. 目前产业园的发展战略、定位及模式是什么样的？

____

____

您认为产业园吸引企业入驻的优势有哪些？

____

____

2. 目前我们健康产业园有多少企业入驻？

____

企业布局了健康福祉产业中的哪些细分领域？

□健康食材和药材的农林牧渔种植养殖　□医疗器械产业

□营养品和保障品产业　□体育用品产业　□养老服务业

□养生保健服务业　□医疗卫生服务产业　□健康金融产业

项目投资建设情况如何？

____

____

3. 您认为，目前健康产业园的整体运行仍然存在哪些不足？产业园区是否已经着手进行了改进？

____

____

____

4. 目前国家及我省政府部门是否有相关优惠政策支持产业园区及入驻企业更好发展？

□是　□否

您认为政府部门还需要为我们健康产业园提供哪些帮助？

____

____

5. 目前园区内企业间合作情况如何？

____

____

园区为这些企业的融合发展做了哪些努力？

____

____

6. 您认为目前健康福祉产业融合发展的前景如何？

____

____

面临的困难又有哪些？

____

____

园区目前是否有促进融合创新发展的相关规划？

□是　□否

____

____

7. 您认为健康福祉产业能够促进我国以及我省哪些传统产业创新融合发展？

____

____

我们健康产业园未来将重点推动哪些产业的联动来促进健康福祉产业发展？

____

____

8. 请问目前产业园内是否有产教融合的项目？

□是　□否

未来是否有产教融合的相关项目计划？

□是　□否

____

____

9. 根据我们园区的情况，产业园以及园内入驻企业是否面临人才短缺、人才流失等方面的问题？

□是　□否

我们是否已经采取了相关应对措施进行弥补？

□是　□否

____

____

您认为产教融合能否有效解决目前的人才问题？

□是　□否

____

____

10. 您认为我国目前健康福祉产业发展存在哪些优势与不足？对于健康福祉产业的创新发展，您有哪些更好的建议？

优势：____

不足：____

建议：____

健康福祉产业融合发展情况的
政府部门调查问卷

尊敬的先生/女士：

感谢您在百忙之中接受我们的访谈，为更好地促进健康福祉产业和产教融合相关规划的发展，我们进行了此次问卷调查工作，您提供的所有意见与资料都将被保密，感谢您的支持与配合。

您所在的政府部门：______

联系人及电话：______

访谈日期：______

1. 您是如何看待融合发展的？

______

______

您认为政府在融合发展过程中应当扮演什么样的角色？

□组织者　□主导者　□管理者　□其他

您认为融合发展将对我国的经济社会发展产生哪些影响？

______

______

2. 根据我们政府部门的有关数据，请问我国（或我省）传统中医药产业、新兴的健康服务产业发展现状如何？

______

______

对于目前逐渐兴起的健康福祉产业，我国（或我省）的发展情况又是怎样的？

______

______

3. 您认为目前我国（或我省）健康福祉产业融合发展的前景如何？

____

____

政府是否有促进融合创新发展的相关规划？

□是　□否

____

____

政府将重点推动哪些产业的联动来促进健康福祉产业发展？

____

____

4. 您认为我国（或我省）健康福祉产业融合发展面临的主要问题有哪些？

____

____

我国（或我省）目前健康福祉产业发展存在哪些优势与不足？

优势：____

不足：____

哪些因素阻碍了产业发展？

____

____

政府是否已经出台有关政策减少这些因素的影响？

□是　□否

____

____

5. 您认为我国（或我省）健康福祉产业发展取得了哪些成绩？

____

____

在您看来，取得成绩的主要原因在哪些方面？

____

____

目前政府政策能否适应产业发展的需要？

____

____

6. 您认为目前政府对健康福祉产业发展及相关企业的支持力度如何？

是否需要加大政策支持力度？

□是　□否

未来会从哪些方面入手继续进行支持？

7. 您认为目前我国（或我省）产业发展环境与创新环境如何？

目前存在哪些问题？

8. 请问您认为产业融合是否可以帮助传统产业实现创新发展？

□是　□否

哪些健康福祉领域适合融合发展模式？

企业、健康福祉产业园、高校等主体应为融合发展做出哪些努力？

9. 目前我国（或我省）人才短缺、人才流失等方面的情况是否得到了改善？

□是　□否

政府未来会采取哪些应对措施继续进行弥补？

您认为产教融合能否有效解决目前的人才问题？

□能　□否

10. 您认为健康福祉产业发展的战略地位与其重要性是否相匹配？

□是　□否

“十四五”时期我国（或我省）政府采取了哪些新措施促进产业创新发展？

____

____

对于健康福祉产业的创新发展，您有哪些更好的建议？

____

____

11. 您认为目前促进健康福祉产业发展的优惠与支持政策实施过程中是否存在问题？未来努力的主要方向有哪些？

存在的问题：____

____

未来努力的方向：____

____

健康福祉产业融合发展情况的
行业协会调查问卷

尊敬的先生/女士，您好！

为更好地促进健康福祉产业和产教融合相关规划的发展，我们进行了此次问卷调查工作，以了解健康福祉产业相关行业协会的发展情况，请您认真填写。问卷调查中所了解的信息仅供我们进行整体统计分析和研究之用，单个行业协会的具体情况不对外公开。衷心感谢您对本次调查研究的支持与协作！

1. 协会名称：____________；协会所在地：____________；
成立时间：____________；法人代表姓名：____________。

2. 贵会的联系电话：____________；电子邮箱：____________。

3. 贵会成立的原因：
政府部门发动成立（　　）；政府部门倡议（　　）；
企业自愿成立（　　）；企业自发成立（　　）；其他（　　）。

4. 贵协会类型属于：
同行业企业组成的协会（　　）；行业商会（　　）；
各类企业家协会（　　）；综合性、联合会类型（　　）；其他（　　）。

5. 贵会与政府的关系，可多选，并按重要程度排序：
法律规定的关系（　　）；
接受行政部门指导的关系（　　）；
接受政府部门安排的工作任务（　　）；
支持与协助行政机关的政策执行（　　）；
向政府提供政策建议（　　）；
接受政府委托进行政策研究（　　）；
接受政府分流人员到协会工作（　　）；
为政府提供政策咨询建议（　　）；

吸引退休员工到协会工作（　　）；

其他：__________。

6. 请问您认为行业协会在融合发展过程中应当扮演什么样的角色？

____

您是如何看待融合发展的？

____

您认为行业协会能够对融合发展产生哪些影响？

____

____

7. 您认为我国（或我省）健康福祉产业融合发展面临的主要问题有哪些？哪些因素阻碍了产业发展？

____

____

据您的了解，目前我国（或我省）健康福祉产业企业的发展情况如何？

____

您认为健康福祉相关企业发展过程中，行业协会能够为企业提供哪些方面的支持和帮助？

____

____

8. 您认为在政策法律法规方面，行业协会除了及时通知企业新政策法律法规的调整以外，还能够提供哪些服务？

____

您认为在人才培训及引进方面，行业协会能够为企业提供哪些服务？

____

9. 请问贵会开展的人才工作（例如人才引进等）主要是什么？在开展人才工作时遇到的主要问题有哪些？

____

10. 您认为，目前行业协会的整体运行仍然存在哪些不足？

____

行业协会是否已经着手进行了改进？

是（　　）；　否（　　）。

具体进行了什么改进？

____

11. 您认为健康福祉产业中哪些具体领域的标准需要政府重点支持？

____

目前这些领域标准的状况如何？

____

您对加强这些领域标准有何建议？

____

12. 您认为行业协会在协调企业和政府、市场间的关系时存在哪些问题？目前已经进行了什么样的改进？

____

____

13. 请问贵会在健康福祉相关企业融合过程中承担了政府委托的哪些职能？

____

您认为政府还有哪些职能可以交给行业协会来做？

____

14. 您认为行业协会开展活动时，在哪些方面需要政府的支持？

____

您认为行业协会同政府部门开展相关工作的效率如何，应如何进一步提高效率？

____

____

15. 请问您认为产业融合是否可以帮助相关企业实现创新发展？什么样的企业适合融合发展模式？

____

____

16. 您认为我国（或我省）目前健康福祉产业发展存在哪些优势与不足？对于健康福祉产业的创新发展，您有哪些更好的建议？

____

____

健康福祉产业融合发展情况的
科研机构调查问卷

尊敬的先生/女士，您好！

为更好地促进健康福祉产业和产教融合相关规划的发展，我们进行了此次问卷调查工作，以了解健康福祉产业及产教融合的发展情况，请您认真填写。问卷调查中所了解的信息仅供我们进行整体统计分析和研究之用，单个科研机构的具体情况不对外公开。衷心感谢您对本次调查研究的支持与协作！

1. 您所在的院校名称：____________；

您在贵校研究机构的职位：____________；

您所从事的专业性质：____________。

2. 您认为您对产教融合的概念内涵了解程度如何：

非常了解（　　）；

了解（　　）；

比较了解（　　）；

不太了解（　　）；

不了解（　　）。

3. 请问您认为在产教融合过程中，高校研究机构应当扮演什么样的角色？

____

您认为高校研究机构能够给企业提供哪些方面的支持和服务？

____

与贵校合作最深入的合作主体能提供给高校研究机构哪些资源？

____

4. 目前贵校与健康福祉产业相关的产教融合项目的进行情况如何？已开展的合作项目主要是什么？

____

未来是否有产教融合的相关合作计划？您认为这种合作项目对我省健康福祉产业的发展可以起到哪些促进作用？

5. 请问贵高校研究机构在与企业进行产教融合相关项目合作的过程中，愿意以哪种形式参与合作？

6. 请问产教融合中，贵高校研究机构所对接的企业资源的来源主要有哪些？

您认为与贵校能够长期合作的主要原因有哪些？

7. 从指导层面来看，您认为制约产教融合的主要因素有哪些？

8. 从项目运营层面看，您认为制约产教融合的主要因素有哪些？

9. 从结果导向看，您认为制约高校研究机构进行产教融合发展的因素有哪些？

10. 高校研究机构在培养产教融合项目相关人才时存在的主要问题是什么？

高校研究机构应如何培养适用于产教融合项目的创新型、应用型人才？

11. 您认为在课程设置上存在哪些问题影响了产教融合的效果？针对这些问题，您认为可以改进的方式有哪些？

12. 关于产教融合过程中，高等院校引入企业人员做教师，您认为可能存在的优势有哪些？您认为可能存在的问题有哪些？

关于教师到企业实习实训，您认为有什么优势？

13. 在产教融合过程中，贵校是否享受到了相关优惠政策？
是（　　）；　否（　　）。
主要享受了什么优惠政策：________________________________；
您认为目前国家或地区颁布的政策法规能够有效促进高校产教融合发展吗？

____

您希望政府和相关行业组织能够为贵高校提供哪些帮助？

____

14. 请问您认为产教融合是否可以帮助相关企业实现创新发展？

____

什么样的企业适合产业融合发展模式？

____

15. 请问您认为我国（或我省）目前产教融合发展存在哪些优势与不足？

____

对于健康福祉产业以及相应的产教融合规划，您有哪些更好的建议？

____

健康福祉产业融合发展情况的综合调查问卷

尊敬的先生/女士，您好！

为更好地促进健康福祉产业和产教融合相关规划的发展，我们进行了此次问卷调查工作，以了解健康福祉产业的发展情况，请您认真填写。问卷调查中所了解的信息仅供我们进行整体统计分析和研究之用，具体情况不对外公开。衷心感谢您对本次调查研究的支持与协作！

1. 您目前参与了健康福祉产业中的哪一个细分领域？

健康食品产业——□健康食材行业
□健康药材、药品行业
□保健食品、营养强化食品行业
□其他功能食品行业
□其他健康食品行业

健康制造产业——□医疗设备及器械制造行业
□健康器械行业
□器材与智能设备制造
□医疗卫生机构建设
□化妆品行业
□其他健康用品行业

健康服务行业——□医疗健康服务行业
□生物技术服务行业
□健康教育与促进行业
□健康金融行业
□智慧健康行业
□养老行业
□体育行业

□养生保健服务行业

□其他健康服务行业

2. 据您的了解，目前政府给企业提供了哪些优惠政策？

□融资支持 □财政资金直接扶持 □贴息支持

□减免行政性费用 □税收减免政策 □技术改造或创新

□市场开拓政策 □土地政策 □人才培训或引进政策

□产业规划引导 □公共服务支持 □其他

您觉得企业还需要政府提供哪些方面的政策支持？

□融资支持 □财政资金直接扶持 □贴息支持

□减免行政性费用 □税收减免政策 □技术改造或创新

□市场开拓政策 □土地政策 □人才培训或引进政策

□产业规划引导 □公共服务支持 □其他

3. 据您的了解，目前相关产业协会给企业提供了哪些支持和帮助？

□培训支持 □人才引进 □融资引导 □市场开拓 □展会服务

□技术研发 □宣传拓展 □管理咨询 □信息服务 □规划引导

□其他

您认为企业亟须产业协会提供什么样的支持和帮助？

□培训支持 □人才引进 □融资引导 □市场开拓 □展会服务

□技术研发 □宣传拓展 □管理咨询 □信息服务 □规划引导

□其他

4. 在政策法律方面，您认为产业协会还能够提供哪些服务？

□为企业提供新政策法律法规解读培训工作

□深入企业调研了解企业对政策法律法规的需求

□定期组织企业举办行业政策法律研讨会

□协会网络定期公布行业法律法规文件

□到企业内部进行普法宣传工作

□其他

5. 您认为，当前相关政府部门扶持健康福祉企业发展考虑的重要因素有哪些？

□企业能持续盈利，投资回报率高

□企业能积极开拓市场，扩大规模

□企业内部管理完善

□能够满足政府的差异化需求

□企业形象管理到位

□符合政府的阶段性需要

□企业保持独立，不以企代政

6. 在人才培训及引进方面，您认为相关的健康福祉产业协会亟需提供哪些服务？

□提供专业技术服务人才的技能培训工作

□多开展一些免费学习班

□为企业提供招工途径，解决招工问题

□建立高层次人才信息库

□建立人才供需信息发布平台

□其他

7. 当前环境下，您认为健康福祉产业发展最重要的优势有哪些？（最多选3 项）

□日益膨胀的需求

□产业基地建设行业的发展

□国际资本的流动性

□市场化的金融市场

□金融产品的创新

□政府政策的支持

□新医改体制的逐渐完善

□民众健康关注度的不断上升

□人们生活水平、消费水平的提升

8. 您认为当前我国（或我省）健康福祉产业园发展面临的不足有哪些？

□产业定位与发展规划布局不合理

□园区管理不规范

□创新能力不显著

□园区基础设施与配套设施不完善

□园区服务水平低缺乏主导产业，产业关联度低，集聚效应不明显

□生态效益低下

□招商在后，规划在前

□人才短缺

□园区布局规划不合理

□园区在功能定位、产业方向、政策设计等方面与其他园区雷同，竞争激烈

□缺少核心骨干企业
□缺少政府政策支持
□企业发展成本高
□缺乏资源优势
□缺乏区位优势
□产业链与园区定位不配套、已聚集的企业与企业经营方向不相近
□园区服务的专业程度和园区服务的规范性不足
□其他

9. 从指导层面看，您认为制约产教融合的最主要因素有哪些？
□政府缺乏政策指导
□企业缺乏参与激情
□高校自身吸引力不足
□校企职责不明晰
□其他

10. 从项目运营层面看，您认为制约产教融合的最主要因素有哪些？
□学校与企业两种不同的运营机制导致项目落地难度高
□项目负责人均属兼职，精力难以聚焦
□项目影响力不够，不能够得到双方重视
□项目资源投入不及预期
□其他

11. 从结果导向看，您认为制约产教融合发展的最主要因素有哪些？
□学校与企业利益诉求差异大
□企业利益得不到保障
□校企之间缺乏合作平台
□高职院校学生适应企业需求能力差
□国家政策支持力度不够
□其他

12. 您认为下列哪些创新举措能在现有基础上促进产教融合健康长期发展？
□对标其他企业高校优秀的产教融合案例研讨分析
□通过媒体、行业协会等扩大合作企业范围
□通过会议论坛等提高产教融合影响力
□通过媒体宣传扩大企业、高校产教融合项目影响力
□通过人才交流、专业共建提高业务效能

□其他

13. 您觉得媒体平台的哪些渠道对助力产教融合项目的发展更加有效?

□高校、企业、产品融合项目报道，定向推送

□参与组织行业会议论坛等，对接更多头部企业资源

□多方调研，分析产教融合发展趋势

□宣传产教融合优秀案例，组织项目研讨，复制成功经验

□品牌塑造，通过产教融合项目提高高校、企业品牌影响力

□其他

14. 您认为目前我国（或我省）产教融合发展存在的最主要问题是什么?

□政府对企业、学校的政策和资金支持力度不够

□缺乏“引企入校”的组织保障

□缺乏相关的制度保障

□产教融合创新不够

□人才培养质量不佳

□科研成果转化不够

□企业积极性不高

□政府、企业、学校三方形成合力不够

□其他

15. 您认为当前我国（或我省）健康福祉产业发展最重要的影响因素是什么?

□省内营商环境

□产业全球化趋势及其驱动力

□科技创新

□产业结构的变化

□其他

参考文献

[1] 白晓煌，张秀峰．专业学位教育与执业准入资格的协同衔接研究——美国的经验与启示［J］．中国高教研究，2018（8）：100－106.

[2] 白逸仙，王华，王珺．我国产教融合改革的现状、问题与对策——基于103个典型案例的分析［J］．中国高教研究，2022（9）：88－94.

[3] 曹献雨．中国互联网与养老服务融合水平测度及提升路径研究［J］．当代经济管理，2019，41（7）：73－80.

[4] 陈晶晶．蔡廉和：保险是大健康生态链条核心环节［N］．中国经营报，2021－11－15（T14）.

[5] 陈维操．中国农村产业融合机制研究［D］．成都：四川大学，2022：1－287.

[6] 陈岳堂．产教融合机制的创新与实践［J］．中国高等教育，2022（Z1）：25－27.

[7] 陈正，秦咏红．德国学习工厂产教融合的特点及启示［J］．高校教育管理，2021，15（4）：64－71.

[8] 程锦，陆林，朱付彪．旅游产业融合研究进展及启示［J］．旅游学刊，2011，26（4）：13－19.

[9] 程显扬．中国健康服务业发展研究［D］．沈阳：辽宁大学，2020：1－156.

[10] 戴昀弟，杨海斌，王秀全．吉林省中药材产业发展对策研究［J］．经济纵横，2007（17）：64－65.

[11] 丁云霞．体育综合体服务供应链利益主体间的关系及其协调机制研究［D］．上海：上海体育学院，2019：3.

[12] 范春，徐安琪，徐一涵．医疗健康产业融合关键技术研究与应用实践［J］．医学信息学杂志，2021，42（4）：52－56.

[13] 范月蕾，毛开云，陈大明，于建荣．我国大健康产业的发展现状及推进建议［J］．竞争情报，2017，13（3）：4－12.

[14] 范志忠．现代学徒制产教融合人才培养模式探索 [J]．中国高等教育，2021 (Z1)：61 - 62.

[15] 符小梅，宋雷，方淑环等．中药调节内质网应激治疗神经退行性疾病研究进展 [J]．世界科学技术，2022 (024 - 001).

[16] 傅卫．中国卫生发展绿皮书 2018 年健康产业专题研究 [M]．北京：人民卫生出版社，2020：101 - 138.

[17] 高琳．分权的生产率增长效应：人力资本的作用 [J]．管理世界，2021，37 (3)：6 - 8，67 - 83.

[18] 宫洁丽，王志红，翟俊霞，席彪．国内外健康产业发展现状及趋势 [J]．河北医药，2011，33 (14)：2210 - 2212.

[19] 巩志宏．药食同源：中医药大健康"新风口" [N]．经济参考报，2022 - 09 - 21 (006).

[20] 顾彦．《"健康中国 2030"规划纲要》发布　看健康中国如何"三步走"？[J]．中国战略新兴产业，2017 (21)：80 - 81.

[21] 顾永东，刘兆星，陆颖．产业学院模式下工程专业学位研究生培养产教融合创新实践 [J]．高校教育管理，2022，16 (4)：105 - 113.

[22] 郭文，张天义，周斌．2020 年上半年中国医药工业经济运行情况分析 [J]．中国医药工业杂志，2020，51 (11)：1468 - 1474.

[23] 国家发展改革委办公厅、教育部办公厅．关于印发产教融合型企业和产教融合试点城市名单的通知 [Z]．2021 - 07 - 22.

[24] 国家发展和改革委员会高技术产业司．中国生物产业发展报告 2017 [R]．北京：中国生物工程学会，2018 (12)：12.

[25] 国家统计局．健康产业统计分类 (2019) [Z]．2019 - 04 - 01.

[26] 国家卫生计生委、国家发展改革委、财政部、国家旅游局、国家中医药局．关于促进健康旅游发展的指导意见 [Z]．2017 - 05 - 17.

[27] 国家卫生健康委．关于进一步推进以电子病历为核心的医疗机构信息化建设工作的通知 [Z]．2018 - 08 - 28.

[28] 国家卫生健康委．国家卫生健康委关于全面推进社区医院建设工作的通知 [Z]．2020 - 07 - 08.

[29] 国家中医药局、教育部、人力资源社会保障部、国家卫生健康委．关于加强新时代中医药人才工作的意见 [Z]．2022 - 06 - 23.

[30] 国务院办公厅．国务院办公厅关于促进和规范健康医疗大数据应用发展的指导意见 [Z]．2016 - 06 - 24.

[31] 国务院办公厅. 国务院办公厅关于印发体育强国建设纲要的通知 [Z]. 2019-09-02.

[32] 国务院. 关于加快发展养老服务业的若干意见 [Z]. 2013-09-13.

[33] 国务院. 国务院关于加快发展体育产业促进体育消费的若干意见 [Z]. 2014-10-20.

[34] 海青山, 金亚菊. 大健康概念的内涵和基本特征 [J]. 中医杂志, 2017, 58 (13): 1085-1088.

[35] 韩顺法, 李向民. 基于产业融合的产业类型演变及划分研究 [J]. 中国工业经济, 2009 (12): 66-75.

[36] 韩鑫. 为生物医药创新发展添动力——做大做强生物经济 [N]. 人民日报, 2022-08-04 (005).

[37] 何秋洁, 羊芯谊, 陈国庆. 大健康产业与养老产业融合发展机理及路径研究 [J]. 忻州师范学院学报, 2020, 36 (5): 51-55.

[38] 和渊. 以交叉融合的大健康产业链课程体系 培养"产学研"三位一体的跨界人才 [J]. 中国科技教育, 2019 (12): 19-21.

[39] 胡永佳. 产业融合的经济学分析 [M]. 北京: 中国经济出版社, 2008: 71-84.

[40] 黄海燕, 徐开娟, 廉涛, 李刚. 我国体育产业发展的成就、走向与举措 [J]. 上海体育学院学报, 2018, 42 (5): 15-21, 37.

[41] 黄坚. 共享经济下旅游产业融合发展趋势及创新路径 [J]. 商业经济研究, 2019 (6): 180-182.

[42] 加强人才建设促中医药发展 [N]. 人民日报, 2022-06-29 (013).

[43] 贾卫峰, 王朔, 陈子凤, 楼旭明. 技术融合视角下的产业融合创新 [J]. 西安邮电大学学报, 2020, 25 (1): 105-110.

[44] 姜晓丹. 中科院广州生物医药与健康研究院研究员彭广敦——"取得一点进步, 就很有获得感" [N]. 人民日报, 2021-4-26 (012).

[45] 科技部、发展改革委、财政部. 关于印发《国家重大科研基础设施和大型科研仪器开放共享管理办法》的通知 [Z]. 2017-09-20.

[46] 兰勇, 李玲孜. 传统农业与健康产业融合发展路径研究 [J]. 农业经济, 2022 (5): 90-92.

[47] 雷望红. 组织协作视角下产教融合实践困境与破解之道 [J]. 高等工程教育研究, 2022 (1): 104-109.

[48] 李成明, 李亚飞, 董志勇. 资本市场开放与产业政策有效性——基于

企业创新视角［J］．产业经济研究，2022（3）：1－14，40.

［49］李洁明，李春月，纪占武．“五位一体”国家战略视域下体育强国建设路径［J］．体育科学进展，2021，9（2）：305－311.

［50］李文静，黎东生．粤港澳大湾区中医药健康养老产业融合发展探讨［J］．卫生经济研究，2020，37（1）：3.

［51］李张珍．产学研协同创新中的研用对接机制探析——基于美国北卡三角协同创新网络发展实践的考察［J］．高等工程教育研究，2016（1）：34－38.

［52］厉无畏，王慧敏．产业发展的趋势研判与理性思考［J］．中国工业经济，2002（4）：5－11.

［53］梁丽珍．体医融合背景下社区医疗与体育健康产业协同发展模式研究［J］．经济研究导刊，2017（30）：54－55.

［54］梁伟军，易法海．农业与生物产业技术融合发展的实证研究——基于上市公司的授予专利分析［J］．生态经济，2009（11）：145－148.

［55］梁旭荣．我国保健品行业现状及发展趋势分析［J］．中国盐业，2018（3）：5.

［56］林民盾，杜曙光．产业融合：横向产业研究［J］．中国工业经济，2006（2）：30－36.

［57］岭言．“产业融合发展”——美国新经济的活力之源［J］．工厂管理，2001（3）：25－26.

［58］刘佳，王鲁宁．重视老年神经退行性疾病运动性认知的研究［J］．中华医学杂志，2018，98（15）：2.

［59］刘倩倩，丁圣恺，商亚珍．中医药治疗神经退行性疾病的研究进展［J］．承德医学院学报，2021.

［60］刘润泽，马万里，樊文强．产教融合对专业学位研究生实践能力影响的路径分析［J］．中国高教研究，2021（3）：89－94.

［61］刘喜梅．大医学大卫生大健康［N］．人民政协报，2022－03－08（022）.

［62］刘晓丽，王英安，陈卓．全员人口数据与人口健康信息系统共享研究［J］．中国信息化，2018（9）：99－100.

［63］卢东斌．产业融合：提升传统产业的有效途径［J］．经济工作导刊，2001（6）：4.

［64］吕岩．健康产业：我国现代化进程中的巨大机遇和挑战［J］．理论与现代化，2011（1）：16－20.

[65] 罗军. 重新定义健康产业 [M]. 北京: 电子工业出版社, 2020: 69 - 92.

[66] 罗文, 马如飞. 产业融合的经济分析及其启示 [J]. 科技和产业, 2005 (6): 59 - 61.

[67] 马健. 产业融合理论研究评述 [J]. 经济学动态, 2002 (5): 78 - 81.

[68] 马健. 产业融合论 [M]. 南京: 南京大学出版社, 2006: 62 - 65.

[69] 马健. 产业融合识别的理论探讨 [J]. 社会科学辑刊, 2005 (3): 86 - 89.

[70] 迈克尔波特著. 国家竞争优势 [M]. 陈小悦, 译. 北京: 华夏出版社, 2005.

[71] 苗圩. 着力解决工业转型升级中的几个重大问题 [J]. 行政管理改革, 2013 (10): 4 - 8.

[72] 牟延林, 李克军, 李俊杰. 应用型本科高校如何以产教融合引领专业集群建设 [J]. 高等教育研究, 2020, 41 (3): 42 - 50.

[73] 穆焱成. 化痰散结方治疗恶性肿瘤的实验研究 [D]. 济南: 山东中医药大学, 2005: 1 - 80.

[74] 潘少颖. 创新加速! 智慧芽发布《中国新冠医药研发趋势报告》[N]. IT 时报, 2022 - 07 - 29 (005).

[75] 乔尔布利克, 戴维厄恩斯特著. 协作型竞争 [M]. 林燕等, 译. 北京: 中国大百科全书出版社, 2000.

[76] 单元媛, 赵玉林. 国外产业融合若干理论问题研究进展 [J]. 经济评论, 2012 (5): 152 - 160.

[77] 沈艳兵, 单晨, 黄璐琳. "十四五" 京津冀大健康产业协同发展研究 [J]. 城市, 2021 (5): 3 - 10.

[78] 宋亚峰. 定点·连线·拓面·筑体: 职业教育产教融合的深化理路 [J]. 职教论坛, 2022, 38 (7): 45 - 51.

[79] 苏科, 周超. 人力资本、科技创新与绿色全要素生产率——基于长江经济带城市数据分析 [J]. 经济问题, 2021 (5): 71 - 79.

[80] 苏汝劼, 张寰宇. 利用互联网金融发展中国健康产业的模式和途径分析 [J]. 宏观经济研究, 2018 (3): 118 - 124, 147.

[81] 孙一然. 主成分分析法及其在经济金融中的应用浅析 [J]. 文理导航·教育研究与实践, 2018 (9): 201.

[82] 唐未兵, 温辉, 彭建平. "产教融合" 理念下的协同育人机制建设

[J]. 中国高等教育，2018（8）：14-16.

[83] 陶虹佼，郑雅婷. 大健康视角下中医药文化与旅游融合发展探析——以"中国药都"樟树为例 [J/OL]. 企业经济，2022（10）：132-136.

[84] 田金方，李慧萍，张伟，薛瑞. 中国数字经济产业的关联拉动效应研究 [J]. 统计与信息论坛，2022，37（5）：12-25.

[85] 汪劲松，张炜. 面向国家重大需求的高层次专业人才产教融合培养探索与实践 [J]. 学位与研究生教育，2022（8）：1-5.

[86] 汪心怡，屈莉莉，程杨阳. 结构方程模型及其在经济领域的应用研究综述 [J]. 现代商业，2020（27）：23-25.

[87] 王美华. 树立"大健康"理念 呵护生命"全周期" [N]. 人民日报海外版，2022-05-27（009）.

[88] 王剑兰. 打造大健康平台提供全场景服务 [N]. 企业家日报，2021-09-30（008）.

[89] 王俊. 健康中国战略视域下大健康产业发展研究——以陕西省为例 [J]. 改革与战略，2020，36（9）：65-72.

[90] 王蕾. 推进"旅游+康养"产业融合发展 [N]. 吉林日报，2020-07-27（004）.

[91] 王莉莉. 健康战略背景下我国医养结合政策新进展 [J]. 兰州学刊，2021（12）：118-130.

[92] 王晓迪，郭清. 对我国健康产业发展的思考 [J]. 卫生经济研究，2012（10）：10-13.

[93] 王阳，温忠麟，李伟，方杰. 新世纪20年国内结构方程模型方法研究与模型发展 [J]. 心理科学进展，2022，30（8）：1715-1733.

[94] 王永宝，徐怀伏. 对我国新药研发合同研究组织模式的思考 [J]. 中国医药技术经济与管理，2009，3（5）：49-52.

[95] 卫生健康委办公厅、民政部办公厅、中医药局办公室. 医养结合机构服务指南（试行）[Z]. 2019-12-23.

[96] 魏春艳，方益权，衡孝庆. 基于知识形态的新工科产教融合机理探究 [J]. 中国高教研究，2022（2）：89-94.

[97] 魏玖长，洪海鸥，张康宁，杨春梅. 健康医疗大数据治理赋能大健康产业升级 [J]. 中国卫生信息管理杂志，2022，19（2）：189-194.

[98] 翁钢民，李凌雁. 中国旅游与文化产业融合发展的耦合协调度及空间相关分析 [J]. 经济地理，2016，36（1）：178-185.

[99] 吴颖．产业融合问题的理论研究动态 [J]．产业经济研究，2014 (11)：65－70.

[100] 吴正林．体育产业化的对策思考 [J]．商场现代化，2005 (8)：114－115.

[101] 武少民，李家鼎．产教深度融合服务地方发展 [N]．人民日报，2022－07－20 (008).

[102] 肖黎，张彩霞．基于主成分回归分析的我国农产品贸易逆差影响因素研究 [J]．中国经贸导刊，2019 (9)：11－14，76.

[103] 肖芃．探析产业融合成长的内在机制 [J]．时代金融，2012 (27)：292－293.

[104] 信军，李娟．大健康产业与现代农业融合发展 [J]．中国农业信息，2017 (19)：38－67.

[105] 徐虹，于海波．大健康时代旅游康养福祉与旅游康养产业创新 [J]．旅游学刊，2022，37 (3)：10－12.

[106] 徐敬惠，任志宏，舒银城，耿高远．健康中国的实现路径：基于产业融合的视角 [J]．新经济，2022 (10)：4－7.

[107] 徐盈之，孙剑．信息产业与制造业的融合——基于绩效分析的研究 [J]．中国工业经济，2009 (7)：56－66.

[108] 徐颖剑，高矗群．云南中医药健康产业新业态发展研究 [J]．经济研究导刊，2020 (18)：3.

[109] 杨玲，鲁荣东，张玫晓．中国大健康产业发展布局分析 [J]．卫生经济研究，2022，39 (6)：4－7.

[110] 杨玲．我国大健康产业发展困境及对策研究 [J]．商业经济，2022 (4)：56－57，65.

[111] 杨胜东．优化健康环境推进大健康产业蓬勃发展 [J]．人口与健康，2022 (1)：57－58.

[112] 杨雨萌．大健康生态聚焦"数""智""融" [N]．中国银行保险报，2022－08－22 (007).

[113] 姚常房，王潇雨，王倩，赵星月．数字化背景下，大健康发展有新路径 [N]．健康报，2020－12－12 (003).

[114] 叶云，汪发元，裴潇．信息技术产业与农村一二三产业融合：动力、演进与水平 [J]．农业经济与管理，2018 (5)：20－29.

[115] 余典范，干春晖，郑若谷．中国产业结构的关联特征分析——基于投

入产出结构分解技术的实证研究［J］. 中国工业经济，2011（11）：5-15.

［116］曾慧婷，戴迪，何小群，田莹莹，王小青，虞金宝，李晶，廖卫波. 大健康背景下药食两用药渣的资源化利用研究实践与策略［J］. 中国中药杂志，2022，47（14）：3968-3976.

［117］张车伟，赵文，程杰. 中国大健康产业：属性、范围与规模测算［J］. 经济研究参考，2018（66）：3-13，25.

［118］张驰. 吉林省：部门联动着力文化精神产品与养老结合——解读吉林省《关于推动"文养结合"工作的指导意见》［J］. 社会福利，2019（12）：19-20.

［119］张虎，彭湃，唐明，张新亮. 高层次产教融合的核心特征与实现路径——基于对华中科技大学光学工程学科及其服务产业的调研［J］. 高等工程教育研究，2022（4）：116-121.

［120］张佳星. 新冠药物研发：壮大新药创制的中国力量［N］. 科技日报，2022-03-07（005）.

［121］张家彬，张亮，纪志敏. 大健康产业的发展桎梏与纾困路径［J］. 江淮论坛，2022（2）：59-64.

［122］张建刚，王新华，段治平. 产业融合理论研究述评［J］. 山东科技大学学报，2010（2）：73-78.

［123］张俊祥，李振兴，田玲，汪楠. 我国健康产业发展面临态势和需求分析［J］. 中国科技论坛，2011（2）：50-53.

［124］张宁. 健康金融的内涵、分类与监管［J］. 新理财（政府理财），2022（9）：22-24.

［125］张锐，夏静，程晓，吴卉仙. 科技创新护航大众健康［N］. 光明日报，2022-08-08（008）.

［126］张三保，陈堰轩. 大健康产业发展现状与前景［J］. 企业管理，2021（9）：58-63.

［127］张秀岩，郭秦生. 加快培育医药健康产业成为吉林省支柱产业的思路与对策［J］. 当代经济研究，2015（12）：82-88.

［128］张彦群，徐梦阳. 构建新时代产教融合发展平台战略［J］. 中国高等教育，2019（24）：19-20.

［129］张昭昭. 养老及大健康产业金融支持研究——评《养老及大健康产业国际投资与运营——医疗卫生与养老服务创新金融》［J］. 科技管理研究，2022，42（14）：246.

[130] 张振飞，伊继东. 发挥企业作用 深化产教融合 [J]. 中国高等教育，2017 (24)：40 -41.

[131] 章滨云. 医疗保障2.0时代大健康行业发展展望 [J]. 中国卫生资源，2021，24 (4)：349 -350.

[132] 赵艳华，张洪钊. 跨界融合视角下京津冀健康产业发展路径研究 [J]. 中国卫生经济，2018，37 (3)：83 -85.

[133] 赵玉林，汪芳. 我国高技术产业关联效应实证分析 [J]. 经济问题探索，2007 (1)：6 -13.

[134] 郑代丰. 试谈健康产业发展路径选择 [N]. 中国人口报，2020 -07 -29 (003).

[135] 郑斯齐，韩祺，陈艳萍等. 近期国外生物经济战略综述及对我国的启示 [J]. 中国生物工程杂志，2020，40 (4).

[136] 植草益. 信息通讯业的产业融合 [J]. 中国工业经济，2001 (2)：24 -27.

[137] 中共中央、国务院. 关于促进中医药传承创新发展的意见 [Z]. 2019 -10 -20.

[138] 中共中央、国务院. "健康中国2030" 规划纲要 [Z]. 2016 -10 -25.

[139] 周晶，王斯迪. 职业教育产教融合效能评价：概念基础、价值遵循与指标选择 [J]. 现代教育管理，2021 (10)：106 -112.

[140] 周绿林，周云霞，张心洁，刘彤彤，李钊. 江苏省健康产业发展升级的驱动因素、问题与对策 [J]. 中国卫生经济，2020，39 (1)：74 -76.

[141] 周永. 康养产业融合的内在机理分析 [J]. 中国商论，2018 (26)：160 -161.

[142] 周振华. 信息化与产业融合研究 [M]. 上海：上海三联书店，上海人民出版社，2003：213 -214.

[143] Branden Burger A. N. M., Nalebuff B. J. The right game: Use game theory to shape strategy [J]. Harvard Business Review, 1995 (7/8): 57 -71.

[144] Clark J. M. Toward a concept of workable competition [J]. The American Economic Review, 1940: 241 -256.

[145] Greenstein S., Khanna T. What Does Industry Convergence Mean? [A]. Yoffie D. Competing in the Age of Digital Convergence [C]. Boston, 1997: 201 -226.

[146] Kuznets S. Eco nomic growth and income inequality [J]. The American

Economic Review, 1955, 45 (1): 1 - 28.

[147] Lind J. Ubiquitous Convergence: Market Redefinitions Generated by Technological Change and the Industry Life Cycle [R]. New York: Paper for the Druid Academy Winter Conference, 2005: 1 - 10.

[148] Nathan Rosenberg. Technological Change in the Machine Tool Industry, 1840 - 1910 [J]. The Journal of Economic History, 1963, 23 (4).

[149] Stieglitz N. Digital Dynamics and Types of Industry Convergence: The Evolution of the Hand Held Computer Market. Jens Frosley Christensen, Peter Maskell. The New Industrial Dynamics of the New Digital Economy [C]. Cheltenham, UK: 2003: 179 - 208.

后　记

健康福祉是人类永恒的需求，我国已经将维护人民健康提升到国家战略的高度。以人民健康福祉为中心，实施健康中国战略，发展健康福祉服务新业态，把健康产业不断做好做强，真正为人民群众谋福祉，是我国政府的宗旨与工作目标。发展健康产业也是提高经济发展质量和效益的现实选择，代表了中国经济发展的新方向，代表了绿色生产方式的新主流，代表了人民群众对美好生活的新诉求，具有极其重要的时代意义。从本质上说，发展健康产业也是保障民生福祉之策，有利于化解社会问题，提高人民的国家认同感，促进社会和谐安定发展。从经济学的意义上来说，健康具有重要的经济意义，健康产业已然成为国民经济中极具发展前景的产业，它涉及范围广、规模大、产业链长，是经济的重要增长点。从全球范围看，健康产业已经成为带动全球经济增长的强大动力，从某种程度上说，健康产业促进了经济发展与社会进步。加快健康产业发展，必将对我国未来发展有着重大而深远的影响。

随着信息时代的到来，产业融合不断加速，产业融合是指不同产业或同一产业不同行业相互渗透、相互交叉，最终融合为一体，逐步形成新产业的动态发展过程。目前产业融合已经不仅仅是一种发展趋势，它已是产业发展的现实选择。从最初的渗透造成了产业边界的模糊与整合，到产品整合、业务整合、企业整合到最后的市场融合，研究边界逐步打破，研究内容日益宽泛，研究深度也日益加深。产业融合是产业创新和经济增长的主要动力，是产业转型和结构调整的重要抓手，是降低成本和提高效率的有效途径，当下产业融合已成为经济学研究的重要课题。

本书科研团队有幸围绕以上两个主题进行了深入研究。“健康福祉产业融合创新发展的对策研究”作为中国工程科技发展战略吉林研究院2020年度咨询研究项目“基于中医药产教融合构建吉林省健康福祉产业体系战略研究”及吉林省政府重大课题研究项目“吉林省医药健康产业高质量发展与策略研究”的主体研究内容，赋予了我们运用产业经济学理论、针对医药健康福祉这一关乎民生重点问题进行系统思考的机会，书稿完成之时，有几点感受与大家分享。

首先，深切缅怀王之虹校长。他是中国共产党优秀党员，国家重大基础理论研究973项目首席科学家，国家长白山通经调脏手法流派第三代传承人，国务院政府特殊津贴专家，国家中医药高等学校教学名师，吉林省特等劳动模范，吉林省"五一劳动奖章"获得者，吉林省高级专家，吉林省名中医，长春中医药大学原校长、终身教授、博士研究生导师。因病医治无效，于2022年8月6日在长春逝世，享年68岁。王之虹校长在健康福祉研究领域是全国著名的学者与实践者，对发展健康福祉产业已经有了系统的思考，近年来健康养老产业相关理论研究内容一直是我们的关注点，我们与王校长的合作可以说是彼此长期思考内容的一种契合，于是就有了通过项目研究与他讨论交流学习的机会。王校长在大项目研究的整体设计、研究内容深化、国内外学术资源整合、研究成果落地实践等方面均发挥了不可替代的作用。王之虹校长的一生矢志杏林，为长春中医药大学事业发展鞠躬尽瘁，他心系学校发展建设，为中医药人才培养呕心沥血，毕生为中医药事业发展而不懈奋斗。他的逝世，是长春中医药大学、吉林省中医药界乃至全国中医药事业的重大损失！他的离去令人悲痛万分，但我们要化悲痛为力量，继承王之虹同志遗志，积极推进健康产业发展，为振兴发展国家中医药事业而努力奋斗！

其次，本书汇聚了集体的智慧。本书得到了中国工程院院士黄璐琦、姜会林、金宁一的具体指导，得到了中华人民共和国教育部学校规划建设发展中心秘书长郭军同志的大力支持与科学指导，为我们的研究与实践开拓了视野，搭建国内外融合的平台，在此向他们表示衷心的感谢。杨永刚校长结合自己高水平的专业理论与实践经验，在项目研究过程中付出了大量心血参与了全程研究，给予了专业性的指导，在项目后续汇总出版等各项工作中做出了特殊的贡献。在项目调研过程中，本书课题组得到了全国各地医药健康领域有关专家学者、政府部门领导及企业界同志们的科学指导与大力支持，为我们提供了政策指导、相关资料、数据、案例等，这是我们研究工作顺利推进的重要保障，在此向他们致以崇高的敬意。本书也见证了年青学子们的成长与进步，张赫一直担任总体负责人，协助我进行沟通协调与整体推进等各项工作，他做事严谨踏实认真，从全局的角度参与管理了项目的各项研究工作。韩嘉伟、王泽民、张羽翔等同学参与了前期的论证研究工作并有良好的学术表现。张元庆、李博勋、吕文超、杜高红、朱润酥、王明月、宋威辉、李萌、李育贤、李雅雯、师园缘、高胜博、张新慧、赵文清等同学在具体研究中查阅了大量相关文献，进行了多次的交流研讨、反复论证及修改完善，这既是一次学术训练，更是一场自我研究能力的提升。

最后，随着科技的迅猛发展，医药健康产业的变化也愈加快速，与此同时也会带来更多新的研究课题，对比之下必然会显现出本书研究的局限性，再加上近年来新冠疫情严重影响了我们的调研工作，因此本书必然会存在许多不足之处，在此敬请各位专家学者们包容与批评指正，我们深表谢意，在后续的研究中我们会继续努力完善。

2022 年 11 月 8 日于长春